JN121220

コロナ禍と心の成長
—日米におけるPTG研究と大学教育の魅力

宅 香菜子 著

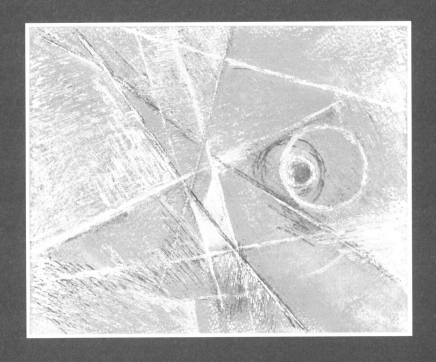

風間書房

まえがき

「PTG（ポスト・トラウマティック・グロウス：Posttraumatic Growth：心的外傷後成長）」という現象がある。これは，予期せずつらい出来事を経験した人が，それをきっかけに人間として成長することを言う。

なぜある人は，大変な経験をしたことで人間として成長するのか，成長したと知るのか。

PTG の全容を明らかにするために，世界中で多くの研究がなされている。

人は生まれてすぐから，思い通りにいかないことを次々と経験し，「成長」する。全く変わらずにいることもできないので，ある種の変化のみを「人間としての成長」と呼ぶと決めて，PTG の研究は進んできた。

しかし，2020 年。新型コロナが世界中に広がり，私がいるアメリカでも，毎日のように感染者の数が増えている。また，アメリカ大統領選挙も終わったはずなのに，12 月 15 日現在，未だ決着がついているのかついていないのか，何週間にもわたってもめている。この状況で，何をもって「ある出来事から人が成長した」ことになるのか。共通認識を持つこと自体が難しい。正直，PTG どころではないという毎日を送っている人の方が多いだろう。

けれども，こんな時だからこそ，PTG から何かの着想を得ることができるのではないだろうか。

PTG 研究が明らかにしてきたことを整理して，将来に向けバトンをつなげたい。

アメリカの大学で PTG 研究に携わってきた一人として，過去を振り返り，教育と研究のこれからを構想する。

* * *

それにあたって 4 つ意識した点がある。

　1つ目。私は渡米後，スパムや広告以外はほぼメールを削除しておらず10万通近くのメールが残っている。そのため，いつ，どのような研究プロジェクトをスタートさせたか，いつ，どの論文が出版に至ったかなど，ほぼすべての記録が残っている。本書では，そういう時系列的な情報もなるべく含めた。

　2つ目。私はアメリカにある学生数約2万人の州立大学の心理学部で2008年から仕事をしている。ここでの大学教員の仕事は，「研究」，「教育」，そして大学運営や社会貢献と言われる「サービス」の3本柱からなる。この3領域で仕事ぶりについて審査を受け，終身雇用権であるテニュアを獲得する。研究が仕事の一部である以上，研究とその他の活動は切っても切れない関係にある。私は，大学でPTGをテーマとした授業を行っている。研究内容は授業に影響し，授業でのディスカッションは研究に影響を及ぼす。本書では，PTGの研究結果だけに焦点を当てるのではなく，研究活動全体，そして3領域の絡まり具合についても含めた。

　3つ目。PTGの研究は1990年代からスタートしており，ひと昔前までは，「つらい出来事をきっかけとした心身へのマイナスの影響にばかり目を向けるのではなく，成長というプラスの影響にも目を向けることが重要だ」という提言だけで，PTGの研究にはそれなりの値打ちも話題性もあった。しかし，PTGが学会誌に登場して25年。もはやPTGは新しい概念ではない。2018年に，PTGの知見を網羅した教科書を3人の共著者と英語で出版し（Tedeschi, Shakespeare-Finch, Taku, & Calhoun, 2018），研究の経緯をまとめた。本書では，その経験を生かして，PTGに関心のある研究者が，本書を読めば，少なくとも英語圏ではどういったテーマが既に研究しつくされているのか，未解決の課題は何か，5割くらいはつかめるように書いた。5割の理由は，子ども及び老年期のPTG，生理神経学的指標とPTGの関連，そして夫婦や家族，コミュニティといったグループレベルのPTGに関する先行研究の知見に言及できなかったからである。なお，日本語でもPTGの研究が既

に多く発表されているが，本書ではそれらに言及することはできなかった。

　4つ目。心理学の研究にとって研究者の思惑は重要だ。しかし，なるべく主観が影響しないように，研究者が誰であっても結果を再現できるようにと，信頼性を高めるために知恵を絞ってきた歴史がある。そして，研究者が研究している姿というのは，研究室の外の人には全く見えないようにできている。私はこれをオープンにしたいと思っている。関心のある誰もが，試行錯誤のプロセス，研究の裏側，研究室の内部，論文執筆中のスクリーン等を見ることができるようにしたい。野球選手が試合だけでなくキャンプシーズンには練習風景も見せるように。今，データなどは誰もがアクセスできるようになりつつある。本書はなるべくオープンにという試みに向けての第一歩というつもりで書いた。

＊　　　＊　　　＊

　自然科学の領域だけでなく，社会科学の領域でも，新型コロナに関する研究論文が，今，大変な勢いで出版されている。

　発想豊かな研究もたくさんあり，ワクワクする。

　そのうちどれだけの研究が，人類の現在そして未来に貢献するのだろうか。

　5年後，10年後，私たちの生活はどうなっているのだろうか。

　本書で，人が経験するいろいろな「出来事」とそれをきっかけとした「成長」，そして「心の変化」について，これまでに研究してきたことをまとめたので，何かの参考になればと願う。

　私自身もここからまた，好奇心と探求心，情熱をもって，人間が持つ闇や光に惑わされず，真理に近づくような研究を続けていきたい。

目　次

第1章　コロナ禍における PTG 研究を立ち上げる

1．2020年，慌ただしい春

　新型コロナウィルス感染症の拡大が起きた。

　2020年1月21日，ワシントン州でアメリカ最初の感染者が確認された。しかし，ミシガン州，デトロイトから車で40分ほどのところにある州立の大学で勤務する私は，その頃，自分たちの生活がその影響をもろに受ける日が来るとは思わず，通常通り，1月6日から始まっていた後期の授業をはじめていた。

　2月に入り，新型コロナに関する報道が徐々に目に入るようになった。しかし，まだどこか遠い場所で起きていることのように感じていた。ただ，3月12日からイスラエルで開かれる学会に参加する予定があったので，その旅行がキャンセルになってしまうのではないかと気をもんでいたくらいだった。

　3月に入り，すぐにアメリカにおける感染者数が100を超えた。とは言え，ミシガン州ではまだゼロ。大学も通常通りだった。しかし，この頃から，毎日ニュースで繰り返される感染状況の推移を見て，イスラエルへの旅行がなんとなく不安になり，キャンセルさせていただけないか，オンラインで講演をさせてもらえないか問い合わせた。相手からは，やむを得ない，オンラインでできるようにスケジュールを組みなおすことが可能か考えてみるという返信が来た。しかしその2日後，イスラエル自体が海外からの渡航者を禁じ

る（正確には，空港足止めの）措置を出したため，学会自体を見送ることが決まったとの連絡を受けた。

3月3日，メディアから初の取材依頼があった。新型コロナウィルスの感染爆発が予想されるが，それに対する心理社会的反応，レジリエンス，PTGの可能性についてどう考えるか聞かせてほしいという内容であった。しかし，私の頭は真っ白で，残念ながら現段階では何も答えることができないと返事した。

3月5日，学長から新型コロナに関して，初めての一斉メールが届いた。そのメールには2点のお願いが書かれてあった。

1つ目は，もし風邪のような症状があれば，無理せず速やかに大学内の保健管理センター，あるいは病院に行くこと。

2つ目は，症状のある人全員が今すぐ病院に行くだけの，金銭的，時間的な余裕があるとは限らないので，教員は，課題の提出期限やテストの日時に関して，なるべく柔軟に対応すること。学期当初に授業計画として示していた「シラバス」の通り，厳密にやるのではなく，寛大に，大目にみるようにという方針が書かれてあった。正直，驚いた。大学に就職した2008年からこの日まで，こんなメールを受け取ったことはない。シラバスは教員が学生に示す約束事であり，学期途中の変更はもってのほかと言われてきたからだ。ミシガン州では，その頃，まだ感染者はゼロと発表されていたが，学長からの「寛大かつ柔軟に対応するように」とのメールを受け取ったことで，事態は結構深刻なのかもしれないと思った。

同日，3月5日。毎週木曜日に行っている研究室のミーティングがあり，メンバー11人が集まった。11人の内訳は，博士後期課程の学生が2人。修士課程の学生が4人，学部生が4人，そして私である。

いつものように各自が担当するプロジェクトの進捗状況や，博士論文及び修士論文の進み具合などを共有した。4月にシカゴで開催が予定されている学会に参加予定のメンバーは，発表用のポスターを作り始めるべきか迷って

いた。新型コロナが収束しなければ，ひょっとすると学会は延期になるかもしれないから，ポスターを作るのは少し待とうと決めた。また，大学院生の所にもメディアからの取材依頼があったことがわかった。しかし彼らも何を話したらよいかわからないとの理由でインタビューを受けていなかった。「当たり前の日常が続くと思い込んでいる中で，予想だにしない大変な出来事が起きて，それまでに積み上げてきた信念が崩れることによって，PTGの道のりがはじまる」という理論に基づいて研究してきているのだから，インタビューを受けても良かったのにと言うメンバーもいた。けれども，データがあるわけではないし，これまでの研究結果に基づいて話すには，あまりにも不確実な要素が多すぎた。そこで，見切り発車にならざるを得ないが，プロジェクトを立ち上げようと決めた。方針はとりあえずオンラインでのアンケート調査とした。

　3 月 10 日，ミシガン州で初めての感染者が確認された。

　そして，3 月 11 日，世界保健機関（WHO）が，新型コロナウィルスのパンデミック（世界的大流行）を宣言した。それを受け，学長から 2 度目の一斉メールが届いた。内容は，12 日と 13 日を休講とすること。教員はその 2 日で準備をし，翌週，3 月 16 日の月曜日からは大学にかかわるすべてをオンラインで行うという方針そして通達であった。これにより，今学期の残り，4 月 24 日まで対面授業，対面での研究活動，対面での委員会や社会活動はすべてキャンセルとなり，オンラインへの移行が決定的となった。そして私にとっては，これが 2020 年上半期で，大学キャンパスに行った最後の日となった。

　3 月 12 日。大学は休講になったが，初のオンラインで，週に一度の研究室ミーティングを行った。前回の話し合いをもとに，11 名それぞれが考えてきた研究計画について議論し，アンケートに含める項目を調整した。また，アンケートは，倫理委員会の承認が得られ次第すぐと，その 1 か月後，半年後，そして 1 年後と，合計 4 回の追跡調査にしようと決めた。そして，大学

が契約しているオンラインのアンケートサービスである「クアルトリクス」に調査項目を入力するよう学部生に依頼した。修士課程の大学院生は同意書づくり，博士課程の大学院生は倫理委員会に出す書類の準備，そして私はアンケート協力者への謝礼を出すための予算を担当した。

3月16日。オンライン授業がスタートした。とは言え，新型コロナによるこの措置が始まるずっと以前から，大学自体はオンライン授業を提供しており，3割くらいの教員はオンラインによる授業の経験があった。しかし，私にとってははじめてのことで，「WebEX」というオンライン用のコミュニケーションツールを用いて授業を行ったが，途中で何度か，パワーポイントやエクセルの切り替えがうまくできず，接続が途切れてしまったりした。また，学生から接続できないとか声が聞こえないとか授業中に何通もメールが届いたり，消音（ミュート）機能がわからず，ところどころで雑音が混ざったりした。また，私も講義しながら「スライドは見えていますか」とか「こちらの声は聞こえていますか」などと，あれやこれや，不安に駆られて学生やティーチングアシスタント（TA）に確認を求めた。

3月19日。研究室のミーティングを行った。オンラインで11名が集まるのは2度目であり，かつオンラインでの授業に移行して既に4日目ということもあり，短期間で，皆が驚くほどオンラインに慣れていた。合計4回分の追跡調査用アンケートの内容を確認し，項目の提示順序を入れ替えたり，教示文をよりわかりやすく変更したりした。また，同意書の最終確認もし，倫理委員会に出す書類にまとめた研究の目的や仮説を皆でチェックした。

3月20日。大学から，今学期の成績の付け方について通知を受けた。それは，教室での対面授業が続くとの前提で，履修登録し，授業料を支払った学生が，オンラインへの移行という措置によって，全体の成績が下がるという不利益を被ることのないように，という配慮からなされたものであった。具体的には，学期末に受け取る成績を見てから10日以内に，学生はその成績を「GPA（Grade Point Average）」という全体成績を示す数値に含めたいか，

含めたくないか，決めることができるというものであった。オンラインに移行後も，レポート等の課題をきちんと提出し，最終的に「A」や「A-」など，良い成績を収めた学生は，当然それをキープすれば良いだろう。しかし，オンラインに移行するまではそれなりに課題に取り組んでいた学生が，その後，インターネットの接続状況が悪くて授業に参加できなかったり，家族の状況などにより，落ち着いて集中できるような環境ではなくなったり，また，オンラインという授業スタイルを嫌って何の課題もしなくなってしまった場合，「C」や「D」，ないしは「F」など不満の残る成績に終わることも予想される。したがって，その場合には，そのクラスの成績を「GPA に含めたくない」という意思表示をすることで，この授業を受講した事実は「単位」として保持したまま，成績証明書では「Satisfactory（パスした）」ないしは「Unsatisfactory（パスしなかった）」だけの表示になり，「GPA」の換算には含まれないということになる。これにより，教員と学生，双方のストレスが多少は軽減した。

　同時に，新型コロナの感染は，あっという間にミシガン州全体に広がり，学生や同僚から，自分または家族が罹患したため授業や会議を欠席する，というメールが頻繁に来るようになっていた。本来 4 月 30 日に予定されていた卒業式は 8 月 28 日に延期となった。

　3 月 26 日。大学内の研究倫理委員会（IRB）に「新型コロナをきっかけとした PTG の縦断研究」プロジェクトを申請する手はずが整った。慌ただしい 1 か月であった。

2.　心的外傷後成長（PTG）

　「PTG」とは，英語のポスト・トラウマティック・グロウス（Post-Traumatic Growth）の頭文字を取った用語で，日本語訳は「心的外傷後成長」である。強いストレス症状を引き起こすような，つらく苦しい出来事やトラウマをき

っかけとして，悩み，精神的なもがきを経験することで，人間として成長する現象を示す。

　予期せず，つらく大変なことが起きて，それまでに積み上げてきた大切な何かが崩れ落ちたり，予定していた未来が根こそぎ奪われてしまうことがある。

　「大切な何か」とは，例えば人間関係であったり，キャリアであったり，夢であったり，家族であったり。

　自分にとって，とても大切で，価値ある「何か」を失ったことによって，それまで当然のように信じてきたことが根底から揺さぶられる経験は強いストレスを心身に引き起こす。想定外のことが起こってしまった後である，「今，ここで」の生活は，本来こうなるはずではなかった現実だ。壊れてしまった何かを，完全に元通りに復元することはできない。出来事の後に引き続くこの現実を，もがきや悩みと共に生きていく中で，時に経験される，人間としての心の成長がPTGである。

＊　　＊　　＊

　「艱難辛苦，汝を玉にす」という表現があるように，この現象自体は新しいものではない。

　しかし，「PTG」という名前が付いたのは比較的新しい。「PTG」は，アメリカ，ノースカロライナ大学シャーロット校の心理学部で，臨床心理士として，教育，研究，臨床実践をされていた二人の教授によって発表された。リチャード・テデスキとローレンス・カルフーンである。

　「PTG」が，書籍として出版されたのは1995年（Tedeschi & Calhoun, 1995）。査読を経た学術誌に登場したのは1996年のことである（Tedeschi & Calhoun, 1996）。

　ちなみに，彼らも最初から「PTG」という用語を使っていたわけではない。

　例えば，1989年の彼らの論文では，52名の遺族の方々を対象として，グリーフ（悲嘆）と，死別からどのような心の変化があったかを検討しているが，「PTG」というキーワードは出てこない（Calhoun & Tedeschi, 1989-1990）。

その論文では，研究に参加された遺族の中で，「死別をきっかけとして，信頼できる友人がいること，支え合える家族がいることに思い至った」と語った方が 83% みられたことを報告している。また，92% もの方が，「人の気持ちが前よりもわかるようになったと感じている」ことを報告している。そして，「心的外傷後ストレス障害（Post-Traumatic Stress Disorder: PTSD）」と名づけられるような心身のストレス症状を引き起こすような危機的な出来事やトラウマには，ポジティブな変化をもたらす可能性があることを指摘している。しかし，「PTG」という用語は出てこない。

お二人とも，2020 年現在，既にノースカロライナ大学シャーロット校を退職されているが，彼らがまだ現役であった 2005 年から 3 年間，私はそこに客員研究員として滞在し，共同研究をさせていただいた。

聞いたことがある。PTG は，お二人のうち，どちらが思いつかれたのかと。

どうやら，二人で 1995 年に出版することになった本を執筆している際，いろいろなアイデアやキーワードを出し合っている内に，テデスキ先生（これ以後，いつも呼ばせていただいているようにリッチと表記する）の方から「post-traumatic growth, PTG」が出てきたとのことだ。そしてカルフーン先生（これ以後，ローレンスと表記させていただく）も，PTG は語呂が良く，覚えやすくて良いのではないかと思い，お二人で決めたとおっしゃっていたように記憶している。

＊　＊　＊

ローレンスは完全に第一線を退かれたが，リッチは退職されたと言っても，今はワシントン D.C. から車で 1 時間ほど行ったところにあるバージニア州で，トラウマを経験した退役軍人の方々，及びそのご家族を中心とした心理臨床にかかわっておられる。その施設の名前は「ボウルダー・クレスト・バージニア（Boulder Crest Virginia：https://bouldercrest.org/）」と言い，PTG の実証的研究の成果を，その静養所での実践に応用されている。

私自身はそこを訪問させていただいたことはない。しかし，リッチに聞い

た限りでは，PTSD などの心身の症状に関して「治療を受けるため」に軍人の方々がその静養所にいらっしゃるわけではないという点が重要らしい。リッチの役割も「PTG を促進するための援助」，「PTG を引き起こすための介入」，あるいは「PTG を狙いとした心理療法を行うこと」ではない。

　なぜ言い切れるのか。

　それは，リッチ，ローレンス，そしてオーストラリアの PTG 研究者，ジェイン・シェイクスピア – フィンチ（以下ジェイン）と PTG の本を執筆している時のことだった（Tedeschi et al., 2018）。リッチは自分がたずさわっているこの静養所でのプログラムについて書く章で，私やジェインが「介入」とか「心理療法」，「集団療法」などと，彼の「ボウルダー・クレスト・バージニア・プログラム」の実践を，何か別の言葉に言い換えるたび，根気強く修正したからだ。

　読者に，PTG を引き起こすための何か特別な技法やトリックがあるかのように伝わってしまうことを嫌われたのだと思う。

　リッチの今いる場所は，トラウマを経験した人が日常を離れて一定期間過ごすことができる「静養所」である。

　乗馬をしたり，瞑想をしたり，ヨガをしたりといったゆったり流れる時間の中で，PTG 研究の成果を応用し，スタッフと軍人がともに支え合い，ともに成長し合うという場所になっている。正直，経済的なバックアップがなければ現実にはなかなか難しいだろう。外から見ると，色々な意味で「贅沢な環境」だと感じるが，トラウマを経験せざるを得なかった退役軍人の方々やご家族にとって，この時間は「贅沢」とは程遠いに違いない。

＊　　＊　　＊

　さて，この PTG だが，具体的な成長の内容は人によっても環境によっても異なる。

　ある人は，予期せぬつらい出来事から「何か」を学び取ったことをもって「自分は成長した」と実感するかもしれない。またある人は，その出来事を

きっかけとしてそれまでとは違う角度，あるいは違う距離感で物事を見るようになったことをもって「自分は成長した」と感じるかもしれない。

　そういった「人間としての心の成長」は身長や体重を測るようには，客観的に測定し得ない。

　そこで，リッチとローレンスは，1989 年の先の論文で発表されたようなトラウマを経験した人へのインタビューで聞かれた言葉から，成長の内容を拾い出した。

　それは例えば，「死別を経験したことにより，命の大切さを痛感した」，「人への思いやりの気持ちが強くなった」等，である。同時に，自分たちのそれまでの心理臨床経験や，トラウマ及び悲嘆等の先行論文なども総動員して，「PTG」と呼んで良かろうと思われるような内容を 34 個，リストアップし，統計解析の後，最終的に 21 の内容を選んだ。

　この 21 項目からなるアンケート形式のリストが「心的外傷後成長尺度（Posttraumatic Growth Inventory: PTGI）」である。

3. 心的外傷後成長尺度（PTGI）と 4 つの適用条件

　「PTGI」は，21 の各項目について，トラウマないしは非常に危機的な出来事を経験した人に，そこに示されているような変化を「まったく経験しなかった（0 点）」から「かなり強く経験した（5 点）」の 6 段階の内，最もあてはまるものを 1 つ選んで回答していただく形式になっている。

　21 項目あるので，合計得点は 0 から 105 点の間を取る。

　PTGI に示されているような変化を強く経験していればいるほど，高得点となる。

　そして，この得点の大きさがすなわち PTG をあらわすと定義されている。

　このような定義の仕方を「操作的定義」と呼ぶ。現時点では，自分でこのように回答していただく以外，PTG を直接，客観的に測定する方法が（ほ

とんど）ないので，研究者が，PTGの具体的な内容を集めた尺度を作り，その合計得点で示すのが一般的である。

（ほとんど）と付け加えたのは，例えば，トラウマを経験した人の「行動」を観察し，トラウマの前後でそれがどう変わったかを指標で表し，数量的に測定するといったアイデアが提案されているからだ。しかし，私の知る限り，協力者の方の自己報告に全く頼らずにPTGを直接客観的に測定し，発表している研究は今のところない。

ちなみに，PTGIは，何か病を診断したりするために用いられる尺度ではないので，「何点以上ならPTGを経験している」という「カットオフ得点」はない。

21項目，全部が「0点」であったなら，PTGは全く感じられていないと結論づけて良いが，「1点」でもあれば，そこに少しは成長の実感があることを示すので，あとは相対的で，非常に幅の広い個人差を示す。

＊　＊　＊

「PTGI」には4つの適用条件がある。

第一に，21の項目内容を理解できる人々が対象である。通常は高校生以上をターゲットと考えている。9歳頃から中学生くらいまでの場合には10項目からなる「子ども版PTGI（Kilmer et al., 2009; Taku et al., 2012）」が良い。ただし，研究者が項目を読み上げて，口頭や指差しで子どもに答えてもらう形式で，6歳（Cryder et al., 2006）や7歳（Kilmer & Gil-Rivas, 2010），また8歳（Exenberger et al., 2016）の子どもが含まれる研究結果も発表されている。しかしほとんどの研究は，9歳ないしは10歳ぐらいが最少年齢となっている（Andrades et al., 2016）。

第二に，「危機」と呼ばれるような，何か非常につらい出来事を経験した人が対象である。21の項目内容は，例えば，「（ある出来事の結果，）一日一日を，より大切にできるようになった」といった，なんらかの変化であらわされているので，前後を区切るような「出来事」を経験していない場合には，

項目自体が意味をなさず，回答不可能となる。したがって，社会科学の領域でよく用いられているような性格検査，考え方，態度，心身の様子などを問う自己記述式のアンケートの尺度とは異なり，調査に協力しても良いとおっしゃった方全員に「PTGI」に回答いただけるわけではない。

　あくまでも，何かつらい出来事を経験された方だけである。

　したがってその出来事を特定するような質問項目を「PTGI」とセットにして用いることが多い。表 1 に，私の研究室で用いているアンケート用紙の例を示す。

　私たちがアンケート調査を行う場合には，ご協力くださる方々の中で，そういった何らかの出来事を全く経験していない人が PTGI に対して「該当しない」，したがってその場でアンケート終了，という状況をなくすために，「つらいことを全く経験されなかった方，あるいはつらい出来事を経験したかどうか覚えていない方は，5 年前の自分と今を比べて，これらの変化がどの程度生じたか教えてください」とお願いしている。その方々のデータは，危機を経験した方々のデータといずれ比較するために用いたいと思っているが，実際には危機を全く経験していないという人が非常に少ないので，今のところまだ分析できずにいる。

　第三に，PTGI に回答するためには，出来事が起きる前の自分と今現在の自分を，なんとなくでも比較した上で，「少しこう変わった，いや変わっていない」などと判断しなければならないので，記憶がほとんどないほど，大昔の出来事はきっかけとして用いづらい。私の研究室では，大人を対象としている研究でひとまず 5 年以内，子どもを対象としている研究では 3 年以内の危機を起点として取り上げている。しかし，なぜ「5 年」なのか「3 年」なのかと聞かれると，科学的な根拠はない。「PTGI」が最初に出版された論文で「5 年」が使われたので，それに準じているだけのことだ（Tedeschi & Calhoun, 1996）。

　「6 年」以上前の出来事や「生きてきた中で最もつらかった出来事」のよ

表1　アンケートの例

ここには，あなたが経験したかもしれない，いろいろな出来事が書かれています。この5年間のあいだに，このような大変な経験，つらい経験をしたことがあれば，番号の前の下線のところに○を，なければ×をつけてください。2つ以上の出来事を経験していたら，すべてに○をつけてください。そしてもしよろしければ，かっこの中に，その出来事をかんたんに説明してください。

＿＿1 自然災害や火災 ［　　　　　　　　　　　　　　　　　　　　　　　　　　　］
＿＿2 交通事故および骨折など大きなケガ ［　　　　　　　　　　　　　　　　　　　］
＿＿3 入院，手術等の大きな病気 ［　　　　　　　　　　　　　　　　　　　　　　　］
＿＿4 入試，浪人，留年など学業に関すること ［　　　　　　　　　　　　　　　　　］
＿＿5 親の離婚，家族の事故や病気など，家族に関すること ［　　　　　　　　　　　］
＿＿6 死別 ［　　　　　　　　　　　　　　　　　　　　　　　　　　　　　　　　　］
＿＿7 経済的なこと ［　　　　　　　　　　　　　　　　　　　　　　　　　　　　　］
＿＿8 いじめ，暴力 ［　　　　　　　　　　　　　　　　　　　　　　　　　　　　　］
＿＿9 人間関係（友達との大きなけんかなど）［　　　　　　　　　　　　　　　　　　］
＿＿10 恋愛関係（失恋など）［　　　　　　　　　　　　　　　　　　　　　　　　　］
＿＿11 その他(上の1~10にあてはまらないことで，とても大変でつらい出来事を経験した)
　　　［　　　　　　　　　　　　　　　　　　　　　　　　　　　　　　　　　　　　］
＿＿ この5年間，つらいことや大変なことは経験しなかった。あるいは，経験したかどうか覚えていない。

上の1~11で2つ以上に○をつけた人は，そのなかで自分にとって最も影響を与えたこと，あるいは，このアンケート用紙に書いてもかまわないと思う出来事を1つえらんで，横の四角にその出来事の数字を書いてください。　□

(A) それはいつのことでしたか？　かっこに数字をいれてください。
　　（　　　　）年（　　　　）か月（　　　　）週間（　　　　）日前くらいのこと。
(B) その出来事はあなたに起きたことですか？　他の人に起きたことですか？　あてはまるところを○でかこんでください。
　　［自分に直接起きたこと・自分ではなくて他の人に起きたこと・自分と他人両方に起きたこと・わからない］
(C) その出来事が起きたとき，どのくらい，ストレスでしたか？
　　［1　　　　2　　　　3　　　　4　　　　5　　　　6　　　　7］
　　（まったくストレスではなかった）　　　　　　　　　（かなりストレスが強かった）
(D) その出来事について，今はどのくらいストレスですか？
　　［1　　　　2　　　　3　　　　4　　　　5　　　　6　　　　7］
　　（まったくストレスではない）　　　　　　　　　　　（かなりストレスが強い）

次に，以下の文章のそれぞれについて，先に回答してくださった出来事の結果，あなたの生き方に，これらの変化がどの程度生じたか，もっともあてはまるところに，1つ○をつけてください。

人は皆違うので，ある人は自分がとても変わったと思うでしょうし，ある人は，あまり変わってないと思うかもしれません。正しい答えや間違った答えはありません。変わったと答えても，全く変わってないと答えても，どちらがいいということはありません。以下の文章の1つ1つについて，あなたに起こった出来事の前と後で，あなたがどのくらい変わったか，もっともあてはまるところに，1つ○をつけてください。

この5年間，つらいことや大変なことは経験しなかった，あるいは覚えていないと回答された方は，5年前の自分と今を比べて，これらの変化がどの程度生じたか教えてください。

これらの変化を……	全く、経験しなかった	ほんの少しだけ経験した	少し、経験した	まあまあ経験した	強く経験した	かなり強く経験した
人生において，何が重要かについての優先順位を変えた。						
自分の命の大切さを痛感した。						
自分の人生で，より良い事ができるようになった。						
人生の意味についてよりはっきりと自覚するようになった。						
他の人達との間で，より親密感を強く持つようになった。						
自分の人生に，新たな道筋を築いた。						
困難に対して自分が対処していけることが，よりはっきりと感じられるようになった。						
生死にかかわる問題とより向き合えるようになったと感じている。						

注：「日本語版PTGI」21項目中，8項目を例として掲載している。PTGIは研究を目的として作成されており，copyrightがあるため，全項目が必要な方は著者まで個別に問い合わせされたい。

うに聞いている研究も珍しくない。中には，第二次世界大戦中のホロコーストから生き延びた方々を対象とした研究のように，何十年も経過しているトラウマをきっかけとしたPTGに関する研究もある。例えば，ルーリエ・ベックらのアンケート調査に参加されたホロコースト生存者の方々の年齢は，調査時で62歳から94歳（平均75歳）であり，ホロコーストを経験した当時の年齢は2歳から34歳（平均16歳）である（Lurie-Beck et al., 2008）。この場合，「危機の結果，自分がどれくらい変わったと感じているか」に関する回答が，どれくらい信頼に足るものかは疑問である。とは言え，PTGはそういった客観性を追求する概念ではなく，「あの出来事があって自分はこう変わった」という主観に重きを置くため，このような研究がタブー視されずに発表されるのであろう。

　ちなみに，本来なら，出来事からの「経過期間」の重みは，現在の年齢によって異なると考えるべきだ。例えば20歳の人が10年前に経験したつらい出来事を思い出し，10歳の頃の自分と今の自分がどう変わったかと考えて「PTGI」に回答することと，50歳の人が40歳の頃の自分を思い出して「PTGI」に回答するのでは，意味が違う。

　私自身，2005年に提出した博士学位論文の中で，出来事からの経過期間が成長の実感とどう関連するかを検討した際，1か月という経過期間の単位は，近い過去と遠い過去で重みが異なり，過去のことになればなるほど，1か月の違いが意味をもたなくなるため，経過期間は対数変換した上で相関を見るよう，アドバイスを受けた（宅, 2005）。

　それ以後，「PTGI」をアンケートで用いる際には，出来事が，大体いつのことだったか質問するようにしている（表1を参照のこと）。したがって，「この5年間に経験したこと」をお答えください，などと限定せず，「これまでの人生で最もつらかったこと」と，自由度を持って質問し，その出来事の生起時期を聞くことで，経過期間を考慮して，データを分析することができるだろう。

　ただし，PTG の先行研究をレビューした論文（Linley & Joseph, 2004）が示しているように，これまでのところ，出来事からの経過期間と PTG の間に，一貫した関連は見出されていない。

　第四に，複数の出来事を経験している場合や，長年にわたってある出来事を継続的，断続的に経験している場合など，前後を区切るような境目が不明瞭な場合には，PTGI を適用しにくい。そのため，ある 1 つの「出来事」を半ば強制的に選んでいただいて，その前後の変化に着目する研究が大多数である。協力者の方々に「もし大変な出来事を複数経験されている場合には，今の自分に最も影響を与えた出来事を 1 つ思い浮かべて，以下の質問にお答えください」という形式を取る場合もあるし，自然災害やテロなど，集団に起きた出来事をターゲットにする場合には，例えば，「アメリカ同時多発テロ事件の後，ご自分がどう変わったと思われるかについて，以下の質問にお答えください」という形式を取る。

　しかし，日常生活の中では，「一難去ってまた一難」というように，災難や不幸が続くことがある。そういった場合，はっきりと何か 1 つ，「これ」と呼べるような単独の出来事がきっかけになって，変化を実感するのではなく，「その頃のこと全部」が今の自分に影響しているという実感につながるだろう。その場合，教示文に変更を加え，「その頃のこと」などと，ある程度，焦点をぼやけさせることで，PTGI は使えなくもない。

　しかし，「そのこと」ないしは「その頃のこと」のように，「前」と「後」を区切る経験が全くない場合には，「前」に比べて「今」こうである，という比較が意味をなさないのだから，PTGI は使用できない。例えば，物心がついた時からずっと虐待されてきた，ずっと差別されてきたあるいは慢性疾患があるといった経験の場合には，はっきりとした「前」がなければ「後」もない。したがって「PTGI」の項目は，全くの的外れになる。ただし，ここで注意したいのは，あくまでも「PTGI」というアンケート形式の尺度の教示文や項目が的外れになると言っているだけで，「前後の境界」をつける

ことのできないような過酷な経験に引き続いて，PTG が起きない，と言っているわけではない。そういった報告は，PTGI に頼らない質的研究で報告されている（Adams, 2015; Hall et al., 2009）。

　以上，4 つの条件をクリアした上で研究者は PTGI を用いることとなる。

4．PTG の実感は 1 つの出来事がもたらすのか

　脱線になるが，私の研究室では，この 4 つ目の条件に何か工夫できないものかと挑戦したことがある（Dominick et al., 2020）。そもそもなぜ PTGI の使用にあたり 4 つ目の条件が必要かと言うと，この尺度は，各項目について「あなたが体験した危機の結果」，こういった変化がどの程度生じたかを問うようにデザインされているからだ。

　ではなぜこのようなスタイルになったのか。

　その理由は PTGI が作られた背景にある。

　PTGI は，先行研究や質的なインタビューの結果も参考にしたとは言え，トラウマを経験したクライエントとの臨床場面において，リッチとローレンスが実際に見聞きした内容に大きな影響を受けている。「死別により，命の大切さを痛感した」，「あのことがあって，人への思いやりの気持ちが強くなった」等，である。

　何か大変な出来事を経験したことが，来談のきっかけとなり，カウンセリングのセッションを重ねる中で，「成長」と解釈して良かろうという声が聞かれることがある，という現実に即している。

　そのため，いわゆる「来談のきっかけ」に対応するような，なんらかの「危機」ありきで PTGI はデザインされている。

　しかし，もしそうだとしたら，たとえ「来談のきっかけ」となるような「特定の出来事」があったとしても，本当はいろいろな出来事やそれに対する気持ちや考えが折り重なっている場合の方が多いだろう。

　実際，複数のトラウマやストレスフルな出来事を経験した人の方が PTG が高いという報告もある（Jirek & Saunders, 2018）。しかし，PTGI の回答にあたっては，何か 1 つの出来事をきっかけに据えていただく以外ない。

　そこで，私たちは，先行研究のように，まず 1 つの「きっかけ」となる出来事を特定してもらってから，PTGI に回答をお願いするのではなく，PTGI の各項目に回答していただくたびに，その変化が，それまでに経験したどの出来事に起因するかを，複数回答ありで，答えてもらうようにデザインしなおした。

　私たちはこのプロジェクトを「MOE 研究（モウ研究）」と呼んで，2015 年から取り組んできた。MOE は英語で「Multitude of Event（複数の出来事）」の略である（Fraus et al., 2021）。

＊　　＊　　＊

　具体的には，まず，協力者の方々にこれまでに経験したトラウマの有無について「トラウマチェックリスト（Traumatic Events Survey: TES: Elliott, 1992）」を用いて聞いた。このリストには 5 つのトラウマが含まれている。死別，家族の問題，性暴力の被害，虐待や身体暴力の被害，そして深刻なケガや病気である。それに 6 つ目として，「その他，自分に大きな影響を与えた出来事」を加えた。これら 6 つのそれぞれについて，経験したかどうか，経験した場合にはどれくらいストレスがあったかを聞いた。

　その次に，PTGI の項目を提示したが，その際，2 つの質問を投げかけた。1 つ目が成長の程度であり，2 つ目がきっかけとなる出来事についてである。例えば，「自分の命の大切さを実感した」という PTGI の項目に対して，そういう変化があったかどうか，あった場合にはどれくらいそのように実感しているかを聞き，それに対して，先の 6 つのトラウマのうち，本人が「経験した」と言った出来事の中で，どれが，その変化のきっかけになったかを聞いた。もし 6 つのトラウマのうち，3 つ経験した人であれば，3 つ全てがその変化のきっかけになったと感じているのか，その中の 2 つの出来事がき

っかけになっているのか，あるいは 1 つのトラウマだけがきっかけになった
と感じているのかを聞いた。

　質問が二段階構成のため，ややこしく感じるかもしれないという心配もあ
り，一方で，プライバシー尊重のためには一対一のインタビューではない方
が答えやすいだろうという意見もあったので，結局，少人数グループで，そ
れぞれの隣り合う席の間に仕切りを設け，実施することにした。

　一度につき，大体 5 名程度の方に集まっていただき，研究室のメンバーが
口頭で教示文を説明する。具体例を示し，こちらの意図について理解が得ら
れた段階で，アンケートを実施した。アンケートの構成は表 2 のようにデザ
インした。

　最終的には 165 名の方にご協力いただいた。

　上記 6 つのトラウマをどれも経験しなかったと回答した人，及び，PTGI
などアンケートに含まれていた尺度に無回答であった人を除いた 125 名を対
象としてデータを分析した。

　トラウマに関しては，80％以上の方が死別を経験，40％の方が家族の問題
を経験，約 13％の方が性暴力を経験，10％の方が虐待や身体暴力を経験，
30％の方が深刻なケガや病気を経験，そして 48％の方がその他大きな出来
事を経験したと回答された。

　そして，125 名の内，約 30％の方が，6 つのトラウマの中で 1 つだけを経
験しており，残りの方は 2 つ以上のトラウマを経験していた。

　そこで，2 つ以上のトラウマを経験していた人，合計 84 名に絞って，
PTGI の各項目に見られる変化がどの出来事に起因しているかを分析した。
その結果，2 つ以上のトラウマを経験していても，「成長」と感じられるよ
うな個々の変化をもたらした出来事は「1 つ」と回答した人が多かった。

　例えば，2 つ以上のトラウマを経験していても，74％の方が「自分の命の
大切さを実感した」のはその内 1 つの出来事がきっかけとなっていたと回答
し，また，71％の方が「自分の感情を，表に出しても良いと思えるようにな

表 2　モウ研究で用いたアンケート用紙の一部（日本語訳）

以下それぞれの項目に関して，そのような変化があったかどうかあてはまる番号にひとつまるを付けてください．そして，もしそのような変化を経験した場合には，ご自分が経験されたどの出来事がその変化のきっかけになったと感じているか，A から F のあてはまるものすべてにまるを付けてください

 A．死別
 B．親や家族の問題
 C．性暴力の被害
 D．虐待や身体暴力の被害
 E．深刻なケガや病気
 F．その他，自分に大きな影響を与えた出来事

（アンケートでは，これ以前のページにおいて A から F のトラウマとなりうる出来事について，経験したかどうか，経験した場合には大体どれくらい前のことか，その当時どれくらいストレスであったかなどの詳細を聞いている）

これらの変化を……	全く、経験しなかった	ほんの少しだけ経験した	少し、経験した	まあまあ経験した	強く経験した	かなり強く経験した
人生において，何が重要かについての優先順位を変えた。	0	1	2	3	4	5
（1 から 5 を選んだ方）そのきっかけとなった出来事は：　A　B　C　D　E　F						
自分の命の大切さを痛感した。	0	1	2	3	4	5
（1 から 5 を選んだ方）そのきっかけとなった出来事は：　A　B　C　D　E　F						

以下省略

ってきた」のも，複数経験したトラウマの内，1つの出来事によると回答されていた。

　ややこの傾向が下がるのは，「トラブルの際，人を頼りにできることがよりはっきりとわかった」という項目であり，これに関しては，68％の方が，1つの出来事による，すなわち，残り32％の方が複数の出来事によって，この実感がもたらされたと回答した。同様に「他の人たちとの間で，より親密感を強く持つようになった」という項目に対しても，66％の方が1つの出来事に起因する，したがって，残り34％の方が複数のトラウマを経験したことによって，この実感がもたらされたと回答していた。

　また，予想どおり，トラウマを多く経験していればしているほど，現在のストレス症状は強く出ていた（r = .48, p < .001）。しかし，トラウマの合計数と「PTGI」の合計得点の間には，関連が見られなかった（r = .13, n.s.）。

　まとめると，複数，トラウマを経験している人の7割前後が，「ある特定の出来事」によって，PTGの実感が得られたと感じていることがわかった。

＊　　＊　　＊

　私自身は，この研究をとても気に入っている。

　調査にご協力くださる方々に，半ば強制的に「きっかけ」となりえる出来事を1つ選んでくださいとお願いせずにすむし，自分の経験を振り返っても，「何か1つの出来事」が自分を根本から変えたとは限らず，「一連の出来事」であったり，「あの頃のいろいろ」であったりするので，そういったあいまいさを許容することが重要ではないかと思うからだ。

　しかし，この研究デザインは，私以外のほとんどの人に不評である。

　まず，協力者の方々にとっても，「え？」という感じで，どう回答すればよいのかわかりづらい上に，時間が倍かかる。

　研究室のメンバーも，小グループで実施するので，何度も繰り返し同じ教示文を読み上げなければならず，またそのたびに同じような質問を受け，説明せざるを得ない。しかも，説明してわかったと思っていても，後でデータ

を見たら，ほとんど白紙で回答されていない，という状況もある。

　学会用の抄録を書いたり，投稿用の論文を書く際にも，この「2 段階構成」の説明，及びデータの分析が一筋縄ではいかないだけでなく，最初の調査対象者から，分析対象者を選ぶまで，サンプル数がどんどん下がるので，検定力が弱くなり，それも困難を感じる理由のひとつだ。

　また，投稿後も，ジャーナルのエディターやレビュアーから，広く知られている PTGI の使い方ではないため，様々な質問を受ける。

　というわけで，私自身は気に入っているものの，何か別の良いアイデアを思いつくまでは，「前後を区切るような出来事」が特定できるということを「PTGI 適用のための第四条件」として掲げておくしかないと思っている。

5.　PTGI 以外で PTG を測定する尺度

　PTGI は PTG の実感を測定する上で，世界中で最もよく用いられている尺度である。

　だからと言って，PTGI しか「PTG の実感」を測定できないわけではない。

　例えば，PTG を測定するために，サマンサ・ソーダーグレンらが作成した「希望の兆し尺度（Silver Lining Questionnaire: SLQ：Sodergren & Hyland, 2000）」を用いた研究（Groarke et al., 2017）や，クリスタル・パークらが作成した「ストレスに関連した成長尺度（Stress-Related Growth Scale: SRGS：Park et al., 1996）」を用いた研究（Singer et al., 2012）などがある。

　PTG（心的外傷後成長）というのは，普遍的な現象であり，心理構成概念なので，例えば「ストレス」や「性格」を測定する尺度が多数あるように，「PTG」を測定する尺度もたくさんあるというわけだ。

　それぞれの研究者にはそれぞれの考えがある。

　例えば「SLQ」は，慢性疾患を持つ方へのインタビューをもとに項目が構成されているので，「病気になったことで，より我慢強い人間になった」な

ど，PTGI ではカバーしていない内容が網羅されている。

　また，「SRGS」は，20 代，30 代の人を主な対象として開発されたため，「人の言うことをもっとよく聞くようになった」とか「親が，昔自分に言ってくれていたことが今ならよくわかる」といった内容が含まれている。

　このように何をもって成長と解釈するかの項目内容が，それぞれの尺度によって異なるものの，たとえば，「SRGS」の考案者である，クリスタル・パーク自らが，「SRGS」を用いて得られた得点を「PTG」と呼んで論文を発表しているように，大きく考えるとこれらは全て PTG の実感を測定していると言える（Park et al., 2008）。

　結局のところ，尺度はそれぞれ特徴があるので，研究の目的にそって，最もふさわしいものを選ぶか，ふさわしいものがなければ自分たちで開発する以外にはない。私の研究室では今のところ，ほぼ PTGI に頼り切っている。

6. PTGI の 5 つの下位尺度

　PTG という現象一つとっても，それはいろいろなところにあらわれる。

　例えば，人間関係もそうだし，その人の個人的なものの見方や感じ方などもそうである。人間関係で「成長」したからと言って，別の場面でも「成長」の実感があるとは限らない。

　このように，個別の内容にそって，類似の「成長」をグループ分けすることで，カテゴリーごとの PTG も見ることが重要である。研究場面では，それらのカテゴリーを，「因子」，ないしは，それから派生して「下位尺度」と呼んでおり，PTGI の場合には，5 つが見出されている（Taku et al., 2008）。

　第一は『他者との関係』における PTG であり，「他者に対して，より思いやりの心が強くなった」をはじめとする 7 項目の合計あるいは平均で操作的に定義される。

　第二は，出来事の結果『新たな可能性』が見出されるタイプの PTG であ

り，「新たな関心事を持つようになった」といった合計 5 項目の点数で定義される。

　第三は『人間としての強さ』の自覚であらわされる PTG で，「物事の結末を，よりうまく受け入れられるようになった」や「自らを信頼する気持ちが強まった」などの 4 項目で定義される。

　第四は『精神性的な変容』を示す PTG で，「精神性（魂）や神秘的な事柄についての理解が深まった」と「宗教的信念がより強くなった」の 2 項目で定義される。

　そして第五は，『人生に対する感謝』の念が生じることであらわされる PTG であり，「人生において，何が重要かについての優先順位を変えた」などの，3 項目で操作的に定義される。

　全体の PTG だけでなく，これら 5 種類の PTG も見ることで，どういった内容の PTG が最も経験されやすいか研究することができる。

　一般的には，『人生に対する感謝』にまつわる PTG が最も高く報告されることが多い（Kamibeppu et al., 2010; Leung et al., 2010; Tallman et al., 2010）。しかし，例えばトルコで行われた研究では，『精神性的な変容』が最も高く報告されており（Karanci et al., 2012），5 つの下位尺度の間に横たわる違いに関しては，文化の影響やきっかけとなった出来事の特性にもよるため，一概には言えない。

　しかし，PTG という成長の実感を 5 領域に分けることで，例えば，どのような条件が整った時に『人生に対する感謝』の PTG が実感されやすいかとか，どのような性格の人だと『人間としての強さ』の PTG を経験しやすいのか，また，5 つのうちどの PTG がストレスと強く関連しているのか（Nishi et al., 2010），などの問いに答えることができるという利点がある。

　さらに，5 つの PTG がすべて同じタイミングで経験されるとは限らず，それぞれのタイミングで，それぞれのきっかけによって経験される可能性についても仮説を立てることが可能となる（開, 2016）。

　ちなみに，5つの下位尺度でカバーしきれていないPTGがあるのではないかという疑問が時折，投げかけられる。

　代表的な例として「身体面のPTG（Physical PTG; Corporal PTG）」が提案されている（Walsh et al., 2018）。大きなケガや病を経験したことにより，身体そのものに感謝するようになった，身体の声に注意を払うようになった，健康に今までよりも気を遣うようになった，より自分の健康を意識した行動をとるようになった，などがその一例である。

　このように，PTGの「第六因子」の候補になりそうな成長の内容を，追加項目としてアンケートに加えたり，「健康行動」などのくくりで，PTGIと共にデータを取ったりしている研究は散見される。

　しかし，PTGIを改訂してまで入れる必要がある「成長の内容」を特定した，という研究は私の知る限りない。

7. 反省と渡米

　PTGIは，今では25以上の言語に翻訳され，世界中で広く使われている。

　PTGIが学会誌に掲載されたのが1996年だったのだから，今から振り返れば，私が大学院生時代，もっと英語の文献を真面目に読んでいれば，そしてちゃんと読み込むだけの読解力や理解力があれば，PTGIを日本語に訳して，博士学位論文の研究に生かせたはずである。

　しかし，学位論文に取り組み始めた2000年頃，それなりに理解できて読めていたのは日本語の論文のみであり，英語の論文は，タイトルだけ見て「Growth」や「Stress」など，なんとなく関係ありそうなものを，ただコピーしてファイルに入れているだけであった。

　そのため，「PTGI」や「SRGS」といった尺度があることは知っていたものの，一本の英語論文を読むのに1か月くらいは十分にかかっていたので，最初から最後まで読んだ論文は10本にも満たず，内容も頭に入っていなか

った。

　また，ほとんどの論文はアブストラクトという最初の短い要約の部分だけ目を通すか，本文中に掲載されている図表をなんとなく見て，関連しそうな内容をどうにか自分の論文に引用して，それで終わり，という読み方であった。

　したがって，院生だった頃，PTGI など英語圏で既に発表されている尺度を日本語に訳して自分の研究で使用するという考えは全く思い浮かばなかった。そのため，アンケート調査及びインタビューで，ストレスを経験せざるを得なかったまわりの人たちにどのような「成長」の実感があるかを聞かせてもらい，それをもとに，自分で尺度を作るという手法を取った。

　PTGI で，その頃，既に見出されていた「5 領域」があるということも見落としたまま，独自に尺度を作ったので，出来上がった内容は「全体としての成長の実感」を測定するだけのものとなった。

　もちろん，インタビューをもとに論文をまとめ（宅, 2004），予備調査をして，「ストレスに起因する自己成長感尺度」を発表した（宅, 2005）経験から，学んだことは多い。

　しかし，今から振り返れば，新しい尺度を作るのではなく，PTGI からスタートして，そこに足すべき成長の内容が他にあるか，成長の実感が日本語で表現された時それは英語とどう異なるのか，PTGI を用いて既に発表されている研究結果から，どのような仮説を立てることができるのかなど，よく勉強してからスタートすれば，もっと質の良い研究ができたはずだ。

　特に，今もなお，2005 年の論文を見て，「ストレスに起因する自己成長感尺度」を送ってくださいといったメールをいただくことがあるので，そのたびに心苦しく感じる。そういったリクエストに対しては，「ストレスに起因する自己成長感尺度」と PTGI の両方を今はお送りしている。

＊　＊　＊

　さて，学位論文の完成が近づくにつれ，膨大にコピーだけはしてあるPTG 関連の英語論文の中身を本当に知りたいという気持ちが強くなった。

　また，博士後期課程に在籍中の 2002 年 7 月に，リッチとローレンスに直接お目にかかったのが大きかった。

　それは，カナダで開かれた「International Network on Personal Meaning (INPM)」という学会でのことである。

　この学会は，ヴィクトール・フランクルの実存分析に強く感銘を受け，「人生の意味」に関心を持つ世界中の研究者や臨床家を集めてネットワークを作ろうと志したポール・ウォング博士によって 1998 年に立ち上げられたものである。

　たまたまその学会に参加して，リッチとローレンスに会ったわけではない。

　2001 年，博士後期課程をスタートして既に 3 年が経過しており，やっと学位論文のテーマが見えてきた段階で，私は，大学の紀要にレビュー論文をまとめていた（宅, 2002）。当時，大学では，先生方と一緒に国際学会に参加している院生が周りに何人かいて，参加したことのなかった私はそれをうらやましく思っていた。そこで，手元にある英語論文の中で，連絡先としてメールアドレスが書かれているものがいくつかあったので，そのうち 4 名に，近々，何かの学会に参加を予定しているかどうか教えていただけないかと，メールを送った。

　4 名の内，二人の先生からは返信がなかった。

　3 人目は「SRGS」の著者，クリスタル・パークであり，返事をくださった。しかし，アメリカ同時多発テロ事件があったため，翌年の学会への参加は未定とのことであった。

　4 人目がリッチだった。ローレンスと一緒に 2002 年の夏，バンクーバーで開かれる INPM でシンポジウムを予定しているのでぜひどうぞ，バンクーバーなら，日本と自分たちがいるアメリカの真ん中でちょうどいいのではないかという返事であった。

　踊りたくなるほどに嬉しかったのを今でも覚えている。

　それが私にとって最初の国際学会への参加となった。

　ただ，英語がさっぱりだめだったので，今思い返しても，学会での収穫はほぼゼロである。

　意気込んで，彼らが「Posttraumatic Growth: Transformations in the Aftermath of Trauma（心的外傷後成長：トラウマ後の大きな変化）」というタイトルで講演したフロアの前列に座りはしたが，内容はほとんど何もわからなかった。

　ほとんど，と言うのは，プロジェクターで映し出されるスライドショーの中に，おそらくトラウマを経験されたであろう方が描いたたくさんの絵が含まれており，それが時系列で順番に表示されるので，そのイメージや雰囲気でPTG がなんとなく伝わってきたからだ。

　シンポジウムの後，リッチとローレンスと会ったが，私はへらへら，あるいはぺこぺこする以外，会話には全くならないので，またメールをさせていただきますとだけ言って早々に別れた。

　そして帰国後メールをし，「PTGI」を二人の元でアドバイスをもらいながら日本語に訳したい旨を伝えた。

　返事をいただいたのは 2003 年。リッチからは 3 つの条件を提示された。

　博士学位を取ってからくること，渡米前に PTGI を日本語に訳しデータを取ってくること，大学の研究室とパソコンは使っても良いが給料は出ないこと。

　多少，悩んだが，行きたい気持ちが強く，2 つ返事で応じた。

　PTGI を日本語に訳す承諾を得た後は，日本の先生方，特に長崎ウエスレヤン大学の開浩一先生と，現東京大学の西大輔先生にはいろいろと教えを乞うて，協力し，仕上げた。

　バックトランスレーション（逆翻訳）に出し，リッチとローレンスに結果を確認してもらい，修正を施した上で最終版とし，データを取った。

　それが「日本語版心的外傷後成長尺度（PTGI-J）」である。

　リッチとローレンスとは 2020 年現在まで，15 本の学術論文を一緒に書いたが，この PTGI-J に関する論文がその最初である（Taku et al., 2007）。

　結果的に，2005年から2008年までノースカロライナ大学シャーロット校に客員研究員として滞在した。

＊　　＊　　＊

　この2007年の論文が私にとってはじめての英語で書いた学術論文である。投稿したのは2006年の4月16日である。

　約半年後の10月頭に査読の結果が返ってきた時，まずはリジェクトでないことに安堵し，自分のできる範囲でコメントに対応しようと考えた。

　日本でやっていた時のように，修正対照表を作り，左の欄にレビュアーからいただいたコメントを貼り付け，右には1つ1つの指摘に対して，まずお礼を伝え，次に自分の考えを説明し，最後に何ページ目の何段落目のどこをどう具体的に変更したかを書いた。

　それは17ページに及んだ。それをリッチとローレンスに見せた時，二人は黙ってしまって，唖然としたように見えた。

　リッチがなんか言ったけれど，私には聞き取れず，でもローレンスが，これが日本のやり方だったら，そのままいってみよう，これはこれでいいのではないかという感じのことを言い，結局，書式は直さずそのまま出した。

　それが2006年12月4日。

　とは言え，大学の紀要以外で，それまでに書いていた学術論文は，日本語のものが2本のみであった私はとても不安になり，改稿論文を出した後，皆はどういう感じでやっているのかを聞いた。何か見本にさせてもらえるようなものがあれば見せてほしいと，かなり勇気を振り絞って聞いた。

　そしたら，自分たちがこれまでに投稿した際の論文や，査読に対応した時のカバーレターなど，数多くのファイルを見せてくれた。一気にイメージがわき，英語特有の表現方法など，こう言えばよかったんだと見本にできるというありがたさはもちろんのこと，これまでに自分がそれこそ辞書を片手に読んできた彼らの論文の，いわば舞台の裏側を見ることができて，大変感激した。また，レビュアーのコメントに対する返事の内容から，彼らのPTG

に対する考え方もそれまでよりよくわかり，感動した。

　そのことを伝えたら，なんだ，もっと早く言ってくれればよかったのにという感じの反応で，こちらは拍子抜けした。

　ただ，その時の経験をもとに，勝手に遠慮して全部自分でやろうと思わずに，どんどん聞いてみようというふうになったと思う。そして学生や共同研究者にも，リクエストさえあれば，裏側をどんどん見てもらおうというふうになったと思う。どうせこんなの見てもらっても参考にならないだろうと決めつけて躊躇するのではなく，見てみたいという要望さえあれば，全てオープンにするようにしている。

　2007 年 2 月にエディターから返信があり，論文がアクセプトされた（Taku et al., 2007）。

8.　日本語版（PTGI-J）について

　その 2007 年の論文（Taku et al., 2007）では，PTGI-J は，尺度として信頼に足ること，すなわち統計的にみて内的整合性があると言って良かろうということ。アメリカ人を対象とした先行研究と比較すると PTGI の合計得点は低かったこと。先行研究では，女性の方が PTG が高いという結果が多くみられるが，この研究では有意な性差がみられなかったこと。そしてトラウマ後のストレス症状を測定する PTSD 評価尺度と PTGI の得点は，先行研究と同様に，正の弱い相関関係にあることを発表した。

　それに加えて，この論文では，PTGI-J の領域，つまり因子構造の結果も発表した。

　英語版 PTGI の論文（Tedeschi & Calhoun, 1996）にならって，探索的因子分析という統計解析を行った結果，これまでに発表されていた 5 領域とは異なる 4 領域が見出された。4 因子とも言う（表 3）。

　主な理由は，英語版の『人生に対する感謝』のグループに属する項目と

表3　PTGI-J の因子分析結果，及び各項目の平均と標準偏差（Taku et al., 2007）

	第一因子	第二因子	第三因子	第四因子	英語版における因子	平均（標準偏差）
第一因子：他者との関係						
21　人を必要とすることを受け入れる	.759				RO	2.39(1.8)
6　必要なら人を頼りにするようになる	.751				RO	2.46(1.8)
8　人とより親密感を持つ	.750				RO	2.13(1.7)
9　感情を出しても良いと思うようになる	.720				RO	1.90(1.7)
16　人との関係に努力するようになる	.659				RO	2.29(1.7)
15　より思いやりの心が強くなる	.590				RO	2.39(1.7)
第二因子：新たな可能性						
3　新たな関心事		.743			NP	2.02(1.7)
7　新たな道筋		.734			NP	2.06(1.7)
14　新たなチャンス		.726			NP	1.53(1.7)
17　必要なら自ら変えていこうと試みるようになる		.597			NP	2.20(1.7)
11　人生でより良いことができるようになる		.547	.494		NP	1.66(1.5)
1　人生における優先順位の変更		.490		.436	AL	2.13(1.7)
第三因子：人間としての強さ						
19　自分は強い人間であると自覚			.797		PS	1.39(1.5)
10　困難に対処していけるようになる			.736		PS	1.88(1.5)
4　自己信頼感の強まり			.625		PS	1.52(1.5)
12　物事をより受け入れられるようになる			.597		PS	1.86(1.6)
第四因子：精神性的変容及び人生に対する感謝						
2　命の大切さを痛感				.749	AL	1.67(1.9)
5　精神性に対する理解の深まり				.628	SC	1.35(1.6)
18　宗教的信念が強くなる				.625	SC	0.46(1.1)
13　日々をより大切にできるようになる				.562	AL	1.91(1.6)
20　人間のすばらしさを学ぶ			.445	.508	RO	1.18(1.5)

注：PTGI は copyright があるため，この表に掲載している各項目は，実際のアンケート項目と同一ではなく，内容が変わらない範囲で短縮化したり，現在形に修正したりしたものである（研究を目的として項目が必要な方は宅まで直接ご連絡ください）。なお，因子負荷量は 0.40 以上のものを掲載している。また，英語版における因子も参照のために掲載した。RO は Relating to Others の略で『他者との関係』。NP は New Possibilities の略で『新たな可能性』。PS は Personal Strength の略で『人間としての強さ』。SC は Spiritual Change の略で『精神性的変容』。そして AL は Appreciation of Life の略で，『人生に対する感謝』に対応している。各項目の平均が取りうる範囲は0から5点である。重複負荷を示した3項目は網をかけて示した。

『精神性的変容』のグループに属する項目が，それぞれ別個にではなく，まとまって抽出されたからである。

　しかも，PTGI-J の 21 項目中，3 項目はどのグループにもしっかりと属しておらず，本来であれば，それぞれ独自の性質があるはずの PTG の各カテゴリー，つまり「因子」の内容をきちんと反映できていないこともわかった。

　その結果，合計 4 因子 18 項目という結果を論文では発表した。4 因子とは，『他者との関係』，『新たな可能性』，『人間としての強さ』，そして『精神性的変容および人生に対する感謝』である。

　統計的な記述になるが，その 18 項目 4 因子で，全分散の 60.8% を説明できており，かつ確認的因子分析でもモデルのあてはまりが良好であった（NFI = .938, CFI = .955）のだから，データに忠実に，最適の結果を発表するという意味では，この選択で間違いはなかったと思っている。

　なぜ 21 項目中，3 項目が重複負荷を示したのかについても項目内容から説明可能であったし，なぜ 5 因子ではなくて 4 因子だったのかもそれなりに納得のゆく説明が可能であったから（詳しくは Taku et al., 2007）。もちろん，この論文の結果は，このデータに基づいたものなのだから，「18 項目 4 因子構造」が，今回，協力頂いた日本人だから得られた結果なのか，たまたまなのか，更なる研究をしない限り答えることはできないという点も論文に含めた。

＊　　＊　　＊

　しかし，今，改めて考えると，翻訳した尺度を発表する際には，その尺度が将来どのように使われるかをもっと予測するべきだったと感じる。

　それは，「4 因子 18 項目」という結果が「心理測定尺度集」（サイエンス社）などに紹介されたことで，多くの研究者から，PTGI は 5 因子 21 項目なのか 4 因子 18 項目なのかどちらなんだという問い合わせをいただいたり，18 項目でデータを取って 4 因子構造で確認的因子分析を行うという流れで良いかというメールを受け取ったりしたことで，混乱を招いていることがわかったからだ。

その後，日本の研究者と共同研究を行い，がんで在宅緩和ケアを受け亡くなった方のご遺族を対象に PTGI-J を用い，その結果をまとめる機会を得た（Hirooka et al., 2018）。その論文で，PTGI-J の因子構造を検討し，数値的には「18 項目 4 因子」の方が若干あてはまりが良かったものの，「21 項目 5 因子」と「18 項目 4 因子」の両方とも十分なあてはまりの良さを示したので，「21 項目 5 因子で OK」という結論を遅ればせながら発表した。

今，考えても何がベストかはわからない。

ある一時点で発表する因子構造の是非は，その後，その結果がどう使われてゆくかによって答えが出る部分が大きい。

「PTGI を使う必要のある研究計画を立てているのであれば，絶対に 18 項目ではなくて，21 項目全部を使う方が良い」というのが現時点での結論である。

9. 翻訳版と PTGI の問題点

香港城市大学のサミュエル・ホとも似た話をした。

彼らは香港において，がんのサバイバーを対象にアンケート調査を行い，中国語版の PTGI を作成している。

結果は「15 項目 4 因子」，さらにその 4 因子が 1 つと 3 つに分かれた「上位 2 つの因子」である。上位 2 つの因子とは，個々人の中で完結する PTG（例えば「自分に自信がついた」など）をあらわす「イントラパーソナルな PTG」と対人関係の中で見られる PTG（例えば「人にやさしくなった」など）をあらわす「インターパーソナルな PTG」である（Cheng et al., 2017; Ho et al., 2004）。

とてもわかりやすいし，PTG が常に「5 領域」であるべき理由はないのだから，私は彼らの結果がとても良いと思った。

しかし，その後，査読などで「中国語版 PTGI」を用いた論文を読むにつ

れ，「中国語版 PTGI」が複数あることを知った。

　つまり，「15 項目 4 因子プラス 2 つの上位因子」だと，英語版など，先行研究との比較が難しくなるため，それを嫌って，独自に中国語版を作成し，異なる因子構造の結果を発表する論文が次々と出てきていた。その結果，翻訳版が複数出ることになり，それはそれで悩ましい。なので，中国語版PTGI を用いた論文を査読した場合には，せめてサミュエルらの中国語版とどう違うのかを論文に含めた方が読者にとって役立つのではないかとコメントしている。

　サミュエルとは，現在も共同研究を続けており，香港で新型コロナの直前に取ったデータをもとに，2020 年の夏，論文を一緒に書いた（Ho et al., in press）。私は彼らの「上位 2 因子」がとても気に入っているので，ぜひそれも含めてはどうかと提案したが，なるべく混乱を避けたい，英語版を用いた先行研究との比較を可能にしたいということで，今回，5 因子で発表することになった。

　確かに，5 因子のあてはまりも決して悪くなかったのだから，間違ってはいないのだろう。

　しかし，これまた結論は，今回発表した因子構造がその後の研究でどう使われてゆくか次第，というところもあり，単独で何がベストか，どの結果を発表するのが最も望ましいのかは，判断がとても難しい。

＊　＊　＊

　さらに，たとえ「5 因子」を見出したとしても，その意味する内容が英語版と全く同じだとは限らない。

　例えば，ギリシャ語の PTGI（Mystakidou et al., 2008）は，「5 因子」だが，『人間としての強さ』に相当する PTG は見られず，いろいろな内容の成長が合わさった『直面化』というのがそれに取って代わっている。

　また，オーストラリア版の PTGI を発表したジェインは，「人に思いやりを持つようになった」という成長は，アメリカ版の PTGI では『他者との関

係』に属するが，オーストラリア版では『人生に対する感謝』を反映すると言う（Morris et al., 2005）。思いやりを持つことが，実際の人付き合いに反映し，人間関係の質が変わる，というとらえ方をすると，アメリカのデータを主に用いた結果（Taku et al., 2008）で得られているように，『他者との関係』におけるPTGになる。しかし，思いやりを持つことが，自分の性格やものの見方，とらえ方など，内面の変化として経験される場合には，必ずしも『他者との関係』を意味するPTGにはならないと言う（Shakespeare-Finch & Copping, 2006）。

　確かに，調べてみると，ジョージア（グルジア）語版のPTGI（Khechuashvili, 2016）では，この項目が『他者との関係』の因子においてその負荷量が最も低いし，ボスニア語版PTGI（Powell et al., 2003）ではむしろ『人生哲学』に属している。

＊　　＊　　＊

　こういった問題が生じるのはPTGに限ったことではない。

　人の主観に頼る「心理構成概念」をアンケートで測定しようとすると，言語や文化の影響は必ずあり，切り離すことはできない。

　PTGの場合であれば，それぞれの背景によって「どのような変化をもって成長か」が異なるという大きな問題も関係しているし，PTGIという，リッチとローレンスが最初に作った尺度そのものが持つ，本来，コントロールできたであろう問題も関係している。

　本来コントロールできたであろう問題には，PTGIの項目数が統一されていない点を挙げることができる。

　全部で21項目あり，5領域，つまり5因子構成だと言っているのに，その5領域でPTGを測定する項目数がばらばらなため，21項目の合計で「全体PTG」と呼んだとしても，数多く項目が属しているPTGのタイプ，すなわち21項目中7項目もある『他者との関係』に関するPTGが色濃く反映されてしまう。

　一方,『精神性的変容』を示す PTG は「精神性（魂）や神秘的な事柄についての理解が深まった」と「宗教的信念がより強くなった」というたったの 2 項目からなっているので, その点, 非常にアンバランスだ。

　さらに内容にも問題がある。

　トラウマという, 自分の力ではコントロールできないような大変な出来事を経験せざるを得なかったことで, 人間の力を超えた何か, 実存的な生死の問題など, 普段の生活ではあまり考えないような, 精神世界に対する見方や価値観が変わったり, 深まったりするということは, 世界の各地で報告されている（Tedeschi et al., 2018）。

　しかし, 苦しい出来事を経験して「宗教的信念がより強くなった」という狭義の宗教に特化した場合,「確かにそれは人間的に成長したと言って差し支えなかろう」と考える人もいれば, それに反対の人もいるだろう。

　PTGI を発表したリッチとローレンスが臨床を行っていたノースカロライナ大学シャーロット校の所在地は, アメリカ南部に属する。

　全米でトップ 10 に入る宗教色の濃い州で, およそ 7 割の人が敬虔なクリスチャンという土地柄だ。

　私は, 2005 年から 3 年間, 大学内のアパートに住んでいたのだが, 日曜日の午前に洗濯の準備などしていると, 必ずと言っていいほど, 誰かに教会に行こうと誘われた。

　とは言え, 教会に行っても, そこで話されるお説教の内容や, 礼拝のやり方, 歌, 立ったり座ったりするタイミングなど, 全く何もわからず, しかも説明を聞いてもわからずで, すぐに行かなくなってしまった。

　そのアパートでは, アフリカ系アメリカ人の女性二人とポーランドからの研究者と 4 人で共同生活をしていたのだが, ある夜中, KKK（クー・クラックス・クラン）という白人至上主義によくみられる白いとんがり帽子, 白い恰好をした人たちが 5 名ほど, 大声で笑いながらアパートを取り囲んだ。同居していた彼女たちはすぐ警察に電話をし, 大騒ぎになった。彼らは, 危害

を加えるでも，モノを盗むでも，部屋に押し入ってくるでもなく，ただ外からドアや窓にスプレーで落書きをして，警察が来る前に，すぐにいなくなった。当時，私はKKKを知らなかったし，英語もさっぱりだったので，事態が全く飲み込めていなかった。ただ，その直後の日曜日だけは，なぜか4人で教会に行ったことを覚えている。

　話がそれたが，そのような文化では，つらい出来事を経験した人が，より信心深くなることがすなわち人間としての成長と言ってもなんら不思議はない。

　しかし，別の文化圏ではそうはいかない。

　例えば，2008年の5月に，中国四川省で起きた四川大地震の1年後に，被災された方々にPTG及びPTSD症状を問うた研究がある。そこでは予備調査において『精神性的変容』の2項目に該当するケースが，ほとんど見られなかったため，本調査では，その2項目を省いた残りの19項目でPTGを測定している（Xu & Liao, 2011）。

　私も表3に示したように，日本人の方からデータを取った時，宗教という用語が含まれている項目の平均が非常に低いこと，『精神性的変容』が独立した因子として抽出されなかったこと，PTGIの全体得点が低かったのは，各項目が日本人にとって「成長」をうまくあらわしていなかったからなのかもしれない，といったことが気になっていた。

　それについて研究したのが，2011年に発表した論文である（Taku, 2011）。

10. PTGIの内容的妥当性と独り立ちに向けて

　2011年の論文は，私が研究者として独り立ちするきっかけになったと感じている。

　2005年に学位を取り，2008年までの3年間，ノースカロライナ大学シャーロット校における客員研究員をつとめた後，2008年8月にミシガン州オークランド大学に就職した。

「テニュアトラックのアシスタントプロフェッサー」としてのポジション
であった。

「テニュアトラック」、これは、ひとまず期限付きのポジションのことで、
就職して最初の 6 年間に、ちゃんと仕事ができ、大学が示す基準をクリアで
きたなら、そのままずっといていい、つまり終身在職権を得ることができる。

終身在職権、つまり「テニュア」を取ったら、自動的に「アソシエイトプ
ロフェッサー」に昇格する。しかし、基準をクリアできず、テニュアの審査
にパスしなかったら、7 年目に入る前に大学をやめなければいけない。

せっかく就職できたのに、やめなければならなくなるのは大変に困るし、
つらいので、就職してから最初の 6 年は、皆、わりと必死だ。

審査で重要視される内容、そしてテニュアの基準は、大学によって異なる
し、同じ大学の中でも学部によって異なる。

私の学部の場合、仕事内容の重みとしては、すべてバランスよくやれるに
越したことはないが、大まかに言うと、研究が 5 割程度、教育が 4 割程度、
そして委員会活動や社会貢献が 1 割程度と言われた。したがって、授業をし
っかりやることも、委員会活動等をやることも重要だが、研究の成果を出す
ことが何よりも重要であった。

その研究に関して言えば、査読付きの学術論文の出版が重要であることは
言うまでもないが、特に、就職するまでに指導を受けていたアドバイザーや
学位論文のスーパーバイザーからいかに独立して、自分の研究プロジェクト
を立ち上げることができるかに重きが置かれていた。

もちろん、これまで指導をお願いしていた先生方と共同研究を続けるなと
言われているのではない。共同研究は大いに結構だが、それと並行して、自
分のオリジナリティーを出した独自の研究を立ち上げることがテニュア獲得
の鍵だと言われた。

ちなみに、この「テニュア」に関する説明を聞いたのは、まだ就職の面接
を受けている時だった。

　内定をもらい，ネゴシエーションのプロセスも終わり，正式に承諾書を送ったとたん，同僚になる研究者たちから，夏の間にジャンプスタートして，データを取る準備を始めた方が良いとアドバイスを受けた。

　そこで，正式に採用されて仕事がスタートするのは，2008 年 8 月 15 日からだったので，その 1 か月ほど前にミシガンに引っ越し，入学式が始まる 9 月頭までに，研究計画書を書き，9 月半ばに倫理委員会に申請した。その後，1 年ほどかけてデータを取り，分析をした。論文を投稿したのは 2010 年の秋。結局 2 年かかった。この論文がアクセプトされるまでの一連の流れを表 4 にまとめる。

＊　　　＊　　　＊

　就職の前後までに書いていた英語論文は 8 本。

　自分が筆頭著者になって発表した論文はそのうち 5 本であった。そのすべては，自分が下書きをして，リッチとローレンスに内容をチェックしてもらうことで，彼らも共著者となり，発表していた。

　彼らに論文を読んでもらうことで，自分では全く思いつかないような英語の表現，「そうそう，本当は，まさにそう言いたかったんだ」ということに

表 4　Taku（2011）の流れ

大学の研究倫理委員会に研究計画書等申請した日	2008 年 9 月 15 日
研究倫理委員会の承認を得た日	2008 年 9 月 23 日
データ収集，データ入力が終わった日	2009 年 8 月 13 日
データ分析のめどがついた日	2010 年 7 月 8 日
論文を書き始めた日	2010 年 8 月 6 日
Personality and Individual Differences（PAID）に論文を投稿した日	2010 年 10 月 8 日
PAID から初稿に対するコメントが返ってきた日	2011 年 3 月 8 日
二稿を投稿した日	2011 年 3 月 21 日
PAID にアクセプトされた日	2011 年 4 月 4 日

Taku, K. (2011). Commonly-defined and individually-defined posttraumatic growth in the US and Japan. *Personality and Individual Differences, 51*, 188-193. doi: 10.1016/j.paid.2011.04.002

気づかせてもらったり，「なるほど。そういう言い方をすれば，もっとわかりやすく，すっきり説明できるんだ」といった表現を提案してもらって，論文が一気によくなることが数えきれないほどあった。

　実際に推敲してもらった原稿を図 1 に示す。

　しかし，一方で，「このことは，つたないなりにも，結果の解釈として書いておきたい」と思って，何時間も推敲を重ね，書いたのにもかかわらず，あっさりと二重線が引かれて返ってくることも何度もあった。

　とは言え，自分は，論文の経験もほとんどないし，英語もだめだし，研究者として給料をもらっているわけでもなく，院生として授業料を払っているわけでもない。善意でおいてもらって，勉強しに行っている身である。

　たとえ心の底から完全に同意していなくても，共著者の意見は，それも一理あるととらえ，ほぼ全面的に受け入れていた。

　迷いが生じると，論文は自己実現の手段ではないということを思い出し，論文を発表する理由は，それを読むであろう，他の研究者に影響を与え，彼らがまた自分たちの研究を進めることによって，研究全体の大きな流れが動いてゆくことにある，言いたいことが言えるかどうかは二の次だと自分に言い聞かせた。

　とは言え，就職後，最初から最後まで全て自分でやっていいんだ，チェックを受けなくて，思い通りやっていいんだという経験は，研究者としての独り立ちにむけて，大げさだが「認識の変換点」にはなったような気がする。

　もちろん，就職後も，リッチとローレンスは，折に触れて，元気にしているかとメールをくれるので，どんな研究をしているか，どんな論文を書いているか等については，近況報告がてら，よく話をしていたが，具体的に書いたものに対して「これでいいか？」とチェックを受けずに進めるのは新鮮であった。

　単独で，研究計画書を書き，倫理委員会を通し，データを取り，分析し，投稿し，修正し，アクセプトに至った。その最初の経験が「Taku（2011）」

40

図 1　推敲を受けた論文（ローレンスから許可を得て掲載）

disaster (N = 40). Group 2 ("Family") included those citing their parents' divorce or separation,

abuse by a parent or parents, and a family member's illness or accident (N = 27). Group 3

("School") involved those who identified a failure of a university examination or academic

problems as the most traumatic event in their life (N = 65). Group 4 ("Relationship") included those

who experienced a relationship break-up, being bullied at school verbally and/or physically, and so

on (N = 104). Group 5 ("Death") was composed of those who had experienced a death of a family

member or a beloved one, including the suicide of a beloved one (N = 58). And 18 cases were

classified into "Other". Participants reported that these events occurred less than 6 months before in

24.4% of the cases, between 7 and 12 months before in 18.8%, between 13 and 23 months before in

21.6%, between 2 and 3 years before in 19.2%, between 3 and 4 years before in 11.6%, and

between 4 and 5 years before in 9.9% of the cases. In other words, participants reported that these

events occurred when they were either junior high school students (4.2%), high school students

(48.7%), or university students (47.1%).

All participants anonymously completed the questionnaire without compensation. The cover

of the questionnaire asserted that participation was voluntary and could be terminated anytime, and

that each response would be preserved and analyzed confidentially. The data collection took place

in classroom settings and required approximately 30 minutes to complete. The questionnaire was

retrieved on the spot, and was counterbalanced to reduce any order effects.

Measures

論文である。

　その際に使ったカバーレターを図 2 に示す。

＊　　＊　　＊

　ただ，その研究の内容は，スケールが小さく，探索的なものに終始した。具体的には，PTGI の内容的妥当性の検討だ。

　私が用いた質問項目は，そのまま「以下に示す 21 項目は，人間的な成長をあらわしていると思いますか？『全くそう思わない』から『とてもそう思う』でお答えください」であった。

　もし，PTGI の全 21 項目で，調査に協力してくださった大多数の方が，「全くそう思わない」と回答していたら，いったい，どうなっていたんだろうと，今なら思う。

　しかし，その時は，それを確かめたい気持ちの方が強かった。

　リッチとローレンスが，先行研究やインタビュー，臨床経験をもとに，「危機をきっかけとした人間の成長」の具体的な内容を集め，PTGI として 1996 年に発表してから 10 年以上が経過していた。

　21 項目が，2009 年の日本人の成長の実感をそれなりに反映しているのか，また，アメリカ南部のノースカロライナ州でのデータが元になっているという地域柄も関連している可能性がある以上，今いるアメリカ北部のミシガン州でデータを取ったらどういう結果になるんだろうかということも知りたいと思った。

　したがって日米で同時にデータを取り，PTGI の内容的妥当性を検討する。これが主な目的だった。

＊　　＊　　＊

　もちろん，私がこの研究を始めるずっと前から，PTGI の 21 項目の中でも，特に 2 つの項目，「精神性（魂）や神秘的な事柄についての理解が深まった」と「宗教的信念がより強くなった」が，多くの先行研究で問題視されていることを，リッチとローレンスは憂慮していた。

42

図2 カバーレター

Department of Psychology
College of Arts and Sciences
Rochester, MI 48309-4489
(248)370-2309

October 8, 2010

Tony Vernon Ph.D.
S. B. G. Eysenck Ph.D.
Editors-in-Chief, *Personality and Individual Differences*

Dear Dr. Vernon and Dr. Eysenck:

I am sending a manuscript entitled "Commonly-Defined, Individually-Defined, and Culturally-Defined Posttraumatic Growth in the U.S. and Japan" to be considered for possible publication in the *Personality and Individual Differences*. The manuscript is 26 pages long (4987 words), includes 1 table and 5 figures.

This manuscript has not been submitted for publication elsewhere. All APA ethical standards were adhered to in the implementation of this project.

I will be serving as the corresponding author on the manuscript. My contact information is as follows: Dr. Kanako Taku, Department of Psychology, Oakland University, 2200 N. Squirrel Rd., Rochester, MI, 48309-4401; E-mail: taku@oakland.edu; Phone: (248) 370-2309; Fax: (248) 370-4612. Please contact me if any additional information regarding this manuscript is needed.

Thank you for your consideration.

Sincerely,

Kanako Taku, Ph.D.

Assistant Professor
Department of Psychology
Oakland University

　ジェインも，自分たちの論文の中で，「精神性的変容」にまつわる PTG が 2 項目しかないことは問題だと指摘し，独自にいくつか項目を足して PTG のデータをオーストラリアで取っていた（Morris et al., 2005）。

　つまり，PTGI の項目のいくつかが問題だと指摘している研究者はいたが，裏付けとなるデータはなかった。それを出したのが私の論文だった。

　結果を表 5 に示す。PTGI の全項目が研究者の思惑通り，人間としての成長をあらわしていると，調査に協力して下さった人全員が思っていたならば，これらの平均値は全て 5.00 を示すはずである。

　予想していたように，5 種類の PTG の内，『精神性的変容』を示す PTGI の 2 項目は，「人間としての成長」をあらわしていないと思っている人が多かった。

　しかし予想と若干はずれ，この傾向は日本人だけではなく，ミシガンでも見られた。アメリカ人の回答を見ると，残り 4 種類の PTG では，「全くそう思わない（1 点）」から「とてもそう思う（5 点）」の真ん中の 3 点を超えていたが，「精神性的変容」のみ，「3」に届いていなかった。

　ということは，私たちの懸念は，「日本人だから」だとは限らないことがわかった。

　とは言え，思ったよりも点数がそこまで低くもなかった。PTGI の項目が

表 5　PTGI で測定された 5 種類の PTG が「人間としての成長」
**　　　をあらわしているかどうかを日米で調査した結果**

	アメリカ（456 名）	日本（279 名）
	平均（標準偏差）	平均（標準偏差）
他者との関係	3.37（0.99）	4.06（0.74）
新たな可能性	3.29（1.05）	4.14（0.84）
人間の強さ	3.84（0.98）	4.05（0.85）
精神性的変容	2.87（1.50）	2.48（0.99）
人生に対する感謝	3.85（1.00）	4.20（0.81）

注：得点の範囲は「1 ＝全くそう思わない」から「5 ＝とてもそう思う」

「成長」を示しているという案に，大賛成とまではいかなくても，別に OK じゃないかと思っている人がそれなりにいたから，平均が「3」を超えたのだ。

さらに，PTGI は，もともとアメリカで作られたのだから，内容的妥当性に関して言えば，5つ全ての因子で，同意の程度はアメリカ人の方が高いはずだと予測していた。

しかし，「精神性的変容」を除き，残り4種類の PTG で，日本人の方が，むしろ「はい。確かに人間としての成長をあらわしていると思います」と回答していた。

一般的に，日本人は，いいえとあまり言わず，わりとなんでも合わせる傾向が高い方だと言われる。

それが理由で，このような結果が得られたのか。

そうではないはずだ。

なぜかと言うと，このアンケート調査では，上述した PTGI の内容的妥当性をチェックする質問項目以外にも，他に，いろいろな意見や価値観を聞いており，それらの点数は，決してこのように高くなかったからだ。

ではなぜ，表5に示した数値がまあまあ高かったのか。

ストレートに考えるなら，PTGI は「精神性的変容」以外，内容的に妥当であるからだと言えよう。つまり，私を含め，多くの研究者が危惧していたほど，PTGI は的外れではない。それなりに成長をカバーしている尺度だと言って良かろうということだ。

ただし，繰り返しになるが，「精神性的変容」に関しては問題ありだ。

そしてその問題は「日本人だから」ではない。

PTGI の改訂は避けて通れないと思ったが，私が勝手に PTGI の項目を変えることはできないので，機会があればぜひリッチとローレンスに相談してみたいと思っていた。

第2章　PTGI-X のプロジェクトに取り組む

1. 心的外傷後成長尺度拡張版（PTGI-X）の開発

2011 年 8 月，ワシントン D.C. でアメリカ心理学会（APA）があり，リッチとローレンスと久しぶりに再会した。

すぐに，PTGI 改訂の話になった。

その頃には，上述の論文（Taku, 2011）も出ていたし，ジェインも，「グラウンデッド・セオリー」という質的研究法を用いた論文の中で，オーストラリアの人を対象に行った研究では，PTGI で操作的に定義されているような精神性や宗教に関する成長の実感はみられなかったと報告していた（Shakespeare-Finch & Copping, 2006）。また，他にも多くの研究者が「精神性的変容」を測定する PTGI の 2 項目の問題点を論文の中で指摘していた。

中でもイギリスのノッティンガム大学の研究者，スティーブン・ジョセフの書いた論文は影響が大きかった（Joseph, 2011）。彼は，PTGI に関して，はっきりとこれら 2 項目は今後削除すべきだと言ったのだ。彼は，宗教心とトラウマが PTG に及ぼす影響について研究するにあたり，この 2 項目があると，「宗教と PTG」ではなく，「宗教と宗教」を見ているにすぎないような結果になってしまうと批判した。

リッチもローレンスも，これら 2 項目に関して，以前から気になっていたのは明らかなので，改訂に乗り気だった。

46

　2012年。リッチ，ローレンス，そして彼らと同じ大学で，社会心理学及び統計の専門家であるアーニー・カン（以下アーニー），それからトルコのPTG研究者，アムレ・セノール・デュラック（以下アムレ），そして私，の5人でプロジェクトをスタートさせた。

　2017年にその論文が出版されるまでの流れを表6にまとめる。

　第一段階として，手分けし，文献を検索し，どのような項目が「精神性的変容」に関係するPTGの例としてふさわしいかを話し合った。知り合いのPTG研究者に，各自がメールして，「狭義の宗教心を持たない人も経験するような，精神性的変容の領域のPTG」について意見を募った。

　第二段階として，PTGIに既に含まれている例の2項目にとって代わるような新たな項目を考案するのか，例の2項目はキープしたまま追加するのかを話し合った。結果，例の2項目を含む21項目版PTGIを用いた論文が既に多く発表されていたので，「追加」する項目を考案することに決めた。

　第三段階として，追加は，ひとまず8項目と決め，合計29項目にして，

表6　Tedeschi, Cann, Taku, Senol-Durak, & Calhoun (2017) の流れ

大学の研究倫理委員会に研究計画書等申請した日	2013年3月5日
研究倫理委員会の承認を得た日	2013年5月28日
3か国のデータ収集，データ入力が終わった日	2015年6月26日
データ分析のめどがついた日	2016年2月1日
論文を書き始めた日	2016年2月5日
Journal of Traumatic Stress（JoTS）に論文を投稿した日	2016年4月29日
JoTSから初稿に対するコメントが返ってきた日	2016年7月4日
二稿を投稿した日	2016年8月30日
JoTSから二稿に対するコメントが返ってきた日	2016年10月5日
三稿を投稿した日	2016年11月20日
JoTSにアクセプトされた日	2016年11月27日

Tedeschi, R. G., Cann, A., Taku, K., Senol-Durak, E., & Calhoun, L. G. (2017). The Posttraumatic Growth Inventory: A revision integrating existential and spiritual change. *Journal of Traumatic Stress, 30*, 11-18. doi:10.1002/jts.22155

アメリカ，トルコ，日本でデータを取ることに決めた。

　第四段階として，8項目からさらに最適な項目を選ぶ基準として，トルコ語と日本語以外の他の言語にも訳しやすいこと，項目の点数が正規分布になるべく近いこと，項目内容は精神性的変容や生死に関係するような実存的変容の PTG を反映していること，の3つに決めた。

　そして第五段階として，データを取り，統計解析の結果，8項目のうち4項目を採用すると決めた。「生死にかかわる問題とより向き合えるようになった」や「人生の意味についてよりはっきりと自覚するようになった」といった項目を追加すると決めた。

　この変更により，以前は「精神性的変容」の PTG が2項目であったのに対して，合計6項目になった。

＊　　＊　　＊

　この改訂によって，3か国で一番大きな影響を受けたのが，日本だ。

　表7には，『精神性的変容』の PTG を全く経験しなかったという方々，つまり「0（＝この変化を全く経験しなかった）」から「5（＝かなり強く経験した）」の選択肢で，「0」を選んだ人の割合を，国別に示した。

　オリジナルの2項目だけに注目すると，日本人の実に半分以上が，「この変化を全く経験しなかった」と回答していたのが，今回，項目を増やしたことで，大きく改善した。

　表8には，各領域の PTG の平均得点を示した。

　アメリカとトルコは，『精神性的変容』に関する PTG を2項目で測定した場合と，今回4項目加えて6項目で測定した場合において，平均値にほと

表 7　「精神性的変容」の領域の PTG を「全く経験しなかった（0点）」と回答した人の割合

	アメリカ	トルコ	日本	全体
2項目の場合	30.8%	8.4%	51.6%	26.3%
6項目の場合	18.0%	5.4%	11.0%	10.0%

表8　PTG5領域の3か国平均値と信頼性係数

	アメリカ（n=250）		トルコ（n=502）		日本（n=314）	
	平均（標準偏差）	α	平均（標準偏差）	α	平均（標準偏差）	α
人間としての強さ	2.29 （1.48）	.86	2.90 （1.30）	.85	1.19 （1.07）	.82
他者との関係	2.22 （1.40）	.90	2.26 （1.15）	.88	1.89 （1.12）	.87
新たな可能性	1.68 （1.44）	.88	2.60 （1.26）	.86	1.46 （1.07）	.84
人生に対する感謝	2.62 （1.59）	.85	2.85 （1.32）	.81	2.39 （1.20）	.67
精神性的変容（2項目）	1.69 （1.63）	.83	2.89 （1.45）	.76	0.67 （0.94）	.61
精神性的変容（6項目）	1.63 （1.44）	.91	2.76 （1.30）	.90	1.36 （1.03）	.82

注：得点の範囲は「0＝この変化を全く経験しなかった」から「5＝この変化をかなり強く経験した」。アルファの範囲は0から1で，1に近いほど，同じグループに所属する複数の項目が同じ内容を測定できている，すなわち信頼性が高いと判断できる。

んど差がない。

　しかし，日本人の場合には，宗教と精神性という2項目だけであった場合には平均値が0.67，つまり，ほとんどの人が「この変化を全く経験しなかった」ないしは「この変化をほんの少しだけ経験した」と回答していたが，4項目加えたことで，平均値が上がり，日本人において，他の領域のPTGと比べて，この領域のPTGだけ異常なほど低かったという事態は，解決できた。

　また，日本だけでなく，アメリカやトルコで取ったデータでも，『精神性的変容』の項目数が増えたことで，信頼性係数が高まったので，この変更は適切であったと言える。

　信頼性だけでなく，妥当性も検討した。

　4項目付け加えても，理論的に関連するはずの他の変数との関係が大きく変わらなければ，基準関連妥当性が確認されたと言える。

　PTGに関連する他の変数として，この研究では3つ選んだ。

　「中核的信念の揺らぎ」，「意図的熟考」，そして「侵入的熟考」だ。

　多くの先行研究（Cann et al., 2011; Lindstrom et al., 2013; Taku et al., 2009）から，中核的信念と呼ばれるような，自分の価値観やこれまでに信じてきた軸が，

出来事によって揺さぶられ，問い直しをせまられた，という自覚があればあるほど，PTG が高いことが実証されていた。また，「意図的熟考」，つまり，あえてその出来事に関する自分の気持ちに向き合おうとしていたり，そのことがどう今の自分に影響したのかを，避けるのではなく，むしろ意識して考えていた，という人ほど，PTG の実感が高いこともわかっていた。一方で，「侵入的熟考」，すなわち，なるべくそのことを考えないようにしたい時でも，いつのまにか考えてしまっていて，しかもいったん考え出すと止まらなくなるような思考と PTG に関しては，これまでのところ，一貫した関連は見出されていなかった。しかし，後述するが，この「侵入的熟考」の影響は，PTG を理解するにあたって重要なので，この変数も含めて検討した。

　結果を表 9 に示す。

表 9　3 つの予測変数（中核的信念の揺らぎ，意図的熟考，侵入的熟考）から PTG 21 項目合計得点及び 25 項目合計得点への標準偏回帰係数と重相関係数

	予測変数それぞれの標準偏回帰係数			
	中核的信念の揺らぎ	意図的熟考	侵入的熟考	R（重相関係数）
21 項目合計得点が従属変数の場合				
日本	.47***	.17*	.07	.63***
トルコ	.31***	.21**	.08	.54***
アメリカ	.23***	.46***	.04	.66***
25 項目合計得点が従属変数の場合				
日本	.47***	.18*	.08	.64***
トルコ	.32***	.23***	.06	.55***
アメリカ	.24***	.46***	.04	.66***

注：「中核的信念の揺らぎ」は「中核的信念尺度（CBI：Core Beliefs Inventory）」9 項目の合計得点を用いた。「意図的熟考」は「出来事に関連した反芻尺度（ERRI：Event Related Rumination Inventory）」のうち「意図的熟考」に関する 10 項目の合計得点を用いた。「侵入的熟考」は同じ ERRI のうち「侵入的熟考」に関する 10 項目の合計得点を用いた。
表のアスタリスクは以下のとおりである。
*p < .05. **p < .01. ***p < .001.

仮説は概ね支持された。

『精神性的変容』に4項目足しても，理論的に関係するはずのこれらの変数との関連は保たれていた。

　以上の結果をふまえて，改訂版が出来上がり，1996年に「心的外傷後成長尺度（PTGI）」が発表された学術誌，「*Journal of Traumatic Stress*」に，2017年，「心的外傷後成長尺度拡張版（PTGI-X）」として発表した。

＊　　＊　　＊

　ちなみにこの拡張版，「PTGI-X」という名前で出版されている。

　誰が名づけたのか。リッチだ。

　尺度の名前をどうするか，話し合いの過程で何度か話題になっていた。

　「Revised PTGI」，つまり「改訂版心的外傷後成長尺度」で良いのではないかと誰かが提案すると，いや，改訂したわけではなくて項目を足したんだから，追加版（additional）の方がふさわしいのではないかと。

　そしてリッチが言った。ひとまず「PTGI-X」にしておこうと。

　私は，この時，メンバーの誰もが良いネーミングを思いつかないから，数学の方程式で，後から答えをそこに入れるために使う「X」という意味合いで，リッチがそう言ったと思い込んでいた。

　いよいよ論文を学術誌に投稿するときにも，まだ，タイトルにも本文にも「PTGI-X」と書いているので，いよいよ決めた方がいいのではないかと思い，どうするつもりかと聞いたら，このままいこうと言う。

　「エックス」，「エクスパンディッド（Expanded）」，拡張版，だからちょうどいいんじゃないかと。

　ローレンスは，ほらリッチはいつも名づけの名人なんだ，というようなことを言っていた。

　私は感心してしまった。

　こうして尺度名が決まった。

　以後，私はPTGを研究プロジェクトの主要なテーマとしてがっつり研究

するときにはこの PTGI-X を，他の研究テーマが中心だけれど，サブとして PTG のデータも取っておきたい場合には，短縮版（Cann et al., 2010）を使っている。この短縮版（PTGI-Short Form: PTGI-SF）は，オリジナルの PTGI の 5 因子それぞれから，2 項目ずつ選んだ合計 10 項目からなる。分析にあたっては，合計得点のみ用いて「全体 PTG」をみるのが一般的である。ただし，これだとせっかく PTGI-X で『精神性的変容』に関して，より妥当性のある項目を追加したことが全く意味をなさないので，PTGI-X を用いた新たなデータを分析し，より汎用性の高い 10 項目を選出した（Oshiro et al., 2021）。今後は，少なくとも日本人を対象とした研究では，この 10 項目を「日本語版 PTGI-X-SF」として使用していく予定である。

　本書冒頭で述べた，2020 年に立ち上げた「コロナをきっかけとした PTG の縦断研究」では，もちろん，PTGI-X（Tedeschi et al., 2017）を使っている。

2.　委員会活動の 4 つのレベルとテニュア

　以上のような理由で，新型コロナに関連した PTG を測定するための尺度として「PTGI-X」を使うことにし，その得点を従属変数として用いることはすぐに決まった。

　もちろん，研究に参加されるすべての人が PTG を実感しているわけではないので，その個人差を説明するための変数が必要だ。研究上の用語で言えば，従属変数が決まったので，次に，独立変数や媒介変数，そして調節変数などを決めるというわけだ。

　データを取ったり，調査をすること自体が目的ではなくて，研究するために，データを取ったり，調査をするのだから，「興味があるから」とか，「関係ありそうだから」という理由で，これらの変数を選んでは「IRB」の許可がおりない。たとえ調査協力者の方々の同意が得られて，プライバシーも倫理基準も人権もしっかり守られたとしても。

それはなぜか。

本筋から離れるが、「IRB：Institutional Review Board」、研究倫理審査委員会について書きたい。

＊　　＊　　＊

私は、IRB のメンバーである。

就職して 6 年目に「テニュア（終身雇用権）」を得るため、そして、大学組織の一員としての役割を果たすためにも、好きなだけ研究して授業をして終わりというわけにはいかない。

学内外の委員会活動や社会活動に従事し、専門家として貢献する必要がある。

確かに、テニュアの評価にあたっては、研究が 5 割程度、教育が 4 割程度、そして委員会活動や社会貢献が 1 割程度と、その重みはそれほど大きくないが、以下に示す 4 つのレベルをカバーしていることが望ましい。

レベル 1：学部内の仕事。心理学部内の教授会が月に 1 度、1 時間程度、開かれるのでそれへの出席や、心理学部で新たな専任教員を募集する際、応募してきた人たちの書類選考をしたり、面接したりといった仕事。心理学部内で研究発表会を企画したり、外部講師を招待して講演してもらう企画をする仕事など、800 名程度の心理学専攻学部生と 80 名程度の心理学大学院生が所属する学部の円滑な運営に携わる仕事が「レベル 1」にあたる。ちなみに心理学部が属する教養学部には、数学、文学、哲学、社会学、生物学、法学部など 74 もの専攻があるが、私の大学ではそのうち最も大きいのが心理学部である。

レベル 2：学群の仕事。「College of Arts and Sciences（教養学群）」は、私が所属する心理学部をはじめとし、生物学部、数学部、化学部、英語学部、言語学部、国際学部など 16 の学部が集まって構成されている。合計、5500人ほどの学生がこの学群に所属している。そのうち 6 分の 1 くらいを心理学部が占めているので、いかに心理学が人気かということがわかる。この学群

の運営にかかわる仕事が「レベル 2」にあたる。例えば，入学式や卒業式は
学群ごとに行われるので，そういった式への出席。学部レベルで既に審査を
受けた大学教員のテニュアや昇進に関する上位審査。複数専攻者（心理学専
攻かつ生物学専攻など「ダブルメジャー」ないしは「トリプルメジャー」の学生）に
対するカリキュラムのチェックや，学生の不正行為，問題行動への対処，教
員のハラスメントに対する対処など，学部間にまたがる仕事が含まれる。

　レベル 3：大学全体の仕事。私が勤務する大学は，心理学部のある教養学
群だけでなく，ビジネス学群，看護学群，医学群，エンジニアリング学群，
教育学群，健康科学群が集まって構成されている。あわせて約 2 万人の学生
がいる。大学全体の仕事とは，それぞれの学群で上位審査を受けた昇進希望
の大学教員の最終審査。大学全体で行われるイベントに関する仕事，大学全
体の中長期計画を立てたり，それを監査するための委員会，大学全体で人種
の問題や性差別の問題などマイノリティーが抱える困難の解決に尽力するた
めの委員会，そして「IRB（人間を対象とした研究倫理委員会）」や「IACUC
（動物実験委員会）」など研究倫理に関する委員会の仕事がここに入る。

　レベル 4：学外の仕事。専門家として学会の運営に貢献するとか，学術誌
の原稿を査読したり，編集委員会メンバーとしての仕事をすることなどが挙
げられる。また，地域活動に貢献することも重要である。

＊　　＊　　＊

　テニュアの審査は一度だけあるのではない。

　段階を経て，就職して 1 年後，3 年後，5 年後にある。この 5 年後にある
のが「テニュアの本審査」である。

　就職して 1 年後の審査では，「レベル 1」の仕事をその 1 年間，責任もっ
てやっていれば合格点である。

　3 年後の審査では，「レベル 2」か「レベル 3」のどちらかの仕事に，手を
広げることができていれば合格点である。

　そしてテニュアの本審査を受ける時には，4 つのレベルすべてでそれなり

の貢献をしていることが望ましい。

　ちなみにテニュアを取った後，准教授から教授への昇進の際には，これらのレベルのいずれかで，「長」と付くような役割を担い，リーダーシップを発揮していることが期待される。

　これは逆に言えば，就職して１年目は，研究室を立ち上げ，新たな環境で研究をスタートさせることが最も重要なので，「レベル１」の仕事を最小限するにとどめて，それ以外にはあまり手を出さない方がいいですよ，という意味でもある。

　３年目くらいまでには，研究室のプロジェクトを軌道に乗せておくことが大事なので，委員会活動や学会活動を少しずつ広げるのは大変いいことではあるが，無理して，広げすぎなくていいんですよという意味合いがある。

　そしてテニュアの審査時には，一応，全部のレベルでしっかりと貢献できていれば終身雇用権が得られ，准教授に昇格し，そのまま継続してくれれば十分だけれど，もしいずれ教授への昇進を望むのであれば，組織を率いていってくださいねという意味合いがある。

　この基準にのっとって，どのレベル，どの委員会に，いつ頃から，どれくらい関与するか，というのは，ほぼ自分で決めることになる。レベル１である「学部の教授会」は，自分の意志に関係なく，月に１回開かれるので出席するが，それ以外のほとんどすべては，自動的にあてがわれるのではない。自分で手を挙げ，やりたいと意思表明することによってその業務にかかわることになる。

＊　　＊　　＊

　就職した直後，テニュアに向けての長い道のりで，誰か，折に触れ，相談に乗ってくれる同僚がいた方が良いかと聞かれた。

　「メンター制度」と言う。

　私はぜひお願いしますと答え，学部内と学部外に一人ずつ，メンターをつけてもらい，２か月に１回くらい仕事の内容について相談に乗ってもらった。

　特に委員会活動に関しては，メンターに相談して，どの委員会に手を挙げると良いかや，「研究」「教育」「委員会活動・社会貢献」の内，どの仕事に時間をかけすぎているか，どう優先順位を付ければ良いか，などのアドバイスをもらっていた。

　年度初めに，「何々委員会で，何人の欠員がある。仕事はいつから。仕事内容はどういったもので，拘束時間はどれくらい」といった情報がメールで送られてくるので，やりたいと思ったら手を挙げる，というかメールで意思を伝える。

　もちろん，手を挙げた人全員が委員会に所属できるわけではない。

　経験年数や，学部間のバランスなど，複数の要因が考慮されて決まる。

　私の場合，レベル 1 やレベル 2，レベル 4 の仕事はちょうどいい配分で役割を果たすことができていたが，レベル 3 の仕事をする機会がほとんどないまま最初の 4 年間が終わっていた。

　そこで，5 年目に入る時に，メンターに相談し，IRB（研究倫理審査委員会）に応募するのが良いのではないかとアドバイスをもらった。

　学部長にも相談し，推薦書を書いてもらった。

　そして，IRB のメンバーになった。

　これまでに携わった委員会活動の中には，ほとんど，ただ出席していればいいようなものもあったが，IRB は違う。

　楽ではないけれど，身になるという意味で，実際にやってみて本当にいい経験になっているので，今も続けている。

　今では委員会で迷っている同僚には IRB を勧めることが多い。

　なぜか。

　大学全体でどんな研究が行われているかを知ることができるのはもちろんのこと，どのような基準で倫理委員会の許可がおりるのか，そのタイミング，プロセスなどのすべてを学ぶことができるからだ。

　何本も他の研究者が提出した研究プロトコールを IRB のメンバーとして

審査することによって，そして，IRBの自分以外のメンバーが審査した内容を，最終的な投票のためにチェックさせてもらえる機会があることによって，研究上，どういった点に留意すればよいか，とてもよくわかる。

　もちろん，自分の研究計画を提出する際にも，「これで承認を得られるかな」と気をもむことなく，自信をもって提出することができる。

　なので，どうせ何か委員会活動に携わるのであればIRBがベストだ。

3. IRB

　さてこのIRB。

　人を対象とした研究全てに適用され，審査の種類は研究プロジェクトの内容によって，4つに分けられる。

　免除（Exempt），範囲を限定した審査（Limited Review），簡易（Expedited），フル（Full Board）である。

　現在，私の大学では，新型コロナの治療とこの世界的大流行にまつわる問題に直接関係する研究以外，すべての対面式研究は停止している。

　したがって，多くの研究がオンライン調査になっている。

　成人を対象とし，かつ，プライバシーが守られるようなオンライン調査の多くは「免除」にあたり，IRBのスタッフと委員長のみが内容をチェックし，委員会全体には回らず受理されてゆく。協力者はいつでもブラウザを閉じることができるし，個人を特定するような情報は収集しないからである。したがって「免除」に指定された場合，2日か3日ほど待てば受理され，データ収集に入ることができる。

　「範囲を限定した審査」は，オンライン調査の中で，個人が特定されるような情報を収集するプロジェクトに該当する。例えば，私たちの「新型コロナをきっかけとしたPTGの縦断研究」プロジェクトも「範囲を限定した審査」を受けた。それは，縦断研究でかつ謝礼としてオンラインで使えるギフ

トカードを送付するために，調査協力者に，メールアドレスの記入をお願い
するからだ。「範囲を限定した審査」では，IRB のメンバーの一人が担当と
なり，プロトコールを審査する。その際，研究者が，参加者のプライバシー
をどう確保するつもりでいるのか，個人情報をどのように取り扱うつもりで
いるのかを重点的に，「そこに範囲を限定して」審査する。この場合は，1
週間前後で受理され，データ収集に入ることができる。

　「簡易」の場合，先と同じく，IRB のメンバーである私たちの一人が担当
となり，審査内容をレポートにまとめる。「範囲を限定した審査」とは異な
り，対面の実験や調査がこれにあたる。レポートの内容を IRB の委員長が
チェックし，研究者に返す。「再審査」や「条件付き承認」の場合には，研
究者が我々のコメントに対応し，プロトコールを改定したり，不明瞭だった
点を解消したりして，承認を得る。私たちは大体 1 週間程度でコメントを返
すようにしているので，通常 10 日から 2 週間ほどでデータ収集に入ること
ができる。

　「フル」の場合，二人のメンバーが担当となり，それぞれ独立にプロトコー
ルを審査する。その内容を委員長がチェックし，委員会全体でそのプロト
コールを再審査する。「フル」の場合には，協力者に対する何らかの実験的
な介入があったり，幼い子どもが対象になっていたり，一時的に協力者に嘘
をつき，だますような手法が入っていたりする場合が多い。IRB のメンバー
全員が集まる委員会は，たいてい，月に 1 度しか開かれないので，「フル」
の場合には，1 か月近くかかることが多い。

＊　　　＊　　　＊

　ちなみに，「範囲を限定した審査」のプロジェクトを 1 本審査してレポー
トをまとめるのに，私は大体 1 時間半くらい使っていて，「簡易」及び「フ
ル」のプロジェクトを 1 本審査するのに，大体 3 時間くらい使っている。

　最初の 30 分や 1 時間くらいは，自分が調査協力者になった気分で，リク
ルートに使われるビラを見たり，メールの文面，口頭の場合の教示文の言い

回しに関する書類をチェックしたりする。そして，同意書を読み，アンケートに実際に回答したり，バーチャルで実験に参加したりする。そして時間がどれくらいかかるかとか，答えにくい項目，わかりづらい教示，動かしにくい電子機器はないか，などをチェックし，その内容から研究の目的や仮説，データの分析方法を想像する。

　次の30分から1時間くらいは，IRBに提出された研究プロトコール申請書その他の関連文書（例えば子どもを対象とした研究の場合，それ専用の書類がある）をチェックし，そこに記載されている研究の目的や仮説と，さきほど自分が協力者になった気分で参加したばかりのプロトコールから想像していた目的や仮説との間にずれがないかを検討する。

　目的や仮説では一切触れられていないのに，プロトコールの中には含まれているアンケート項目や実験内容があった場合，その内容がなぜ必要なのか質問事項としてメモする。また，目的や仮説に書かれているにもかかわらず，そのことが，このプロトコールで得られるデータからは，十分に検討できなさそうと感じたら，それについてもメモしておく。

　そして最後の30分から1時間くらいで，これらのメモをもとに，気づいた内容や，修正あるいは改善すべきだと思う点をレポートにまとめる。

＊　　＊　　＊

　私がIRBで仕事を始めて，知ったことは2つある。

　1つ目は，IRBが思った以上に，研究者の立場そして実験協力者の立場の両方に立った審査をするよう心掛けていることだ。私は，IRBはもっと協力者寄りの審査で，彼らのプライバシーや権利を守るために，研究者にああしろ，こうしろと指示するような役割だと思い込んでいた。

　IRBのメンバーになって最初の6か月はトレーニング期間だったが，その間，IRBの委員長や経験年数の長いメンバーから，自分が共同研究者だったらこのプロトコールをどうするか，自分が実験協力者としてリクルートされたらこのプロトコールに参加するか，参加するにあたって何が気になるか，

を同時に考えるよう言われ，研究者の思惑や目的と，参加者側に生じうるリスクのバランス感覚をつける練習をした。様々な練習用プロトコールを受け取っては，それを使ってレポートを書き，重心がどちらに偏りがちか，自分にはどのような癖や認知上のバイアス，考え方の傾向があるか，指摘を受けては修正するという練習をした。それは大変役に立ったと感じている。

　2つ目はなんのための研究なのかという「研究上の目的や意義」が，思っていた以上に重視されていた点である。私は，研究倫理委員会の役割は，とにかく，調査協力者の方々を守ろう，協力者の方々に不快な思いをさせるようなことがあってはならない，という大原則が最も強いと思い込んでいた。例えば，自分が研究申請書類を審査に出す時も，アンケートの質問項目の中に，参加者が不愉快に思うかもしれない項目が混ざっていたならば，それは省くべきだと思い込んでいたし，協力者の方のストレス，重荷にならないように，例えば項目数をおさえるよう努力すべきであり，それができていない時に指示するのがIRBの役割だと考えていた。

　しかし，実際IRBの仕事をはじめてみると，こういう考え方は全くと言っていいほどなかった。

　質問項目の中に不愉快だと感じるであろう項目や答えづらい項目が混ざっている時には，「答えたくない」という選択肢を付け加えた方が良いのではないか，あるいは，その項目をとばしても大丈夫なようにデザインした方が良いのではないか，というアドバイスはあるが，聞くこと自体は，通常，問題ない。聞く自由と，答える，答えない，どう答えるかを選べる自由を保障していると感じる。

　その大前提が「研究上の目的や意義」にある。

　悩ましい質問項目や実験手法が，研究上必要であり，その研究に意義があるのであれば，IRBとしてはできる限りサポートしていこうという姿勢である。そのため，「研究上の目的や意義」，先行研究から導き出された課題との関連を重視して，研究申請書を審査することになる。

　ただし，推論によって本人が特定されかねない質問を，それとは気づかずに研究者が入れてしまっている場合には，注意が必要だ。

　たとえば，アンケート調査において「何州に住んでいますか？何学部に所属していますか？女性ですか？学生ですか？教員ですか？アメリカ出身ですか？アメリカでなければどこの国の出身ですか？」という質問があって「ミシガン・心理・女性・教員・いいえ・日本」と答えたら，そのデータが私が回答したものだと特定される可能性が高くなる。

　このような例は，「出身地・学部・学年・宗教・人種・性別・年齢」など，一般によく見られる「デモグラフィック変数」を含むアンケート調査で頻繁に見られる。

　それはなぜかと言うと，マイノリティーが入るカテゴリーがあるからだ。

　例えば私の研究室で調査をした場合，アンケートで「大学1年生・白人・男性・ミシガン出身」であれば特定できないが，「大学1年生・アメリカインディアン・トランスジェンダー・アラスカ出身」だと特定される可能性が高くなる。

　それを回避する方法として，「白人・アフリカ系アメリカ人・アメリカインディアン・アジア系・ヒスパニック系・太平洋諸島系」などとカテゴリーをたくさんもうけず，例えば，「白人・アフリカ系アメリカ人・その他」などにすれば良いのではないかとか，性別も「男性・女性・レズビアン・ゲイ・バイセクシュアル・トランスジェンダー・クィア」など提示せず，「男性・女性・その他」で良いのではないかと思うかもしれない。

　研究者の側が，被検者のプライバシーを守るために，良かれと思ってこのように準備しても，参加者の中には，自分の人種や性別が「その他」扱いだということに人権を侵害されたと感じる可能性もある。

　そのため，判断は難しいが，「その他」として解決を図るのではなく，「推論による特定」についてまずは研究者が理解し，調査協力者自身がどこまで回答したいかを自ら選べるように質問項目をデザインすることが望ましい。

　なお，同様の理由で，項目数など協力者の方々にかかる負担の問題も，同意書に正確に書いてあれば問題はない。

　例えば 2 時間かかるアンケートに回答をお願いするということに対して，その事実のみで IRB が問題視することはない。

　たとえ 2 時間かかっても，それが重要な研究であり，研究の目的にかなっており，かつ参加者が同意し，参加を希望するのであれば，それは尊重される。

　もちろん，ケースバイケースなので，対象が子どもなど社会的弱者の場合には十分な配慮を要する。ただその場合でも，保護者が同意し，子ども本人が同意の判断ができる場合には，研究の意義次第で承認されることの方が多い。

＊　　＊　　＊

　話のついでなので，私たちの「新型コロナをきっかけとした PTG の縦断研究」で，現在，使っている同意書を図 3 に示す。

　心理学専攻の学生を対象として実験や調査を行う際には，参加することで，研究の一端を体験することができるという意味で，広く教育の一環だとみなし，学生が「ポイント」を受け取ることができるようなシステムになっている。

　私の大学では，いわゆる，「一般教養としての心理学」を受講している大学 1 年生であれば，半期で 10 ポイント獲得しなければ，「心理学」のコース自体をパスできない仕組みにすることで，実験や調査への動機づけを駆り立てている。

　30 分以内に終わるオンライン調査であれば 0.5 ポイント。1 時間以内に終わるオンライン調査は 1 ポイント。

　今はコロナの影響でほとんど実施されていないが，大学の校舎内にある実験室に来ていただいて，30 分以内に終わる調査や実験であれば 2 ポイント。実験室に来ていただいて 1 時間以内に終わるものであれば 3 ポイントという

図3　同意書

Information Sheet for Exempt Survey Research
COVID-19, PTG, and Social Support

Introduction
You are being asked to participate in a research study that is being conducted by Whitney Dominick, Ph.D., Psychology Department, under the direction of Dr. Kanako Taku, Associate Professor in the Department of Psychology, and the faculty advisor for this project. Your decision to participate in this study is voluntary. You can choose to stop your participation at any time or skip any part of the study if you are not comfortable. Your decision will not affect your present or future relationship with Oakland University, the researcher, or the psychology department. If you are a student or employee at Oakland University, your decision about participation will not affect your grades or employment status.

What is the purpose of this study?
The purpose of this research study is to understand the impact of the COVID-19 pandemic on social support, coping strategies, and mental health.

Who can participate in this study?
You are being asked to participate in the study because you are over the age of 18, are fluent in English, and live in the United States.

Where will this study take place?
This study will take place Online via Qualtrics at a time and place that you choose. The survey can be accessed via a mobile device or computer.

What do I have to do?
You will be asked to complete an online survey now, and again in one month, six months, and one year from now. The first survey should take approximately 15-20 minutes to complete if you own pets, and 10-15 if you do not. The 2nd follow-up survey should take between 10-15 minutes, and the third and fourth will take between 15-20 minutes. You will be asked questions about COVID-19 exposure, social support, pets, social media use, coping behaviors, and aspects of mental health including rating various stress levels. One month from now, six months from now, and one year from now, you will be emailed and asked to complete follow-up surveys. You may choose not to complete two of the four surveys and still be included in the study, but you will not be eligible for the research incentive raffles mentioned below unless all surveys are completed. For example, you may complete the first, second, and fourth survey, still have your data included in the study, and be entered to win the second raffle, however, you would not be eligible for the third or fourth raffle because you did not complete the third survey. Or, you could complete the first and third survey but not the second or fourth. Your data would be included in the study, but you would be ineligible to win the raffles mentioned below because not all surveys were completed. To be able to link your multiple surveys, you will be asked to include a random identification code and include it on the top of each survey.

How long will I be in the study?
This study has four parts, distributed over the next year. The first part is expected to take 10-20 minutes, each subsequent part will take between 10-20 minutes for a total of 40-80 minutes. Participation in this study will not require extra time beyond the survey requirements.

Are there any risks to me?
For this study, there are no expected risks for participants, but it is possible you may feel discomfort when thinking about COVID-19, coping strategies, or social support. The discomfort should be no more than that typically experienced during the COVID-19 pandemic. If you feel uncomfortable, you can stop at any time without penalty or can choose not to answer questions that make you feel uncomfortable. The last question on the survey asks for an email address. The email address will be used for follow-up surveys only. This information will not be linked to your data and will be deleted after the last follow-up survey is sent. Because you are providing your email address, there may be a risk that someone who is not part of this research may accidentally see your personal information. We will try to make sure that this does not happen by keeping your research records as confidential as possible. When the results of this research are published or presented at conferences, no information will be included that personally identifies you.

Are there any benefits to me?
Although there may be no direct benefits to you, the results of this study may benefit others in the future. You may experience secondary benefits by reflecting on coping methods or pets as a social support resource.

Will I receive anything for participating?
If you are an Oakland University student taking part in this survey for course credit, you will receive 0.5 SONA credits after completion of the first survey. If you are not an Oakland University student, you will not receive anything for completing the first survey. All participants who complete each follow-up survey will be entered into a raffle after each of the follow-up surveys. You will be entered to win one of two $50 gift cards after completing the second survey in one month, one of two $75 gift cards after completing the third survey in six months, and a $150 gift card for completing the final survey in one year. Winners of the raffles will be notified within one month of the survey date. While you can skip surveys by, for example, completing the first, second, and fourth survey, you will not be eligible for subsequent raffles unless all surveys are completed.

What if I want to stop participating in this study?
 If you want to stop participating, close your browser before clicking 'submit.' Please note that if you click 'submit,' it will not be possible to remove your data from the study.

Who can I contact if I have questions about this study?
Please contact the principle investigator, Whitney Dominick, wdominick@oakland.edu, 303-929-6653 or her faculty advisor, Dr. Kanako Taku, taku@oakland.edu, if you have any questions about this study.

For questions regarding your rights as a participant in human subject research, you may contact the Oakland University Institutional Review Board, 248-370-4898.

If you agree to participate in this research study, please click on 'Accept' to connect you to the survey.

ようにそれぞれ決まっている。

　学期中に実施している実験や調査の内容は,「SONA」という研究参加登録システム上でチェックでき,申し込むことができるので,学生がそれぞれの実験や調査のテーマから判断して,どれに参加するかを決める。

　なお,どの実験や調査にも参加したくない学生は,学期ごとにテーマが決められている文献をもとにレポートを提出することで,同じ10ポイントを獲得することができるため,実験や調査への参加は強制ではない。

　また,教員が学生に参加を強要することのないように,教員は自分が受け持っているクラスの学生を直接リクルートできないようになっている。

＊　　＊　　＊

　まとめると,私がIRBで仕事をして学んだことは,調査協力者が負うことになる心身の負担に関する判断は,研究の意義,目的や仮説,臨床への示唆等,バランスを考慮して決定されるということである。

　したがって,私たちが「新型コロナをきっかけとしたPTGの縦断研究」に関するプロジェクトを2020年3月に立ち上げた時,必要だったのは,先行研究から何が課題なのかを拾い出し,仮説をたて,それを検証するようなデザインを組み立てることで,研究全体の大きな流れに,自分たちの研究がどう位置付けられ,臨床実践に貢献できるかを考えねばならないという点であった。つまり研究計画書の立案であった。

4. ペットの存在

　日増しに悪化してゆく新型コロナの感染者数を見るにつれ,なるべく早く1回目のデータを取って,1か月後,6か月後,1年後と縦断でデータを取りたいと思っていた。

　2020年の3月は,突然すべてがオンラインに変更となり,研究室のメンバーの間には人恋しい実感があった。

　もちろん先行研究でも，PTG の実感にとって話をじっくり聞いてくれる人の存在，つらい時にただ一緒にいてくれる人の存在，心理学の領域では「ソーシャルサポート」と呼ばれるような社会的・心理的支援の重要性は実証されていた（Gul & Karanci, 2017; Nenova et al., 2013; Taku et al., 2009）。

　つらい出来事を経験した人に寄り添い，せかすことなく，共感してくれる人の存在が，PTG に対する抵抗をゆるめ，その実感を後押ししてくれるという知見である。

　しかし，ソーシャルディスタンスを取らざるを得ない状況に突然置かれて，人とつながっているという実感が持ちづらい状況に置かれ，それが PTG の実感にどう影響しているのか全く不明であった。

　対面からオンラインあるいは電話に変わっただけ。

　もしそれだけの変化であるならば，ソーシャルサポートの実感は，コロナの後も，大して変わっていないだろうし，PTG との関連も先行研究と似たもの，つまり，正の相関関係になるだろう。

　しかし，もし物理的に一緒の空間で過ごすことに意義があるならば，その影響を検討したい。

　また，私たちの研究チームには，動物療法（アニマルセラピー）の効果検証に PTG を活用しているメンバーがいる。

　彼女は，ドッグ・セラピーやイルカ・セラピーを通して，傷ついた子どもたちや，発達に問題を抱える子どもたちが動物との触れ合いの中から，どのように自分の成長を実感してゆくかを縦断的に見て，博士学位論文を書いた（Dominick, 2020）。

　彼女は，そのテーマから派生して，ペットという家族がいることの意義も研究していた（Dominick et al., 2020）。

　ペットは，無批判にただそこにいてくれるという意味で重要なサポート源になっているはずだと考える研究者は多く，例えば，自尊感情に対しては正の関連，孤独感に対しては負の関連が見出されている（Purewal et al., 2017）。

　私たちの研究室でも，いじめなどのつらい出来事を経験したアメリカの高校生を対象にアンケート調査を行い，PTGとペットの間には，大きい効果ではないものの，一定の正の関係があることは見出していた（Dominick et al., 2020）。具体的には，ペットを飼っているかどうかでPTGに有意な差はなかったが，ペットと過ごす時間が長いほど『他者との関係』にまつわるPTGの経験が高く報告されることがわかっていた。

　したがって，コロナ禍により生活を取り巻く状況が大きく変わったことで，孤独感が高まっている可能性が高く，余計にペットの存在意義が強く見出されるのではないかと仮説を立てた。つまり，新型コロナの影響によって，オンラインでしか友人や家族とつながることができない人にとっては，肌感覚として，触れ合うことのできるペットの大切さが一段と強まっているはずであり，その時間を持てている人の方がストレス症状が抑えられているのではないかと仮説を立てた。

＊　　＊　　＊

　以上をまとめると，先行研究から，PTGと関連することが明らかにされている認知的要因，つまり，PTGI-X（Tedeschi et al., 2017）を作成した際にも用いた「中核的信念の揺さぶり」や「出来事に対する意図的熟考」の影響をコントロールした上で，ソーシャルサポートやペットとのかかわりがPTGにどのような影響を及ぼすか，そして，それを縦断的に，現時点，1か月後，6か月後，1年後と4回にわたり追跡して検討するとどのような影響がみられるのか，それを検討することが研究の主な目的と決まった。

　学内の研究倫理委員会（IRB）にプロジェクトのプロトコールを申請したのが2020年3月27日。

　「範囲を限定した審査」の対象となり，承認を受けたのが3月31日。

　データを取り始めたのが4月2日であった。

　これは，PTGI-Xの得点を従属変数に据えて，その個人差を予測・説明するための研究である。

ペットやソーシャルサポートの影響を独立変数に持ってきたことは妥当だと思っているし，新型コロナ大流行の比較的直後から開始した 1 年にわたる縦断研究という強みもあると思う。

しかし，このデータで論文を書いても，必ず一部の研究者から批判される。

なぜなら，PTGI や PTGI-X のように，「危機をきっかけとした人間としての成長」というプラスの変化のみを測定するということに対して，非常に懐疑的な見方があるからだ。

5. PTGI と PTGI-X に対する批判

PTGI の問題点の 1 つは，『精神性的変容』を示す項目が 2 つしかなく，それが，狭義の宗教や精神性に特化されていた点であった。しかし，その問題は，「PTGI-X」を作成したことで解消された。

しかし，他にもっと根本的な問題があると主張している研究者がいる。

その問題とは，PTGI 及び PTGI-X が，つらい出来事からの人間としての成長，つまり「プラスの変化」しか測定できていないという点に関係している。

本来，つらい出来事の後には，誰もが経験するはずの「マイナスの変化」もあるはずなのに，それが含まれていない。

PTGI や PTGI-X のように，「プラスの変化」しかアンケートで質問しなかったら，協力してくださる方々の回答にも歪みが生じるだろうし，回答の信頼性も損なわれるのではないかという主張である。

私の考えを先に言うならば，この意見には賛成できない。

「PTGI（心的外傷後成長尺度）」なのだから，成長を測定して当然であり，なぜこういう批判が出てくるのか，的外れではないかと感じる。

＊　　＊　　＊

ストレスをテーマにした研究全体の流れを振り返るならば，1990 年代に

入るまでは，主として「マイナスの影響」，すなわち，外的な刺激は個体にダメージを与えるもの，としての見方が強かった。

　心身に，どれだけ，どういったダメージがあるか，という意味で，抑うつや不安，イライラ，怒り，悲しみ，不眠，食欲減退，その他さまざまな症状が研究の中心となっていた。

　それは，これらマイナスの影響をどのような働きかけや介入によって，和らげることができるかに関心の所在もニーズもあったからだ。

　その流れが時代と共に変わった要因の1つとして，1980年代そして90年代に，ストレスに対する「認知面」の重要性を唱える研究者が続々と出てきたことにあると思う。

　私自身，大学院生の頃に，ラザルスとフォルクマンによる「ストレスの心理学：認知的評価と対処の研究」（本明ら訳, 1991）を読んで感銘を受けたことは，はっきりと覚えている。

　人間は無力な存在であり，出来事の生起はコントールできないのだから，もし起きてしまったら，それだけのことであり，運命次第なんだ，というわけでもなければ，受け取る側である自分次第なのだから，見方を変えたり，気持ちをコントロールしたりして能動的に対処してゆくべき，ということでもない。

　人と環境がお互いに影響し合うという「関係」とか「相互性」がそこにあったんだ，そして，いろいろなことはバランスなんだと，当時は，目の前が開けたような感じがしていた。

　もちろん，ずっと以前から深いレベルでの人間理解という意味では，ヴィクトール・フランクルの実存分析，マズローの自己実現理論，エリクソンの心理社会的発達理論など，危機的な経験がもたらす人間の発達や成熟への意義について，多くの学者が考察していたことは大学院の授業でも学んでいた。

　ただ，狭義の意味でのストレスやトラウマの実証的な研究は，1980年にPTSD（Post-traumatic Stress Disorder: 心的外傷後ストレス障害）が「DSM-III」

というアメリカ精神医学会の精神障害の診断・統計マニュアルに加えられた
こともあって，緩和すべき症状という視点が研究の中心であった。

　その頃，つらい出来事がきっかけとなって生じる「マイナス方向の変化」
に関しては，十分すぎるほど研究がなされており，むしろ，さらなる人間理
解のためには，「プラス方向の変化」も考慮に入れることが重要だろうとい
う呼びかけに応える形で，1990 年代に多くのアイデアが生まれ，それを測
定するために多くの尺度が発表された。PTGI はその 1 つにすぎない。

　したがって，それから 10 年後，20 年後に，この尺度に対して，「マイナ
ス方向の変化」が抜け落ちていると指摘するのは，流れからみてもおかしい
と感じる。

　実際，PTGI を用いている研究の大部分が，いわゆる「マイナスの影響」
にあたる PTSD 症状や，抑うつ，不安，脆弱性なども同時に測定し，その
分析結果を発表している（Grace et al., 2015; Sawyer et al., 2010）。PTGI そのも
のには「マイナス方向の変化」が入っていないというのは事実だが，調査に
協力してくださる人の側からすると，アンケートに，自分が経験したかもし
れないプラスの変化（成長）とマイナスの変化（心身の症状）が入っているの
だから，全体としては，それでいいはずだと私は思っている。

　しかし，これでは全く解決になっていないと考える研究者がいる。

6.　回答形式を変更する案が続出した

　最初にそれを指摘した論文が発表されたのは 2004 年にさかのぼる。南カ
リフォルニア大学のジョエル・ミラムだ。彼は，PTGI で得点を出す際，「あ
なたが経験した危機の結果」，

　0 点は「この変化を，全く経験しなかった」，

　1 点は「この変化を，ほんの少しだけ経験した」，

　2 点は「この変化を，少し経験した」，

3点は「この変化を，まあまあ経験した」，

4点は「この変化を，強く経験した」，そして

5点が「この変化を，かなり強く経験した」，

であるため，例えば「他者に対して，より思いやりの心が強くなった」という PTGI の項目に対して，「いや，むしろ思いやりという気持ちは，前よりも減った」という人と，「強くも弱くもなっていない，変わっていない」という人は，PTGI では「0点」を選ばざるを得ないデザインになっている。これがおかしいと主張した。

そして，その解決のために2つの変更を加えた。

第一に，従来の「0点」から「5点」の回答形式ではなく，

1点を「マイナス方向に強く変化」，

2点を「マイナス方向に少し変化」，

3点を「変化なし」，

4点を「プラス方向に少し変化」，そして

5点を「プラス方向に強く変化」へと変更した。

そしてカットオフ，つまり区切りの得点を4にして，「4点」か「5点」を選んだ場合が「PTG」であり，「1点から3点」を選んだ場合には「PTGと呼ばない」と操作的に定義した。

第二に，PTGI は「(その出来事を経験したことで) 自分の命の大切さを痛感した」とか「他の人たちとの間で，より親密感を強く持つようになった」など，「何々のように変わった」という 21 の文章で構成されている。そして PTGI-X であれば同様に 25 の文章で構成されている。ミラムは，このままの文章を採用すると，「1点 (マイナス方向への強い変化)」から「5点 (プラス方向への強い変化)」に変更した回答形式にうまく合わないので，それを是正するために，文章ではなく，各項目を体言止めであらわすような修正を施した。

例えば，「感謝するようになった」という表現ではなく「人生に対する感

謝」。「親密感を強く持つようになった」ではなく「他人との親密度」と変更した。

　そして PTGI の 21 項目から 11 項目を抜き出し，それを体言止めにした内容のそれぞれについて，「1 点」から「5 点」で，どちらの方向に変化したか，あるいは「変化なし（3 点）」かを，HIV 感染者及び AIDS 患者，約 800 名に尋ねた（Milam, 2004）。

　直感的には，マイナス方向の変化とプラス方向の変化を経験された方が半々で，全員の得点を見ると山なりの正規分布が得られると思うかもしれない。

　しかし，彼らの研究では，9 割以上の調査協力者がプラス方向の変化を報告していた。

　ネガティブな変化のみを報告した人はたったの 9% であった。

　圧倒的にポジティブな変化を経験した人（すなわち「4 点」か「5 点」を選んだ人）が多かったのである。

　例えば，「人生に対する感謝」は 78.2% がポジティブな方向に変化したと回答。「人生で何が大事かという優先順位」では，81.3% の人がポジティブな方向に変化したと回答していた。

　プラス方向への変化とマイナス方向への変化，そしてどちらにも変化なし。3 つの内どれでも選べるようにデザインしても，プラスの方向に変わったと回答する人が多いのは，たまたまであったのだろうか。

7. プラスの変化とマイナスの変化

　ジョエル・ミラムは，HIV に感染した方を対象とした先の研究と同じ手法，同じ回答形式を用いて，アメリカ同時多発テロ事件からおよそ 9 か月後に，南カリフォルニアに居住する中学生からもデータを取り，11 項目全体の平均を算出している（Milam et al., 2005）。

値は，先と同様にここでも，「1点（マイナス方向に強く変化）」から「5点（プラス方向に強く変化）」の間をとる。

結果，調査協力者の11％が「1点（マイナス方向に強く変化）」から「3点（変化なし）」の間であった。

33％が「4点（プラス方向に少し変化）」から「5点（プラス報告に強く変化）」の間。つまりミラムが操作的に定義するところの「PTGを経験した人」。

残りの56％が「3点（変化なし）」から「4点（プラス方向に少し変化）」の間であった。

先の研究（Milam, 2004）では，調査協力者は，HIV感染者及びAIDS患者であったため，命，健康に直接かかわる出来事を経験している人が対象であった。こちらの中学生を対象にした研究（Milam et al., 2005）では，協力者はアメリカ同時多発テロ事件にひどく動揺したことは予想されるが，少なくとも，直接かつ個人的な経験ではない。おそらくそれが関係しているのであろう，点数の分布は，先の結果よりは広がりを見せており，PTGを経験した人が「大多数」とは言えない。

その意味で，結果は再現されなかった。

とは言え，依然として，若干プラス方向への偏りは見られる。

＊　　＊　　＊

そこでもう1つ。

ミラムの研究室から，別の論文（Arpawong et al., 2013）。

これは，がんで化学療法のために通院中の患者，約110名が対象となっている。

PTGの聞き方は，先の2つの研究と同様に，「1点（マイナス方向に強く変化）」から「5点（プラス方向に強く変化）」。

結果は，これまでと類似の傾向を示していた。

例えば，「他者との親密感」という項目に対しては，74％の人が「プラス方向に変化」，18％の人が「変化なし」。そして9％の人が「マイナス方向に

変化」したと回答されていた。

また,「命の価値に対する感謝」という項目に対しては,73%が「プラス方向に変化」,15%が「変化なし」,そして 12%が「マイナス方向に変化」したと回答されていた。

彼らの研究には続きがある。

「プラス方向の変化」,すなわち彼らが操作的に定義するところの PTG の得点は,精神的健康の程度とは有意な関連を示していなかったのだ。

これは PTG,すなわち,がんになったことで,自分はプラスの方向に変わったと感じているからと言って,必ずしも穏やかな気分になったり,落ち込みが減ったり,といった状態にはなっていないことを示している。

このことは,PTG を理解する上で非常に重要である。

PTG を経験したからと言って,ストレスがなくなるわけではないし,健康になるわけでも,気分が良くなるわけでもない。

一方,「マイナス方向への変化」を示す得点は,精神的健康の程度と逆向きの関連を示していた。

つまり,マイナス方向に変わったと感じている人ほど,穏やかな気分は低下し,落ち込みが強くなるというわけだ。

まとめると,マイナス方向への変化が持つ悪影響に対して,プラス方向への変化である PTG は特になんらポジティブな効果を持たないという知見である。

とても興味深いし,臨床的に見ても納得のいく結果だと私は思っている。

この「非対称性の関係(マイナスに変わると悪影響があるが,プラスに変わっても良い影響は特にない。プラスに変わったからと言って,ダメージが回復されるわけではないという関係)」は,繰り返すが,PTG を理解する上で非常に重要である。

＊　　＊　　＊

話を元に戻す。

　ミラムらは，以上，3つの研究が示すように，プラスとマイナスの変化のどちらを自覚しているかによって，精神的健康との関連が異なるのだから，今後は，他の研究者もこの回答形式を採用するべきだと主張している。

　「悪い方に変わった？いい方に変わった？それとも変わってない？」と聞くことで，調査に協力してくださる方が，回答を自由に選ぶことができ，PTGIよりも，回答の歪みが是正され，より正確な回答が得られる，とも述べている（Arpawong et al., 2013）。

　その後，ミラムらに追随する形で多くの研究者が，PTGIの回答形式に手を加えて用いている。

　例えば，ニュージーランド，カンタベリー大学のエンマ・マーシャルらは，ミラムらより多い「16項目」を使って，

　-2点を「今，それはとても悪くなっている」，

　-1点を「今，それは少し悪くなっている」，

　0点を「変化なし」，

　1点を「今，それは少し良くなっている」，そして

　2点を「今，それはとても良くなっている」と，回答形式を変更している（Marshall et al., 2015）。

　これは何もPTGIに限った話ではない。第1章でふれた類似の尺度，例えば「ストレスに関連した成長尺度（SRGS）」にも同様の変更が加えられている。クリスタル・パークが発表したオリジナル版では0点が「そのような変化は全く経験していない」，1点が「まあまあ経験した」，そして2点が「かなり強く経験した」であった（Park et al., 1996; Park & Fenster, 2004）。しかし，2001年の段階で既にスティーブン・アルメリらが，SRGSの項目である「人に親切になった」といった成長方向の項目を「人に親切にすること」のように体言止めにした上で，1点を「かなり減った」，2点を「まあまあ減った」，3点を「ちょっと減った」，4点が「減っても増えてもいない」，5点は「ちょっと増えた」，6点は「まあまあ増えた」，そして7点を「かなり増えた」

に変更した改訂版を発表している（Armeli et al., 2001）。

そして今日でも，似たような変更を加えた尺度がどんどん出ている（Boals & Schuler, 2018）し，そういった修正版を用いている研究も少なくない（Costa et al., 2012）。

中には「PTCS（Post-traumatic Change Scale: Nordstrand et al., 2017）」と名前も変更して，

1 点を「以前より，かなり悪化ないしは減少」

2 点を「以前より，悪化ないしは減少」

3 点を「以前と同じ」

4 点を「以前より，良好ないしは増大」

5 点を「以前より，かなり良好ないしは増大」との回答形式を採用している研究もある。

＊　　＊　　＊

しかし私は，このやり方には反対だ。採用する予定もない。

それは，「つらい出来事を経験したことで，悪い方に変わった？いい方に変わった？それとも変わってない？」という三択で聞くことに無理があると思うからだ。

例えば，家族の一人が重い病にかかっている。

自分の日常生活も大きく変わり，それは確かに今の自分に影響を与えている。

「家族が病気になったことで，あなた自身がどう変わったか」と聞かれ，「良くなったか，悪くなったか，変わっていないか」の 3 つの選択肢から 1 つを選ぶような場面を想像すると，答えに窮してしまう。

しかし，PTGI に含まれているような 1 つ 1 つの内容，例えば「そのことがきっかけになって，思いもしないような選択肢が増えた」かということを，「0 ＝全然ない」から「5 ＝かなり強くそういうことがあった」という程度で聞かれれば，「そういうことは少しはあったかもしれない（1 点）」のように

答えられるだろう。

「そのことがきっかけになって，選択肢が減った」かどうかと，これまた程度で聞かれると，それに対しても，「はい。確かにそういうこともあった(5点)」と答えることができるだろう。

事実，両方の変化があったのだから。

ミラムをはじめとする研究グループが，なぜこのような回答形式を提案してくるのかという理由は理解できる。

つらい出来事を経験して悪くなった人の特徴をよく見て，援助法や治療法が発達進歩し，逆にそうならなかった人の特徴をよく見てレジリエンスの研究がはじまったのだから。けれども，「良くなったか悪くなったか，変わっていないか」という思考のスタイルはどうしても心の成長というテーマには合わないと感じる。

とは言え，自分がこの回答形式を採用しなければいいという話ではない。

こういう細かな部分に研究者としての思惑が反映され，放っておくとそれはどんどん拡大するのだから，研究者としては，ミラムらを含むこの領域の研究者全員に，なぜ採用すべきではないと考えるのかを，論文の形で意見表明したい。それに取り組んだのが次に述べる10か国研究だ。

第3章　10か国研究を取りまとめる

1. 心的外傷後低下（PTD）

　私が取りまとめることになった10か国研究には，「PTD」という概念が出てくる。

　これは，私が自分の考えをやっと整理して，「ミラムらの主張には賛成できない。だから彼らの回答形式は使わない」と方針を立てるよりずっと前に，リッチとローレンスがその問題に気づき，対処するために編み出していた考えだ。

　PTD，これは「Posttraumatic Depreciation：心的外傷後低下」の略であり，PTG「Posttraumatic Growth：心的外傷後成長」に対応する用語である。

　成長することを意味する「Grow」，ないしはその名詞である「Growth」に対して，「Depreciate」は低下してゆく，減ってゆくという意味の動詞であり，「Depreciation」はその名詞である。

　PTGも造語だが，PTDはもちろん造語であり，PTGなしでは成立しえない。

　というのも，PTGを操作的に定義するために用いてきた「PTGI」という尺度の21項目それぞれに対して，言葉の上で，意味が正反対になるように，対応させて21項目を準備することで「PTDI」すなわち「心的外傷後低下尺度」を作成した，という流れがあるからだ（Baker et al., 2008；Cann et al., 2010）。

　例えば，危機をきっかけとして「自分の命の大切さを実感した」という PTG の項目に対して，「自分の命の大切さを感じなくなった」という項目が PTD。

　「トラブルの際，人を頼りにできることがよりはっきりとわかった」という PTG の項目に対して，その反対である「トラブルの際，人は頼りにできないことがよりはっきりとわかった」が PTD の項目となる。

　PTDI それぞれの項目に対して，PTGI と同じように，「この変化を，全く経験しなかった（0点）」から「この変化を，かなり強く経験した（5点）」の最もあてはまるところを 1 つ選んでもらう。

　したがって，英語版アンケートの見た目は図 4 のようになる。

　PTGI の 21 項目と PTDI の 21 項目をペアにして提示するため，尺度は「PTGDI-42」と呼ばれている。

　ミラムらが提案しているアイデアと根本的に異なるのは，この方法を用いると，言葉上，正反対であるがゆえに，一見，矛盾して見える「PTG」と「PTD」両方の変化を，「どちらか」ではなく「どちらも」選ぶことが可能になる点である。

　例として『新たな可能性』という領域の PTG と PTD を考えてみる。

　自分が今どのようなことに関心があるかという点において，ある特定の出来事の影響は全くない，危機と呼ばれるような出来事の前後で何ら変化がない，という場合，「新たな関心事を持つようになった」という PTG の項目と，「関心事が以前よりも少なくなった」という PTD の項目の，いずれも「全く経験しなかった」の 0 点を選ぶこととなる。

　ペアになっている両方の項目において 0 点なので，「正負いずれにも変化なし」と解釈できる。

　この場合に限り，ミラムらが提案している，左がマイナスの変化，右がプラスの変化を表すような一直線上の，ちょうど真ん中，「変化なし」と同じ意味合いを持つことになる。

図 4　PTGDI-42 英語版の実際（最初の 3 項目を例として示す）

For each of the statements below, **use the scale provided below** the instructions to indicate the **degree to which this change occurred** in your life **as result of the stressful situation you identified** in the previous sections. The statements are arranged in pairs representing different types of change you might have experienced.

Within each pair,
-you might **not have experienced either** change
-you might have experienced **both** changes to some degree, or
-you might **only have experienced one type** of change.

Consider both statements in each pair, then rate the degree to which, if any, you experienced each type of change using the scale below

0= I did not experience this change as a result of my crisis.
1= I experienced this change to a very small degree as a result of my crisis.
2= I experienced this change to a small degree as a result of my crisis.
3= I experienced this change to a moderate degree as a result of my crisis.
4= I experienced this change to a great degree as a result of my crisis.
5= I experienced this change to a very great degree as a result of my crisis.

Please **rate each item below** by placing the number from the scale above that reflects your choice in the space provided to the left of the item.

[_____] 1a. **I changed my priorities about what is important in life.**

[_____] 1b. **I find it difficult to clarify priorities about what is important in life.**

[_____] 2a. **I have a greater appreciation for the value of my own life.**

[_____] 2b. **I have less of an appreciation for the value of my own life.**

[_____] 3a. **I developed new interests.**

[_____] 3b. **I have fewer interests than before.**

　しかし，なんらかの変化が両方向において同時に経験される場合がありえる。

　例えば，「新たな関心事を持つようになった」一方で，「関心事が以前より少なくなった」という状況である。

　その場合，PTGDI-42 によって，各項目をペアで，別個に聞くことによって，両方の変化の「度合い」をみることができる。「少しは新たな関心事を持つようになった（PTGI で 2 点）けれども，同時に，関心事は以前よりかなり減った（PTDI で 5 点）」という経験をそのまま，すくい取ることが可能である。

　もしミラムらの手法を採用したならば，「新たな関心事について」，良い方向に変わったか，悪い方向に変わったか，あるいは変化なしか，のどれかを選ばねばならない。

*　*　*

　では実際に，PTGDI-42 を使ってデータを取った研究（Baker et al., 2008）では，どういう結果が得られたのだろうか。

　平均すると，調査に協力してくださった人の約 27％が，PTG と PTD の両方を経験していると回答していた。

　とは言え，ペアになっている項目次第でかなりのばらつきがあり，両方を経験している人が 10％しかいないという項目もあれば，52％と過半数を超えた項目もあった。

　これは，PTGI の各項目に対して，どのように，対となる PTDI の項目を作成しているかにもよる。

　先に述べたような「新たな関心事を持つようになった（PTG）」一方で，「関心事が以前より少なくなった（PTD）」という状況は比較的ありえる。しかし，例えば，「物事の結末を，よりうまく受け入れられるようになった（PTG）」一方で，「物事の結末を，うまく受け入れられなくなった（PTD）」という状況は，イメージする「物事の結末」次第とは言え，認知的に矛盾す

る感じがして、スッと回答しづらい。

　そのため、両方の項目がペアで表示されたら、このどちらかに対して、「かなりそう変わった」と回答すると、ほぼ自動的に、対となる項目には「全くそう変わっていない」を選ばざるを得ない感じが強くなる。そのため、こういった内容の項目では、PTG か PTD のどちらかしか経験していない人の割合が高くなり、概念的には、ミラムらのアイデアに近くなる。

　しかし、このベイカーらの研究で興味深いのは、PTG が高ければ高いほど、PTD は低い、あるいはその逆、などの相関関係が両者の間に全くみられなかった点にある（ピアソンの単純相関係数 r = .04）。

　仮に、両者が負の相関を示していたならば、ミラムらが提案しているような、一次元上の左端が PTD で右端が PTG という考えを支持するものとなったであろう。

　しかし、PTG と PTD の間に相関なしという結果から、PTG と PTD は、言葉上、正反対の表現を用いているとは言え、PTG を経験したからと言って PTD は経験しない、といったものではないことが明らかにされた。

　つまり、両者は独立していることが示された。

＊　＊　＊

　PTGDI-42 が発表された 2008 年以後、この尺度を使った研究は、私の知る限り、15 本程度、発表されている。

　例えば、ペンシルベニア大学のフォーギアードらによる、成人を対象としたオンライン調査でも PTG と PTD は無相関（r = -.08: Forgeard, 2013）、マイアミ大学のアルバらによる研究では弱い正の相関（r = .13: Allbaugh et al., 2016）、そして、ジェインらのオーストラリア人を対象とした研究でも同様の結果が得られている（r = .10: Barrington & Shakespeare-Finch, 2013）。

　しかし、これらとは異なる結果が得られた研究もある。

　それはスイス、ルツェルン大学のサイモン・カンツらによる研究だ。

　彼らは、脊椎損傷患者 141 名を対象に、PTGDI-42 とともに、心身の健康

度を測定した（Kunz et al., 2017）。

　ベイカーらの研究とほぼ同様に，約25％の人がPTGとPTDの両方を経験し，約45％の人はPTGのみ。残り約30％の人がPTDのみ経験したと報告した。

　しかし，ベイカーらの研究知見と異なるのは，PTGとPTDがしっかりと正相関（r = .47）を示していたという点だ。

　トラウマをきっかけとしたプラスの変化（PTG）を経験している人ほど，マイナスの変化（PTD）をも経験しているという結果だ。

　確かに，どんなことにもプラス・マイナスの両面があるはずなので，そう驚くべき結果ではないかもしれない。

　出来事が自分に与えた衝撃度が強ければ強いほど，良いも悪いも大きな変化に気づくであろう。

　しかし，先行研究の多くがPTGとPTDの間にほぼ相関なしという結果を得ていることを考慮すると，これは興味深い結果である。カンツらは両者の間に正の相関が見出された理由として，トラウマからの経過期間が平均5か月から半年程度と，比較的短かったことを挙げている。

　おそらくカンツらは，トラウマから時間がたてばたつほど，PTGかPTDのどちらか一方に比重が置かれてゆくんだろうと考えているにちがいない。

　少なくとも，カンツらの研究で得られた「PTGとPTDが正の相関」という結果は，PTGとPTDを相容れないものだと想定するようなミラムらの回答形式では絶対にとらえることのできない知見である。

2. 非対称性

　カンツらのこの研究では，脊椎損傷によって引き起こされる痛みの強さや身体機能などに，PTGは何の統計的な関連も示していなかった。

　しかし，痛みが強いほど，そして身体機能に困難を抱えているほど，PTD

は高く報告されていた。

　これは，「プラスに変わったか，マイナスに変わったか，あるいは変わってないか」という聞き方を採用したミラムらの研究室から発表された論文（Arpawong et al., 2013）で得られた，例の「非対称性の関係（p.73）」を示す知見と同じものだ。

　つまり，「マイナス方向の変化が持つネガティブな影響に対して，プラス方向の変化である PTG はポジティブな影響を持たない」という現象が，違う聞き方を採用したこの研究でも確認されたことになる。

　PTG を経験したからと言って何か「イイこと」があるわけではない。

　PTG を経験したからと言って，楽になるわけでも，ストレスがなくなるわけでもない。

　けれども，PTD を経験していたら，それはストレスにつながり，苦痛を引き起こす。

　このことは，PTG を理解する上で重要だと感じ，何度も自分の中で繰り返すが，すぐに忘れてしまう。それは，PTG が「プラス方向のポジティブな変化」である以上，何か「イイこと」につながってくれないと研究する意義がなくなってしまうような感じがするからである。

　しかし，人間は，自分に都合の良いように物事を見たり，経験したりするという本性があるので，この「非対称性」はいたるところに現れる。

　例えば，私の研究室では，それを「転換点（Tipping Point）」に着目して研究している。

　人はあるタイミングで「自分は変わった」と感じることがある。また他者を見て「あの人は変わった，変わっていない」などと判断することがある。何かが変わったと判断するその境目をチッピング・ポイントと呼ぶ。

　「変わった」という感覚は，コーチングやカウンセリングの領域でも重要である。

　それまで，コップに水がぽたぽたとたまっていたのが，ある一滴であふれ

出すかのように。

　このチッピング・ポイントに，非対称性が見られる。

＊　　＊　　＊

　シカゴ大学経営大学院の研究者，エド・オブライエンらは，実験により，人はどう変わったかと聞かれると，「以前とどう異なるか」を文字通り中立的に考えて回答するのではなく，「以前よりも，どう良くなったか」聞かれていると脳内変換して，「良くなったかどうか」の基準で，物事を見て答える癖があることを明らかにしている（O'Brien & Kardas, 2016）。

　それだけでなく，人間は，「良くなった方向の変化」よりも，「悪くなった方向の変化」に目を奪われやすいことを明らかにした（O'Brien & Klein, 2017）。成績が少し下がったり，タイムが少し悪くなったり，ダイエット中なのに体重が増えたり，好きな相手から連絡がしばらくなかったりすると，「だめだ，悪くなっている」と，比較的短期間に判断するのに，一方で，成績が少し良くなったり，タイムが少し良くなったり，ダイエット中に体重が減ったり，好きな相手から連絡があったりしても，「大丈夫だ。良くなっている」と判断するのには，時間を要する。

　しかも，他人の行動を見て，「悪くなっている」と判断するのに必要な情報と比べて，ずっと多くの情報がない限り，他人が「良くなった」とは判断しない傾向があることも明らかにされている（Klein & O'Brien, 2018）。

　PTG に懐疑的な研究者や臨床家が決して珍しくないのは，この認知に関係している部分もあるのかもしれない。

　つまり，トラウマを経験して，カウンセリングに来談したクライエントや，つらいことを経験した家族や友人などを見ていて，ちょっとやそっとの情報量では，「あの人は PTG を経験している」と判断できない，判断してはいけないと感じるのだろう。

　それは，トラウマやつらいことを経験したら，「悪くなる」のが人間として自然なはずだ，という前提からくる部分もあるかもしれないし，エド・オ

ブライエンらが指摘するように，人は，なるべく自分の自尊感情が保たれるように，認知的なバイアスをかけて，物事を見る癖があるという人間ならではの性質からきているのかもしれない。

　さらに，状況次第という点も無視できない。

　私たちの研究室では，2020 年の春から夏にかけて，コロナ禍において，大学生の飲酒の量がどう増えているか，そしてそれを本人はどう問題視しているかに着目して，オンライン調査を行った。

　その結果，平均して，一日で 3 杯から 4 杯（平均 3.80, 標準偏差 2.51）飲酒していると，自分でもお酒を飲みすぎていると自覚するが，他人の場合には，一日で 5 杯から 6 杯（平均 5.33, 標準偏差 3.18）飲酒しているのを見て，はじめて，彼らがお酒を飲みすぎていると感じるという結果であった。これは，質問の順番を入れ替えて，カウンターバランスを取っても同じ結果であった。

　この「非対称性」，なるべく忘れないように意識していないと，無意識に対称性を仮定するような考え方になってしまう。

　私は，仕事柄，PTG の論文をしょっちゅう目にするが，その多くが，「PTG を経験したら，自尊感情が高くなったり，満足度が高くなったり，幸福感が高くなったり，ストレスが低下したり，社会的に見て望ましいストレス対処方略を取れるようになったり，問題行動が減ったりと，心理的に健康的になるはずである」という仮説にのっとって，行われている。

　自分としては，論文（Taku et al., 2015 など）や本（宅，2016）の中で，この仮説を自明の理だと考えて，研究をデザインしない方が良いのではないかと提案してきたつもりだが，減ってはいない。

　それどころか，もし，心理的に見て健康的になっていないのであれば，PTG を経験したという自己報告そのものを疑うべきであるという言説もある（Frazier et al., 2009; Pat-Horenczyk et al., 2015）。

　非対称性を背景に，それでも対称性に執心する認知のしぶとさを知る。

3. PTG と PTD は曲線関係にあるのか

　さて，サイモン・カンツらによる脊椎損傷患者を対象とした PTGDI-42 の研究（Kunz et al., 2017）に話を戻す。

　彼らは，まさにこの「非対称性」を組み込んで，PTG が経験されているからと言って人生に対する満足度が高くなるなんてことはないが，PTD が経験されていると満足度は低くなるという先行研究から，PTG と PTD の組み合わせに着目した。

　そして，結局，人生に対する満足度と PTG の関係は，PTD 次第だということを明らかにした。

　つまり，「PTG が高ければ高いほど，人生に対する満足度が高い」といったストレートな関係はなく，PTD さえ低くおさえられていれば，PTG の程度にかかわらず人生に対する満足度はそれなりに高いが，PTD が高く経験されている場合には，PTG も同時に自覚されている時にのみ満足度が高くなる，という結果である。

　PTG と PTD を組み合わせて，全体像を把握することの重要性を示しているという点で，非常に参考になる論文だ。

＊　　　＊　　　＊

　一方，両者の組み合わせに別の角度から光を当てた研究がある。

　それは，スウェーデン語に訳した PTGDI-42 を用いたマイケルセンらの研究だ（Michélsen et al., 2017）。

　彼らは，PTG と PTD の間に相関なしという多くの先行研究を見て，もしかしたら両者は曲線関係にあるのではないか。直線の関係のみを想定しているから「相関なし」という結果が得られているにすぎないのではないか，と仮説を立てて研究を行った。

　結果はビンゴ。

　PTGI の 21 項目合計得点（0~105 点）を横軸に，PTDI の 21 項目合計得点
（0~105 点）を縦軸に取ってグラフを描いたら，PTGI 得点が中程度を少し超
えたあたりまで（0~75 点），両者は正の相関関係にあり（r = .57），PTGI 得
点がそれを超えると（76~105 点），カーブはそこで折れ曲がり，両者は負の
相関関係（r = -.36）にあることを見出した。

　ちなみに，0 から 105 点という得点の範囲において，曲線関係の山のてっ
ぺん，いわゆる先に述べた「Tipping Point（転換点）」が，75 点と，真ん中
よりはかなり右にずれたところに位置している「非対称性」に，またもや興
味をそそられる。

　マイケルセンらの研究は，つらい出来事を経験した後，ある程度までは，
正負にかかわらず，おそらく出来事の衝撃度次第で，PTG を経験していれ
ば PTD も，そして PTD を経験していれば PTG も，というように，両方の
変化を経験するが，PTG の自覚が，ある一定以上強くなると，PTD は抑制
されるという結果である。

　私自身，2015 年の論文で，死別を経験した若者を対象に，それに引き続
く心身の症状を測定する「改訂版出来事のインパクト尺度（Impact of Events
Scale-Revised：IES-R）」の得点と PTGI の得点の間に曲線の関係を想定して，
それを実証したことがある（Taku, Tedeschi, & Cann, 2015）。同じような結果は，
イギリスにおける暴行の被害者を対象とした研究（Kleim & Ehlers, 2009）でも，
スリランカの大学生を対象とした研究（McCaslin et al., 2009）でも報告されてい
る。これら曲線の関係は「メタ分析」という解析手法を用いた論文（Shakespeare-
Finch & Lurie-Beck, 2014）でも，縦断データの「交差ラグ効果モデル」という
統計を用いた論文（Eisma et al., 2019）でも実証されている。

　ただ，PTG と PTD の曲線関係を検討した論文は，このスウェーデン語版
の PTGDI-42 を用いたマイケルセンらの研究（Michélsen et al., 2017）しかみ
られない。

　もし，彼らの結果が，他の国のデータでも見られることが確認されれば，

ますます，PTG（プラスの変化）とPTD（マイナスの変化）を一次元上の両端に据えるという手法には問題のあることをデータで提示できるのではなかろうか。

「PTGI」21項目に「精神性的・実存的変容」をあらわす4項目を付け足すことで，合計25項目にして「PTGI-X」を発表していた私たちは，その新たな4項目にも対になるようにPTDを準備することで，「PTDI-X」を作成することに決めた。

「PTGI-X」25項目と「PTDI-X」25項目で合計50項目，すなわち「PTGDI-X-50（心的外傷後成長・低下尺度50項目）」を作成し，10か国でデータを取って，国際的な共同研究を立ち上げようと決めた。

4. 10か国研究の経緯

最初にこの話が出たのは，2015年8月のことだった。

カナダ，トロントで開かれたアメリカ心理学会（APA）でリッチ，ローレンスと再会し，オーストラリアからジェインも来ており，話はすぐにまとまった。

イスラム教に詳しい研究者にもぜひ入っていただきたい。

トルコの研究者で，糖尿病患者を対象に認知プロセスやソーシャルサポートがPTGに及ぼす影響について研究（Senol-Durak, 2014）していたエムレ・セノール・デュラック（以下エムレ）とは，PTGI-Xを出版した際に共同研究していたので，彼女に声をかけた。

リッチが旗振り役となり，各国のPTG研究者に呼びかけ，11か国から協力が得られた。ただ，香港は社会事情がありデータの回収が遅れたため，最終的に10か国となった。

アメリカ，オーストラリア，イタリア，ドイツ，ポーランド，日本，トルコ，ネパール，ポルトガル，そしてペルー。

　第一ステップとして，私たち 5 名で，英語版の研究計画書を作成し，それに基づきアンケートの試案を作った。

　第二ステップとして，その試案を各国の研究者にメールし，内容を確認してもらい，おおまかな方向性と，研究の目的や仮説に関してコメントをもらった。その際，各国の研究者から，例えば，デモグラフィック変数（学歴，性別，人種，言語，居住地域や居住形態など）の聞き方を，自分たちの文化に合うように変更したいとか，自分たちが関心のある尺度を付け足して良いかとか，様々な意見が寄せられた。

　なかでも，過去 3 年間でどのような「つらい出来事」や「トラウマ」を経験したかという，PTG 及び PTD にとっての「きっかけとなる出来事」を聞く方法について，意見のばらつきが大きかった。

　私たちは，心的外傷後ストレス障害（PTSD）の症状を，自己記入式のアンケートで聞くことができる「PTSD チェックリスト（PCL-5）」に付随している「出来事リスト（Life Event Checklist: LEC-5）」の利用を提案していた。

　しかし，どうも，そのリストの内容に賛成しかねるとか，調査への協力を依頼しようと思っている対象者の特徴にそぐわない感じがするなど，反対意見が多くみられたので，10 か国で統一して使用することは断念した。

　同様に，性別や婚姻状況，就業状況などを聞くためのカテゴリーの数も，それぞれの国によって希望が異なった。

　そこで，リッチと相談し，なるべく各国の文化背景を尊重するために，変更の問い合わせには柔軟に対応し，最低限一貫させる必要のある 4 つの基準（年齢は 18 歳以上，その国に居住していること，その国の言語がわかること，そして同意書にサインしていること）と，5 つの尺度（PTGDI-X-50，中核的信念の揺らぎを測定する尺度，侵入的・意図的熟考を測定する尺度，ソーシャルサポートや自己開示を測定する尺度，そして PTSD 症状を測定する尺度）が入っていれば，あとは各国の研究者の裁量に任せると決めた。

　第三ステップとして，研究計画書，アンケート，そして同意書の最終案を

完成させ，10 か国それぞれの国の代表者から同意を得た。

　第四ステップとして，まずリッチの大学で倫理委員会に通した。

　倫理審査の結果を待っている間に，英語圏以外の国では，尺度や教示文，そして同意書の翻訳にとりかかった。そして，翻訳がすんだ国から，バックトランスレーション（逆翻訳）を行い，その結果をこちらに送ってもらった。バックトランスレーションと，オリジナルの英語の項目を比較検討し，内容や表現方法に大きなずれがないか，チェックした。

＊　　＊　　＊

　例えば日本語版に関しては，2016 年の春，私はサバティカルという，研究に専念するためにもうけられている大学の制度を利用して，日本に半年以上滞在していたので，日本の共同研究者 5 名と各尺度の翻訳にあたった。

　ほとんどの作業はメールで行っていたが，PTDI-X の訳にあたっては，6 名全員が品川に集合し，一項目ずつ，話し合いながら日本語訳をあてがっていった。

　その結果を外部の翻訳専門の会社に送付し，日本語から英語に逆翻訳していただいた。

　「PTGDI-X」を英語版から日本語版に訳し，それを逆翻訳した結果の一部を図 5 に示す。

　この内容をチェックしたリッチとローレンスからは，時制の確認（「感じるようになった」という変化の意味合いを含めた日本語に対して，英語の逆翻訳は「I now feel」とされていたので，それで，オリジナルの意味が保たれているかという確認など）や微妙なニュアンスをあらわす用語（例えば，「greater appreciation」を痛感と訳したところ，逆翻訳では「deeply appreciate」と動詞に変更して表現されていたため，その微妙な違いなど）について話をし，オッケーと了承が得られたことで，日本語版，「PTGDI-X-J」50 項目の完成となった。

＊　　＊　　＊

　第五ステップとして，リッチの大学で倫理委員会の承認が得られた後，そ

図 5 PTGDI-X-50 翻訳の実際（PTGI-X と PTDI-X の各 3 項目を例として示す）

PTGI-X(1a)

英文オリジナル：I change my priorities about what is important in life.

日本語訳：人生において、何が重要かについての優先順位を変えた。

バックトランスレーション：I changed my priorities regarding what is important for my life.

PTDI-X (1b)

英文オリジナル I find it difficult to clarify priorities about what is important in life.

日本語訳：人生において、何が重要かについての優先順位を付けるのは難しいと感じるようになった.

バックトランスレーション：I now feel it is difficult to assign priorities to what is important in life.

PTGI-X (2a)

英文オリジナル　I have a greater appreciation for the value of my own life.

日本語訳：自分の命の大切さを痛感した.

バックトランスレーション：I deeply appreciate the value of my own life.

PTDI-X (2b)

英文オリジナル I have less of an appreciation for the value of my own life.

日本語訳：自分の命の大切さを感じなくなった.

バックトランスレーション：I appreciate the value of my own life less.

PTGI-X (3a)

英文オリジナル I developed new interests.

日本語訳：新たな関心事を持つようになった.

バックトランスレーション：I have come to possess new interests.

PTDI-X (3b)

英文オリジナル I have fewer interests than before.

日本語訳：関心事が以前より少なくなった.

バックトランスレーション：I have fewer interests than before.

の審査結果及び承認の旨が記された手紙を添えて，各国の研究者がそれぞれの所属機関の倫理委員会に通し，承認が得られた国からデータ収集に入った。

　第六ステップとして，データを取り終わった国から，こちらにそのデータを送ってもらい，それを統合，分析，論文化するのが私の役目であった。

5. 研究の３つの目的

　この研究には３つの目的があった。

　第一の目的。PTGDI-X-50 の翻訳とデータ収集。既にデータが発表されていたアメリカ（Baker et al., 2008 など），スイス（Kunz et al., 2017），そしてスウェーデン（Michélsen et al., 2017）以外の国で PTD がどう報告されるか。 25 項目の「拡張版心的外傷後成長尺度（PTGI-X）」を，言葉上，ただ逆にすることによってのみ作成された，25 項目からなる「拡張版心的外傷後低下尺度（PTDI-X）」に，信頼性および妥当性があると言えるのかを検討することが第一の目的であった。

　第二の目的は，PTG と PTD の関連を見ること。ベイカーらのデータ（Baker et al., 2008）をはじめとして，先行研究の多くは PTG と PTD に有意な相関を見出していない。しかし，カンツら（Kunz et al., 2017）は正の相関を見出し，マイケルセンらは曲線関係を見出した。共通しているのは，言語的に逆方向の変化を示しているはずの PTG と PTD が，「逆向きの負の相関」を示していないという事実だ。より多くのデータで分析することによって，この関連が再現されるか検討することが第二の目的であった。

　そして，第三の目的は，PTG のプロセスを説明するために提唱，検証されてきた「PTG 理論モデル（Tedeschi et al., 2018）」が PTD の理解にどう適用できるか検討することであった。

6.　PTG 理論モデルを構成する 7 つの要因

　危機を経験したことによって，人は，人間として成長することもあるという現象自体は世界中で，ずっと以前から観察されてきたことである。

　ただそれに，「心的外傷後成長（PTG）」という名前を与え，操作的に定義し，尺度を標準化し，そのプロセスを「こういう流れで，こういう要因が関連しているはずだ」と理論化し，モデルとして描き，それを多くの研究によって，実証的に検討してきたという点でのみ新しい。

　新しいとは言っても，1995 年にはスタートしているのだから，既に 25 年になる。

　キャプランの危機理論やエリクソンの心理社会的発達理論に着想を得たシェイファーとムースの「トラウマをきっかけとした認知的変容の理論（Schaefer & Moos, 1992）」，ラザルスとフォルクマンの「ストレス認知的評価と対処の理論（Lazarusu & Folkman, 1984）」，ジャノフ・バルマンの「トラウマによる世界観崩壊の理論（Janoff-Bulman, 1992）」，ニーマイヤーによる「ナラティブ理論（Neimeyer, 1993）」などをもとに，リッチとローレンスが PTG の理論を発表したのは 1995 年のことだ（Tedeschi & Calhoun, 1995）。

　その最初の理論モデルから，3 度の改訂（Calhoun & Tedeschi, 1998, p. 221; Tedeschi & Calhoun, 2004, p. 7; Calhoun, Cann, & Tedeschi, 2010）を経て，4 度目に改訂された理論モデルが今現在最も新しいものだ（Tedeschi, Shakespeare-Finch, Taku, & Calhoun, 2018）。

　日本語では，2 度目の改訂に基づいた理論モデルを，「心的外傷後成長ハンドブック（宅・清水, 2012, 医学書院）」の p.10，及び，「PTG 心的外傷後成長—トラウマを超えて（近藤, 2012, 金子書房）」の p.6 に掲載している。そして，3 度目の改訂に基づいたモデルは，「PTG の可能性と課題（宅, 2016, 金子書房）」の p.11 に掲載している。

　そして，4度目の改訂を経た第5版PTG理論モデルが図6である。

　これは，前回の「PTGハンドブック（Calhoun & Tedeschi, 2006; 日本語訳は宅・清水, 2012)」の知見が古くなってきたことから，リッチ，ローレンス，ジェイン，そして私の4名で，PTGのテキストを新たに執筆した際に改訂したものである（Tedeschi et al., 2018)。

＊　　＊　　＊

　この理論モデルは，PTGがどのような認知的・情動的メカニズムで実感されるのかという道筋を説明している。

　主に，7つの要因で構成される。

　第一に，PTGのプロセスは，客観的に「トラウマ」だと判断されるようなあらゆる危機事象から自動的に生じるのではなく，個々人がそれまでの人生の中で，積み上げてきた世界観や信念の問い直しを迫るような「中核的信念の認知的揺さぶりやこころの葛藤」から生じる。したがって，たとえ客観的に見て「トラウマ」だと判断されるような出来事を経験したとしても，それによって，自分が信じてきたことがなんら影響を受けなければ，PTGのプロセスはスタートしない。

　第二に，中核的信念が打ち砕かれるような出来事を経験したことで，「情緒的な苦痛」が引き起こされていることが条件である。出来事によってそれまでに描いていた人生設計が壊れたと感じたり，信じてきたことがもはや通用しない，積み上げてきたものが崩れてしまったと感じることは，耐えがたい苦痛を引き起こす。情緒的な苦痛を伴わずとも，一般的な「人格的成長」は起きるが，「PTG」のメカニズムにとって，苦痛の実感は避けては通れない道である。

　第三に，耐えがたい苦痛は，コントロールすることが非常に難しい，「侵入的な熟考や反芻」を引き起こす。何か別のことをしていても，いつのまにかそのことが頭の中に入ってきて集中できない。なるべくそのことを考えないようにと気晴らしをしてみたり，あるいは人に相談してみたりと様々な

図 6　PTG の理論モデル（2018 年改訂版）

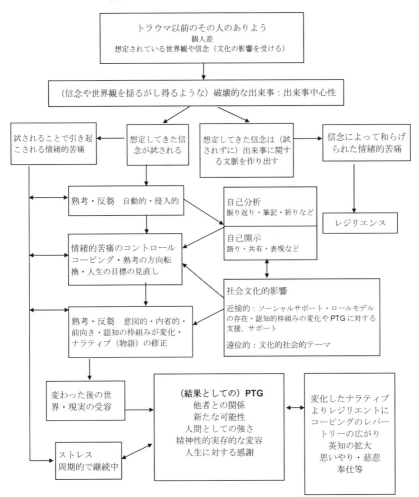

Tedeschi, R. G., Shakespeare-Finch, J., Taku, K., & Calhoun, L. G.（2018）. *Posttraumatic growth: Theory, research, and applications*. NY and London: Routledge をもとに作成

「コーピング・ストレス対処方略」を取ることになる。

　第四に，侵入的な熟考や情緒的な苦痛と，コーピングの過程をつなぐものとして，「自己分析や自己開示」のプロセスがPTGにとって重要である。今，ここで感じていることや考えていることを文字にしたりして整理したり，心を落ち着けるために目を軽くとじて呼吸を整えたり，祈りを捧げたりすることがある。また，信頼できる人に，気持ちを打ち明けることによって，受け止めてもらえたという感覚を得ることで，情緒的苦痛に，より効果的に対処できるようになる。

　第五に，これらのプロセスによって，それまでコントロールすることが難しかった「侵入的な熟考」が，より「意図的で前向き，内省的な性質の熟考・反芻」へと軸足が移されてゆく。打ち砕かれた世界観や人生設計を徐々に見直し，出来事が起きてしまった後の今現在の状況において，どうしていこうかという考えが生まれてくる。崩れたものを再び，別の形で，構築してゆく中で生じる認知的な営みである。この認知プロセスの働きによって，人生の「ナラティブ・物語」も書き換えを余儀なくされ，出来事が起きた後の「今，ここで」の現実が徐々に「受容」されることによって，PTGの実感が生まれてくる。

　第六として，この一連のプロセスは，「社会文化的な背景」と切り離すことができない。家族や友人など，身の回りの人から受ける「近接的文化」の影響は，例えば，PTGのロールモデルとなるような人が周りにいるかどうかによってあらわされる。「遠位的文化」がPTGに及ぼす影響は，多くの場合，間接的であり，個人レベルで意識することはあまりないが，時代背景，政治経済的背景，宗教的背景，社会の価値観などに影響を受ける。

　第七として，変化を余儀なくされた後の「人生のナラティブ」や，危機を経験したことによる「英知の深まり」と，「PTGの実感」が，三者，相互に影響し合い，その後の人生を形作る点まで含めて，PTG全体のプロセスとなる。

7. 5つの変更点

　ではこの第5版のモデルは，これまでに発表されてきた初版（1995），第2版（1998），第3版（2004），第4版（2010）の理論モデルと何が違うのか。

　大きく5つある。

　第一に，これまでの理論モデルでは，「PTG」は「意図的な熟考」から直接引き起こされる，と考えられていたが，それを見直した点である。

　これまでのモデルは，自分が経験せざるを得なかったつらい出来事に対して，どのような意味があったのだろうとか，そのことから何か得ることはあったのか，そのことを何か生かせるような道というのはあるのか，など，「意図的，前向きに熟考」すればPTGが起きやすくなることを示していた。

　しかし，うがった見方をするならば，「意図的，前向きに熟考」しさえすれば，出来事が起きた後の，このつらい現実をたとえ否認していたとしても，PTGの実感がもたらされるはずだ，ということを示している。

　今回リッチ，ローレンス，ジェイン，そして私と4人で何度か話し合い，PTGは意図的熟考から直接的に生じるのではなく，そこにワンクッション，出来事が起きてしまった後の「今，ここで」の現実を受け入れるという心の動きなくして，本来のPTGは起きえないのではないかという結論に至った。

　2008年頃から，頻繁に聞かれるようになった「New Normal（ニュー・ノーマル）」というキーワードが，私達の研究領域でもよく使われるようになっていたので，その影響もあった。

　ニュー・ノーマル，つまり，それ以前の状態と比べると決して「当たり前」のはずではなかった現実だが，それがこれからの生活で「当たり前」になってゆく。

　この現実を否認したままでは，PTGは認識しえない。

　むしろ，現実を受け入れないまま，PTGを実感していても，それは，あ

くまで一時的に，このつらい状況から生じているストレスを弱めようという試み，「肯定的な再解釈」と呼ばれるストレス対処方略，コーピングとしての要素が強いはずだ。

　PTG とコーピングは異なる。

　そのため，もっと「受容」に重みをもたせよう，と話し合った。

　認知行動療法の１つである「アクセプタンス＆コミットメントセラピー（ACT: Hayes et al., 2012) に学んだ点も大きいし，オリンピックの水泳選手を対象とした事例研究（Howells & Fletcher, 2016）や，グラウンデッドセオリーという手法を用いた乳がん患者との面接の結果（Horgan et al., 2011）からも，PTG における受容の意義は示されていた。

　また，他の研究者も受容の大切さを指摘していた（Chopko & Schwartz, 2009）。

　ただ，量的研究からはまだ十分なエビデンスが得られていない。

　したがって，勇み足になる可能性もあるが，理論的そして臨床的に見て妥当というだけでなく，これは「PTG が認知に偏りすぎている」という批判にこたえる意味でも必要な変更だろうと話し合った。

　その結果，今回のモデルではじめて，PTG にとっての直接の誘因を「意図的熟考」ではなく「受容」に変更した。

　ちなみに，なぜ量的研究においてエビデンスが得られていないのかと言うと，一時点における調査研究で両者の関連を検討した場合，「受容」できている危機は，もはや主観的には「危機」にならない傾向が強いので，PTG にとって必要な要因である，「中核的信念の揺らぎ」が高く報告されず，PTG も，結果として高くならない。したがって受容と PTG の間に相関がみられなくなってしまう（例えば Tomich & Helgeson, 2012）。

　しかし，この改定理論モデルで私たちが想定している「受容」とは，PTG にとって必要な他の要因をすべて認知的に満たした上でのニューノーマルに対する「受容」である。

　実証的な研究が待たれる。

＊　　＊　　＊

　第二の変更点は，理論モデルの下部，すなわち，到達点をイメージする箇所に，「ストレス」を想定し，結果としての「PTGの実感」と，相互に関係し続けると仮定した点である。

　これまでは，モデルの上部，すなわち，トラウマを経験したスタート時点にのみ，ストレス，すなわち情緒的苦痛を据えていたため，ソーシャルサポートを得るなど，さまざまなストレス対処方略によって，PTGが実感される頃には，あたかもストレスが軽減されているかのような印象を与えてきた。

　PTGとストレスからの回復は同義ではないということは，これまでの膨大な実証的研究が支持している（Shakespeare-Finch & Lurie-Beck, 2014; Taku et al., 2015）。

　PTGを実感しているからといって，ストレスフリーになるわけではない。

　PTGとストレスの両者が共存しあうという現実，両者が一次元上の端と端ではないと実証してきた研究結果（Shakespeare-Finch & Lurie-Beck, 2014; Taku et al., 2015）を，今回のモデルに入れるのは当然の帰結である。

　PTGは心的外傷後「成長」というだけで，ついそこに「めでたしめでたし終わり良ければ全て良しのハッピーエンド」を見てしまう。

　繰り返し，PTGとはそうではないことを，データを用いて説明しても，自分を含め思い込みを変えるのは容易ではない。

　それもあり，PTGは「傷つき苦しみを抱えているトラウマのサバイバーに，むしろプレッシャーを与え，さらに傷つける，理想主義のきれいごとだ」と非難されることも多い。しかし，データが示しているのは，たとえ成長の実感があっても痛みやつらさは残るという現実だ。これを今回モデルに入れることにしたのが第二の変更点である。

＊　　＊　　＊

　第三の変更は，出来事が起きる以前の，その人のありようを一番上に据えて，下に向けて矢印が進んでゆくこの理論モデルの終着点，到達点のような

位置に据えられている「PTG」に，（結果としての）というフレーズをカッコ
書きで付け加えることにした点である。

　この変更は重要である。

　なぜなら，PTG はトラウマに遭遇した直後からスタートする経験そのも
のであり，ある一時点における成長の実感という意味では「結果」でもある
が，「プロセス」でもある（Tedeschi & Calhoun, 2004）。

　したがって，たとえば「侵入的な熟考」で悩んでいる時も，「自己分析や
自己開示」によってなんとか気持ちや考えを整理しようとしている時も，
PTG のプロセスは進行中であり，常に，その只中にいる。

　そのため，これまで，7 つの要因を含むこのモデル全体で「PTG 理論モ
デル」と名づけてきたにもかかわらず，モデルの下部のみに「PTG」を入
れていたことにより，PTG はまるでゴール，すなわち「結果」であり，そ
れに関連する残りの要因を経験している時には，PTG はまだ起きていない
かのような印象を与えてしまっていた。

　最下部に据えられている「PTG」とはあくまでも，何かのタイミングで，
過去と今をつなげて振り返った時に，「自分はあの出来事があって成長し
た」と自覚される主観にすぎない。

　現象としての PTG は出来事が起きた直後から始まっているからだ（Hefferon
et al., 2010）。

＊　　＊　　＊

　第四の変更点は，以前のモデルにおいて，最下部，到達点のあたりに置か
れていた「ウエルビーング（精神的健康）・人生に対する満足度」を削除する
ことにした点である。

　これまでのモデルでは，PTG の実感が，幸福感や人生に対する満足を直
接は導かないにしても，人生の物語が，書き換えられることによって，幸福
感や満足感が得られるはずだと想定，少なくとも期待していた。

　しかし，そのようなモデルを設定していたことで，トラウマを経験せざる

を得なかった人が，満足感や幸福感をもって，その後の人生を歩んでいくためには，PTG という経験があたかも必要かのような誤解を生んでいた可能性がある。

　PTG が，何かの「手段」としての役割を果たすべきだと考えていたのかもしれない。

　けれども，たとえ PTG を経験したからといって，皆が人生に生きがいを見出したり，幸福になるわけではない，ということを，私たちは，研究に協力してくださった何千，何万という人々から学んできたはずである。

　トラウマを経験しても，PTG の実感なしに，その後の人生を「幸福感や満足感」を持って生きている人が多くみられることも，PTG 以外の研究領域から学んできたはずである。

　したがって，あたかも PTG に引き続く究極的な目標のように，モデルの下部に据えられていた「ウエルビーング・人生に対する満足度」は今回削除した。

　そして，モデルの下部，左側にはストレスを，右側にはその人となりとしての態度や人格，行動を置き，PTG と相互に影響し合うことで，トラウマ後の人生が続いてゆくことを示すこととした。

＊　　＊　　＊

　そして第五の変更。これまでのモデルには組み込まれていなかった「レジリエンス」を 2 か所に入れることにした。

　これは，あまりにも「PTG」と「レジリエンス」がごっちゃになっている論文が多いため，理論モデルの中ではっきり示すことが必要ではないかとの考えによる変更であった。

　1 か所目のレジリエンスはモデル上部の右に位置する。これは，性格特性としてのレジリエンスを兼ね備えている個人の場合，トラウマによって世界観が揺さぶられたとしても，信念を柔軟に調整したり，持てる資源（リソース）を有効に活用して，効果的にストレスに対処することができ，ばねのよ

うに回復することが可能であるという特徴を示している。

悩み，逡巡するなどの反芻や侵入的熟考といったもがきの必要がないか，少なくとも長期にわたらず，トラウマ後の現実に，比較的うまく適応してゆける。それを示したのが上部右側に位置するレジリエンスである。

しかし，出来事が起きる前は，レジリエンスが高くなかった人が，PTGのプロセスを経て，変わったという実感を得ることによって，レジリエンスが高まるということは十分にあり得る。

つまり，PTGのきっかけになった出来事とは必ずしも直接の関係がない，後続のストレスに対して，ばねのように，しなやかに立ち直ってゆく強さや柔軟さがPTGによって実感されることはあるので，その意味での「レジリエンス」を示したのがモデルの下部右側である。

＊　　＊　　＊

以上，改訂版PTG理論モデル（第5版）は，つらい出来事に引き続く，信念や世界観の崩壊をきっかけとする認知・情動的なPTGプロセスの全体像を示したものであり，変数間の関連については，受容の役割など数量的に未検討の部分があるものの，全体としては実証的な研究で裏付けがなされている（Wilson et al., 2014など）。

＊　　＊　　＊

このモデルに関して議論を重ねる中で，これをPTDの理解にも適用できるのかという疑問がわいた。

たとえば，つらいことや悩みを話した時にちゃんと聞いてもらえた，受け止めてもらえたと感じた場合にはPTGの実感が高くなることがわかっているのだから（Taku et al., 2009），聞いてもらえなかった場合や，むしろ話したことで相手が困ってしまったとか，迷惑をかけてしまったように感じる場合には，PTDの実感が強くもたらされるのだろうか。

モデルに含まれている要因が，すべてPTGの場合と逆の影響を示すとは限らないだろう。

例の非対称性を持ち込むまでもなく，たとえば，出来事の衝撃度を示す
「出来事中心性（Berntsen & Rubin, 2006）」と呼ばれる概念がある。

それは，「その出来事が自分の中でターニングポイントになっている」と
いう実感を指す。

そのような実感が高ければ高いほど PTG は高いという結果が報告されて
いるが（Kuenemund et al., 2016），これは PTD にも同じような影響を及ぼす
のではなかろうか。あるつらい出来事が自分を大きく変えたという経験にな
っていれば，ポジティブだけでなくネガティブな変化もきっと認知している
に違いない。

10 か国研究では，PTGDI-X-50 のデータを取り，その信頼性と妥当性を検
証。PTG と PTD の関連を検討。そして PTG と PTD それぞれを従属変数
に据えた予測変数のパターンの分析。この 3 つが目的であった。

8.　研究結果その 1：信頼性と妥当性

収集した膨大なデータから，分析対象とするデータを選ぶために，PTG
や PTD のきっかけになりえるようなつらい出来事として「トラウマを経験
していること」を条件に加えた。

具体的には，「トラウマとは『生死にかかわるような大きな出来事で，自
分が経験することに加え，人が巻き込まれたのを目撃することもトラウマ体
験である』と定義されています。この定義に照らし合わせて，あなたが経験
した出来事はトラウマだと言えそうですか」と聞き，この質問に対して，
「はい」と答えた方のみを分析対象とした。

分析対象とされた各国のデータの特徴を表 10 に示す。

まず，第一の目的である PTGDI-X-50 の信頼性と妥当性について検証した。
信頼性の指標である，「内的整合性」を見た。

具体的には，統計量の「クロンバッハのアルファ係数」という数値を算出

表10　10か国研究に参加した各国の調査協力者の特徴

	アメリカ	オースト ラリア	イタリア	ドイツ	ポーランド
合計人数	214	226	321	202	287
男女の人数	男性：111 女性：100	男性：182 女性：42	男性：77 女性：244	男性：65 女性：137	男性：43 女性：244
平均年齢 （標準偏差）	35.51 (10.06)	26.28 (12.14)	29.98 (11.34)	34.71 (12.01)	28.24 (8.99)
出来事が起きた 当時のストレス	3.64 (0.48)	3.32 (0.89)	3.38 (0.74)	2.74 (1.27)	3.36 (0.78)
最近のストレス	2.43 (1.26)	1.13 (1.14)	1.85 (1.16)	2.07 (1.23)	1.57 (1.16)

注：出来事が起きた当時のストレスは，「そのことが起きた当時，それはどのくらいストレスでしたか？」という質問で「0 ＝全然ストレスはない」，「1 ＝少し」，「2 ＝まあまあ」，「3 ＝かなり」，「4 ＝ものすごくストレスが強い」のうち1つ番号を選んでもらった。最近のストレスは「ここ1か月をふりかえって，その出来事はどのくらいストレスですか？」という質問で，同様に「0 ＝全然ストレスはない」から「4 ＝ものすごくストレスが強い」のうち1つ番号を選んでもらった。各国で平均と標準偏差を取った値をそれぞれ掲載している。

する。

　この値は，0 から 1 の範囲を取り，高ければ，項目のまとまりをあらわす「尺度」としての信頼性が高いと判断できる。

　全体の PTG 25 項目は，全ての国において，イタリアの 0.93 からネパールとペルーの 0.97 の間を取り，十分に高い値であった。

　全体の PTD 25 項目も，全ての国において，トルコとポルトガルの 0.93 からペルーとアメリカの 0.98 の間を取り，十分な値が得られた。

　5つの下位尺度ごとに見た PTG は，日本における「人生に対する感謝」が 0.68 と低かったが，それ以外はペルーにおける「他者との関係」の 0.93 までの値を取り，まあまあの信頼性が得られた。

　5つの下位尺度ごとに見た PTD の方は，トルコにおける「人生に対する感謝」が，やはり 0.55 とかなり低かったが，それ以外は，ペルーにおける「新たな可能性」の 0.93 までの値を取り，こちらもまあまあであった。

日本	トルコ	ネパール	ポルトガル	ペルー
130	169	196	181	201
男性：56	男性：36	男性：65	男性：33	男性：49
女性：71	女性：132	女性：129	女性：133	女性：152
25.75	24.45	22.27	32.34	25.29
(10.76)	(8.39)	(4.78)	(12.91)	(9.63)
3.29	2.80	2.86	2.93	3.46
(0.83)	(0.90)	(1.21)	(0.95)	(0.51)
1.34	1.96	1.85	1.79	2.87
(1.26)	(1.08)	(1.22)	(1.09)	(1.06)

　内的整合性のこの値が，高く出たり低く出たりする理由は，項目間の類似性，つまり各尺度がちゃんと整合性のある項目のみで構成されているかどうかという点はもちろんのこと，得点のばらつきや，尺度を構成している項目の数にも左右される。

　例えば，「人生に対する感謝」という下位尺度は，PTG も PTD も 3 項目のみで構成されているため，これが低いアルファ係数の一因ではないかと考えられる。

　したがって，もしこれを改善しようとするのであれば，「人生に対する感謝」として顕在化するであろう PTG の内容と，それに対して逆となる PTD の内容の両方を増やすことを検討しても良いだろうが，PTGDI-X-50 を出版した今，この仕事に着手するのはあまり現実味を帯びない。

＊　　＊　　＊

　妥当性の方は，2 つの観点からチェックした。

　1 つ目は，PTD に対してそれと PTSD 症状の関連，そして PTG に対してもそれと PTSD 症状の関連を見ることで，PTD と PTG の構成概念妥当性をチェックした。

　PTD はネガティブな方向の変化を反映しているはずなので，先行研究

(Barrington & Shakespeare-Finch, 2013) が示しているように，PTSD症状とは強い正の相関を示していれば妥当性があると言えるだろう。

　一方，PTGは，PTSDとの間に，もし線形の相関を仮定するのであれば，ほぼ無相関という結果が得られるはずである。

　結果を表11に示す。

　若干，仮説と異なる傾向を示した国はあるものの，総じて，仮説どおりの結果であった。

　2つ目は，因子的妥当性と言って，理論的に準備したPTGとPTDが各5因子で構成されるというモデルと，実際のデータの適合度をみることで検証される。

　その具体的な結果は，実際の論文（Taku et al., 2021）に譲るが，結果はまあまあのあてはまりであった。

　適合度がすばらしく良いとも言えなかったが，だからと言って，棄却しなければならないほど悪いというわけでもない，つまり，まあまあな結果であった。

表11　各国における，PTGとPTSD症状の相関及びPTDとPTSD症状の相関

	PTGとPTSD症状の相関	PTDとPTSD症状の相関
アメリカ	.26***	.84***
オーストラリア	.06	.69***
イタリア	-.10	.67***
ドイツ	-.02	.83***
ポーランド	-.02	.64***
日本	.14	.70***
トルコ	.31***	.46***
ネパール	.13	.16*
ポルトガル	.11	.47***
ペルー	.02	.61***

*p<.05, ***p < .001

PTG25 項目と PTD25 項目のうち，どの項目が PTG と PTD それぞれの 5 因子，つまり 5 つの下位尺度を代表しているかという点に関しては，10 か国で共通とみて良いものの，それぞれの 5 因子が，10 か国で等しく PTG と PTD をしっかり表せているかと言えば，それは結論できないということがわかった。

つまり，どのような変化をもって PTG か，何をもって PTD か，というとらえ方が，10 か国で共通しているとは限らない可能性のあることがわかった。

9.　研究結果その 2：プラスマイナス

次に，第二の目的である PTG と PTD の関連について検討した。

その結果を表 12 に示す。

ベイカーら（Baker et al., 2008）をはじめとして，線形の相関を仮定した先行研究の多くは，PTG と PTD に有意な関連を見出していない。

本研究でも，10 か国中，5 か国（オーストラリア，日本，トルコ，ポルトガル，ペルー）において，PTG と PTD の間に相関なしという結果が得られた。

アメリカのみ，カンツらの研究（Kunz et al., 2017）と同様に，正の相関が見られた。

興味深いのは，この 10 か国研究において，アメリカだけが「過去 2 年以内に」トラウマを経験した人が対象となっていた点である。これは，カンツらが「トラウマからの経過期間が短いと，PTG も PTD も出来事の衝撃度と比例する可能性が高く，両者に正の相関が見られた理由ではないだろうか」と考察していたことと一致する。

次に，マイケルセンら（Michélsen et al., 2017）が，両者曲線の関係を見出していたことを受け，それを検討した。

その結果，5 か国（イタリア，ネパール，アメリカ，ドイツ，ポーランド）で有

表 12　PTG と PTD の平均値（標準偏差），直線関係にあると仮定した時の相関係数，そして曲線関係が有意であったかどうかについての結果

	PTG の平均 （標準偏差）	PTD の平均 （標準偏差）	PTG と PTD のピ アソンの相関係数	PTG と PTD が曲 線関係にあるか
アメリカ	2.29 (1.22)	1.50 (1.38)	.23**	曲線関係
オーストラリア	2.35 (0.99)	0.91 (0.86)	.05	
イタリア	2.27 (0.93)	1.35 (0.96)	-.32***	曲線関係
ドイツ	2.31 (1.04)	1.18 (1.06)	-.04	曲線関係
ポーランド	2.34 (1.16)	1.06 (0.92)	-.12	曲線関係
日本	1.98 (1.12)	1.35 (1.05)	.08	
トルコ	2.54 (1.04)	1.50 (0.93)	.17	
ネパール	2.35 (1.15)	0.14 (0.47)	-.26***	曲線関係
ポルトガル	2.51 (1.12)	0.95 (0.83)	.14	
ペルー	2.77 (1.22)	1.17 (1.15)	.11	

平均値は 0 点から 5 点の間を取る。**p <.01, ***p < .001
詳細は以下の論文を参照のこと。
Taku, K., Tedeschi, R. G., Shakespeare-Finch, J . . . & Calhoun, L. G. (2021). Posttraumatic growth (PTG) and posttraumatic depreciation (PTD) across ten countries: Global validation of the PTG-PTD theoretical model. *Personality and Individual Differences, 169*, 110222. doi: 10.1016/ j.paid.2020.110222

意な曲線関係が見出された。

　ある程度までは，出来事の衝撃次第で，PTG が高ければ PTD も高いというように，プラスマイナス両方の変化を経験するが，ある程度のところでそのカーブが下り，PTG の実感がかなり強くなると，PTD は抑制される，あるいは PTD の自覚がかなり強くなると，PTG が抑制されるという結果であった。

　以上の結果から，やっとデータによって，「トラウマの後，良い方向に変わりましたか？悪い方向に変わりましたか？それとも何も変わっていませんか？」という聞き方はふさわしくないということを実証できたのではないかと思った。

　なぜなら，「良い方向の変化（PTG）」と「悪い方向の変化（PTD）」を両方経験している人が大勢みられたのだから。

　ちなみに，この表 12 から，もう 1 つ読み取れることとして，PTG に比べ，PTD を実感している人の割合が 10 か国全てにおいてずっと低かったという点が挙げられる。

　臨床現場にいる専門家は，この結果を意外に感じるかもしれない。

　なぜなら，自分たちが出会うクライエントの中に，PTG の実感が全くない人が占める割合が高く，内省が進むほどに，むしろ PTD の実感に押しつぶされそうになったり絶望感を抱いたりするクライエントが多いのではないかと予想されるからである。

　そのため，本研究の結果は，日ごろ臨床場面で抱いている実感とはかなりのずれがあるように思うかもしれない。

　それは，本研究の対象となった方が，全員トラウマを経験したと自己報告しているものの，PTSD と診断を受けた人が対象ではなく，大学生を含む一般の方々，いわゆる健常群が対象であったことと関係しているかもしれない。

　それに加えて，PTD は，PTG ありきで，後から言葉上正反対に作られた項目の集まりなので，いわゆる「トラウマ後に悪くなった変化」そのものを忠実には拾えていない可能性があることも関係しているかもしれない。

＊　　＊　　＊

　実は，ストレスに引き続く，抑うつや不安，悲しみ，食欲減退，不眠等の心身のストレス症状とは，別の内容の「ネガティブな変化あるいはマイナスの変化」も，「ポジティブな変化あるいはプラスの変化」と同時に聞くべきだと最初に主張した研究者は，リッチとローレンスではない。

　PTGI が 1996 年に出版される数年前に，イギリスの研究者，スティーブン・ジョセフらが，危機的な体験に引き続くものの見方の変化を測定する尺度，「Changes in Outlook Questionnaire：CiOQ」を発表している（Joseph et al., 1993）。

　これは 26 項目からなる尺度で，「今は，以前より思いやりがあって我慢強い人間になっている」など 11 項目がポジティブな変化を，そして「今は，

人をあまり信用しなくなった」など 15 項目がネガティブな変化をあらわしている。

　ある出来事を経験した今の自分に，正負の変化を表す 26 項目それぞれがどれくらいあてはまるかを聞く形式で構成されているので，イメージとしては，PTGDI-X-50 にかなり近い。

　その後の研究で，このうち「ポジティブな変化」を表す CiOQ の項目は PTG とも，当然であるが，正の強い相関を示すことが明らかにされている（Joseph et al., 2005; Val & Linley, 2006）。

　「ネガティブな変化」を経験していないことがすなわちポジティブではなく，また「ポジティブな変化」を経験していないからといってネガティブではない，ということを質問紙のデザインによってあらわした貴重な研究だと言えよう。

　ただ，PTGDI-X-50 と異なり，CiOQ はポジティブな変化とネガティブな変化をあらわす項目数が異なることからも明らかなように，内容が，正負で対にはなっていない。

　例えば，「人をあまり信用しなくなった」という項目がネガティブな変化を表すものとして用いられているが，それに対応するような「人をより信用するようになった」などという項目は，CiOQ に含まれていない。

　これはこれで，私は好きだ。

　PTGI と PTDI のように，すべてのことに対して，一対一で正負の両面があると想定して質問紙を構成するよりも，現実に即している気がするからだ。

　「非対称性」にもあらわされるように，「人をあまり信用しなくなった」が，彼らの思惑通りマイナスの変化だとしても，言葉上，正反対にした「人をより信用するようになった」が必ずしもプラスとは限らないだろう。

＊　＊　＊

　ちなみに，スペインで 2004 年に起きた列車爆破テロ事件の際にマドリードに居住していた人を対象に CiOQ と PTG の関連を検討した研究（Val &

Linley, 2006）がある。そこでは，なんと CiOQ の「ネガティブな変化」を表す得点と PTGI 得点の間に，正の相関（r = .28）がみられている。

これは大変に興味深い。

CiOQ に含まれている「ネガティブな変化」の項目には，例えば，「時計の針を巻き戻せるものなら巻き戻したい」とか「今，死ぬことをとても怖く感じている」，「未来が待ち遠しいという気持ちはもうない」，「何か悪いことが待っている感じがする」といった，トラウマの衝撃を強く受けた人であれば，誰もが，経験しても不思議はないような項目が含まれている。

もし，これが出来事の衝撃度，つまり自分がこれまでに信じてきたことや当たり前だと思ってきたことがテロによって揺さぶられたというショックの程度を反映しているのであれば，それと PTG は正相関してもおかしくないので，このような結果につながったのかもしれない。

＊　　＊　　＊

時々，私のもとには「PTGDI-X-50」に関する問い合わせのメールがある。そう言えば，「PTGI」の項目と「PTDI」の項目を，ペアで引き算をして（例：図 4 における「PTGI（1a）」の得点―「PTDI（1b）」の得点），答えがプラスなら PTG をより強く経験しており，マイナスなら PTD をより強く経験しており，その差がゼロなら PTG と PTD を同程度経験していると解釈できるだろうか，という質問を受けたことがある。

私なら引き算はしない，とお返事した。

なぜなら，その差がゼロの場合，PTG と PTD の両方を強く同程度に経験しているから（5-5=0）差がゼロになったのか，両方とも全然経験していないから（0-0=0）差がゼロになったのかわからなくなるからだ。それをコントロールできなければ，宝の持ち腐れだと感じる。

そこで，私自身は，両者を独立したものとして分析することが望ましいと考えているが，これもデータの裏付けがあってはじめて，論文として発表できるものとなる。

　本来であれば，トラウマの後，「良くも悪くもいろいろなことが変わった」と表現されるような，ごく普通のことであろうが，研究では，それを一歩ずつ実証してゆく。

　そして，論文でエビデンスを出し，アイデアを繰り返し議論しない限り，ミラムらに始まる一連の研究（Milam et al., 2005; Nordstrand et al., 2017）が，現在も向かっている「人はプラスに変わるかマイナスに変わるか変わらないかのどれかだ」という流れに，待ったをかけることはできない。

　この流れはPTGを超えたもっと大きな，心理臨床や社会の流れである，「マイナスに向かわないようにリスク要因を取り除き効果的な援助を考え，プラスに向かうように促進要因をつきとめ効果的な介入を考えるべきである」という価値観につながっている。

　この方向性をなぜ議論すべきだと感じるのかというと，それは，「援助」という名のもとに，社会が今日の価値観において望ましいととらえている，あるべき方向にヒト全体を誘導しようとすることに他ならないからである。社会も今日の価値観もひと昔前までのそれとは異なっているのにもかかわらず。そして，「望ましいありよう」には，大抵，裏の顔があるにもかかわらず。

10. 研究結果その３：モデル応用の限界

　最後に，第三の研究目的であった，PTG理論モデルの検討，及び，PTDに対するそのモデルの応用可能性を検討した。

　ただし，ここまでの結果で，PTGとPTDの関連はそれぞれの国のサンプルによって異なることがわかったので，10か国全部をひとまとめにして，モデルを検討することは道理に合わない。

　特に，PTGとPTDの関連が各国でまちまちだったという結果は，PTGDI-X-50が操作的に定義する「ポジティブな変化（PTG）」と「ネガティブな変化（PTD）」に関して，その経験の仕方が，国の代表となったサンプルによ

って共通ではないことを意味する。

　もし，10か国を，西洋対東洋などのように大きく2つに分けることが妥当だと判断できて，その下に階層を想定できたり，アジア，アメリカ，ヨーロッパなどと大きく3つにわけることが適切だと判断できて，その下にさらなる階層を想定できたりしたら，また別の分析方法を採用することもできたはずである。

　しかし，10か国をそのようにいくつかのグループにわけることはできず，結局，理想とは程遠いが，各国それぞれにおいて，本研究で準備した8つの要因のどれがPTG及びPTDと関連しているかを別々に検討することに決めた。

　まずPTGの方から，結果を表13に示す。

　1つ目。年齢はほとんどの国で有意な影響を示さなかった。もしPTGの5つの領域を別々に見ていたら年齢の影響が出たかもしれないが。なぜなら，トラウマ後に「新たな可能性」を見出すという内容のPTGは若い年齢の人によくみられる傾向があり，「精神性的実存的変容」を示すPTGは年齢が上の人によく見られる傾向があるからだ（Prati & Pietrantoni, 2014; Purc-Stephenson, 2014）。しかし，本研究では，PTGを領域別に見ずに，「全体PTG」のみを従属変数として分析したので，年齢の影響が相殺されたかもしれない。

　2つ目。意外なことに性別の影響は見られなかった。先行研究（Prati & Pietrantoni, 2014; Vishnevsky et al., 2010）から，女性の方がPTGを高く報告することを想定していたが，そのような結果は得られなかった。

　3つ目。「中核的信念の揺らぎ」と「出来事中心性」という2つの要因は，出来事の主観的な衝撃度をとらえるための概念である。トラウマが起きるまでに積み上げてきた大切なものを失ったという自覚があればあるほど，そしてその出来事が人生のターニングポイントになったという実感があればあるほど，PTGは高く報告されるというのがPTG理論モデルの前提である。し

表 13　各国における「全体 PTG」を予測している変数の影響

	オースト ラリア	ドイツ	イタリア	日本	ネパール
年齢	.11	.08	-.02	.05	-.07
性別	-.13	.05	.02	-.02	.04
中核的信念の揺らぎ	.21*	.15	.16	.22	-.03
出来事中心性	.24*	.25*	.07	.11	.07
侵入的熟考	-.12	-.19*	.01	-.21	.25*
意図的熟考	.19*	.26*	.19	.28*	-.01
自己開示後の良い経験	.38**	.43**	.34**	.51**	.22*
自己開示後の悪い経験	-.09	-.00	-.17	.08	-.11
R squared	.48	.49	.36	.58	.14
Adjusted R squared	.46	.47	.33	.54	.11
F	24.50**	23.27**	11.46**	16.77**	3.71**

8つの予測変数（年齢，性別，中核的信念の揺らぎ，出来事中心性，侵入的熟考，意図的熟考，自己開示後の良い経験，自己開示後の悪い経験）から PTGI-X 25 項目合計得点への標準偏回帰係数と決定係数，調整済みの決定係数，重回帰分析の F 値
*$p<.01$, **$p<.001$.

かし，表 13 に示したように，いくつかの国では，この仮説は支持されなかった。ただ，その原因は，サンプルサイズが比較的小さかったことと，後述するが，もっと強く影響を及ぼした要因があったためであり，仮説と真逆の結果が得られたわけではない。

　4つ目。「侵入的熟考」と「意図的熟考」のうち，後者，すなわち，あえて，起きたことの意味を反芻することは，先行研究及び PTG 理論モデルによれば，PTG の実感を強めるはずである。しかしすべての国で一貫してその関連が支持されたというわけではなかった。この要因も，仮説が根本的におかしいというよりは，相対的な問題で，より強い影響を持つ要因がこのモデルに含まれていたことが原因だと考えられる。

　5つ目。PTG に対してより強い影響を一貫して示したのが「自己開示後の良い経験」である。自己開示後の良い経験というのは，トラウマについて

ペルー	ポーランド	ポルトガル	トルコ	アメリカ
.03	.13*	.15	-.01	.00
.02	.01	-.05	-.05	-.09
.12	.26**	.28**	.30**	.08
.20	.20*	.21	.28*	.13
-.15	-.22**	-.21	-.03	-.08
.21	.16	.19	.02	.16
.37**	.30**	.34**	.24**	.54**
.02	.00	-.00	.04	.14
.38	.43	.43	.40	.58
.35	.41	.40	.36	.56
14.39**	25.65**	14.27**	12.72**	29.69**

話した後ほっとしたとか，相談したことで別の見方があることがわかったとか，何が起きたのか考えやすくなった，といった内容からなる。

　この結果は，これまでのPTG理論モデルが，「信念や熟考」といった認知面に偏りすぎており，PTGとはもっと人との相互作用や会話を通して実感されるようなものかもしれないということを教えてくれているように感じる。

　それは，困難に直面した時に人を頼りにするという援助要請行動をすんなり取れる人とPTGを実感しやすい人の間に，共通点があるからかもしれないし，現在の理論モデルでは人とかかわることに対して消極的な人にとってのPTGがうまく拾えていないからかもしれない（松井, 2016；Matsui & Taku, 2016）。

　ただし，こういった結果は，研究者が何に注目して「全体PTG」の個人差を説明しようとしているか，何をもって「PTG」と名づけているかという，研究者側の視点に左右される。

とは言え，現行のモデルに立ち返るならば，表13に示した8つの予測変数全部で，ネパール以外の国では，PTGの個人差に対して十分な説明率を示している。ちょこちょこと，この8つの予測変数の組み合わせを変えることで，説明率が少し高くなったり，データとモデルのあてはまりが少し良くなったりするかもしれない。

けれども，この結果を見て，現行のPTGI-X得点を従属変数としてその個人差を説明するような研究は飽和点に達した，もはや行きつくところまで行ったのではなかろうかという実感を持った。

＊　　＊　　＊

PTDの場合は若干異なる。先行研究がほとんどないため，どのような結果であっても，それなりに有益な情報を提供できるからである。

結果を表14に示す。

表14　各国における「全体PTD」を予測している変数の影響

	オースト ラリア	ドイツ	イタリア	日本	ネパール
年齢	-.04	.03	.10	-.17	-.02
性別	.02	-.04	-.02	-.10	.14
中核的信念の揺らぎ	.20*	.04	.08	-.04	.05
出来事中心性	.17	.28**	.13	.26	.10
侵入的熟考	-.12	.01	.20*	.34*	-.10
意図的熟考	-.11	.11	-.13	-.07	.07
自己開示後の良い経験	.00	-.17*	-.02	-.02	-.01
自己開示後の悪い経験	.52**	.51**	.47**	.37**	.19
R squared	.41	.58	.36	.48	.08
Adjusted R squared	.39	.56	.32	.44	.04
F	18.72**	32.81**	11.03**	11.41**	1.90

8つの予測変数（年齢，性別，中核的信念の揺らぎ，出来事中心性，侵入的熟考，意図的熟考，自己開示後の良い経験，自己開示後の悪い経験）からPTDI-X 25項目合計得点への標準偏回帰係数と決定係数，調整済みの決定係数，重回帰分析のF値
*p<.01, **p<.001.

　PTD を文字通り，「マイナスの方向への変化」を示すものだと解釈するの
であれば，侵入的思考，つまり，考えたくない時であっても，いつのまにか
そのことを考えていて他のことに集中できなかった，といった認知コントロ
ールの難しさを経験している人ほど，PTD が高くてもおかしくないはずだ。
しかし，そのような結果が得られたのはイタリアと日本だけであった。

　またトラウマが，ターニングポイントになったという実感をあらわす「出
来事中心性」は，PTD にも影響するはずだと仮説を立てていたが，それが
支持されたのはドイツのみであった。

　ネパール以外の9か国で一貫した結果が得られたのは，「自己開示後の悪
い経験」だけであった。

　自分の身に起きたことを人に話したために，余計に混乱した，嫌な気持ち
になった，イライラした，などの経験が PTD に強く関連していた。

ペルー	ポーランド	ポルトガル	トルコ	アメリカ
-.04	-.08	.02	-.05	-.01
-.05	-.07	.16	-.03	-.01
-.04	.09	.02	-.06	.11
.05	.09	.22	.14	.16
.04	.06	.13	-.04	.01
-.02	.08	-.10	.02	-.04
.02	-.00	-.01	.02	-.08
.62**	.44**	.24*	.52**	.74**
.42	.29	.21	.31	.69
.40	.27	.17	.27	.68
17.66**	14.08**	4.98**	8.66**	47.94**

だが，表13に示したように，「自己開示後の悪い経験」のせいで，PTG
が妨げられる（負の標準偏回帰係数）と言う結果は得られていない。

同様に「自己開示後の良い経験」が，PTDの予防にもなっていないこと
は，表14から明らかだ。

つまり，ここにも「非対称性」の関係が繰り返されている。

＊　＊　＊

まとめると，PTDの個人差を説明するにあたって，PTG理論モデルが想
定してきた要因をそのまま応用するだけでは，不十分であることが確認でき
た。

PTGを説明した変数が，逆向きにPTDをも説明してくれるといった，わ
かりやすい結果にはならなかった。

類似の結果は，ポーランドの研究者も指摘している（Kroemeke, Bargiel-
Matusiewicz, & Kalamarz, 2017）。

ではなぜ，すっきりいかないのか。

実はこの10か国研究とほぼ同時期に，PTDの各項目が，実際に「ネガテ
ィブな変化（成長とは反対方向に向かう変化）」をあらわしているか日本人を対
象に調査した（Oshiro et al., 2019）。

その結果，PTDを測定するPTDI-Xの25項目中，「一日一日を以前より
大切にできなくなった」というたった一項目のみ，8割以上の人が，「はい，
ネガティブな変化だと思う」と同意したが，これ以外の24項目は，同意し
た人，同意しなかった人と，そのばらつきが大きかった。

例えば，「思っていた以上に自分は弱い人間であるということを発見し
た」というPTDを示す項目では，たった4割の方が「はい，ネガティブな
変化だと思う」と同意し，6割の方は，この項目を逆に「ポジティブな方向
の変化」だと回答していた。

つまり，「思っていた以上に自分は弱い人間であるということを発見」し
ても「強い人間であるということを発見」しても，どちらもPTGになりえ

ると考える日本人の割合がかなり高いことを意味する。

　確かに，この項目の意味合いは，「自分に対して持っていた評価を覆すような，別の自分を再発見すること」なので，そう考えると不思議はないかもしれない。

＊　　＊　　＊

　以上の結果は，アンケートなどの自己記述式の尺度で，目に見えない何かを測定するために「研究者が操作的に定義する」ことの限界を表している。

　今，この 10 か国研究に引き続く形で，多くの研究チームが PTG と PTD の研究を開始している。

　トラウマの内容，トラウマからの経過期間，調査協力者の方々の年齢や人種，家族構成，年収といった特徴，そして言語や文化によってばらつきがあるものの，私の知る限りすべての研究で PTG が PTD より高く報告されている。

　なぜトラウマを経験して，PTG の方が PTD より高いのか。

　本来，悪くなる方が当たり前だったからこそ，PTG に注目が集まったはずではなかったのか。

　たまたまトラウマを経験してかつ PTG も経験している少数派がアンケートに協力してくださったというサンプルの偏りを反映しているのか。それはいくらなんでもおかしい。そこには矛盾に満ちたトラウマの影響，そして複雑な人間の生涯発達がある。

　PTG を善と仮定した研究に先はないと考えている。

第4章　日米2か国比較研究を振り返る

1．10か国研究で強調しなかった国際比較の結果

　「10か国研究」に関する論文は，表15に示したように，2度の修正を経て，3度目の投稿で受理された。

表15　Taku et al.（2021）の流れ

APAの会期中にPTGDI-X共同研究プロジェクトの話が出た日	2015年8月7日
英語版の研究計画書を仕上げた日	2016年3月12日
世界の国々にそれを発信した日	2016年3月13日
日本で研究班を立ち上げ，翻訳等の準備を開始した日	2016年4月10日
アメリカの大学の研究倫理委員会の承認を得た日	2016年8月25日
日本語版の最終確認をした日	2017年5月14日
日本の大学の研究倫理委員会の承認を得た日	2017年6月8日
データ収集，データ入力が終わった日	2019年2月7日
データ分析のめどがついた日	2019年10月25日
論文を書き始めた日	2019年10月26日
Personality and Individual Differences（PAID）に投稿した日	2020年2月14日
PAIDから一稿に対するコメントが返ってきた日	2020年3月22日
二稿を投稿した日	2020年4月6日
PAIDから二稿に対するコメントが返ってきた日	2020年5月4日
三稿を投稿した日	2020年5月12日
PAIDにアクセプトされた日	2020年6月27日

　受理されるというのは，データを分析，考察した後，論文の形にまとめ，学術雑誌の編集委員会に送ると，編集委員長がその論文をよく吟味して，最終的に「OK」と判断することによって，当該雑誌に掲載されることを意味する。掲載されると，その知見は公のものとなり，他の研究者や実践家の目に触れ，また次なる研究そして議論へとつながってゆく。

　その「OK」の判断は非常に重要である。

　いったん「OK」して論文が世に出ると，他の研究者や実践家がそれをどう解釈し，活用するかコントロールできない。

　したがって，投稿された論文は，編集委員だけでなく，他の研究者のチェックも受ける。それを「査読」あるいは「ピア・レビュー」と言い，その仕事を引き受けた研究者は，大抵，1か月前後で，論文を読み，コメントを送り返す。

　その際，査読を引き受けた研究者が，余計な先入観を持たずに論文をチェックできるよう，著者の情報は伏せて論文を受け取ることが多い。それを「masked review」と言う。そして，誰が査読したかという情報も著者に伝わらないようにするシステムのことを「double-anonymous peer review（以前の用語で double-blind review）」と言う。

　ちなみに，査読者のプライバシーだけを保護し，著者が誰かは査読時に明かされるシステムもあり，それは「single-anonymous peer review（以前の用語で blind review）」と言う。また最近は「open peer review」あるいは「non-masked review」と言って，双方ともにオープンのシステムもある。

　いずれのスタイルにおいても，査読者は論文に対してコメントをするので，それをもとに編集委員長は，論文をそのままの形で雑誌に載せることが良いのか，著者に戻して少し修正してもらった方が良いのか，あるいは大幅に修正してもらってから再度検討し直した方が良いのか，あるいは載せない方が賢明なのかを判断し，著者に知らせることになる。

＊　　＊　　＊

　「10 か国研究」の論文の場合には，査読を引き受けてくださった研究者が二人いて，一人は「載せるべきではない」という感じの判断であり，もう一人は「少し修正して載せると良いと思う」という感じの判断であった。このように判断が分かれることは少なくない。

　それに対してどのような判断を下すかは編集委員長次第であり，この論文の場合には，私たちは，大幅に修正するようにという返事を受け取った。

　修正すべき点として挙げられていたのは，例えば，PTG と PTD の間の曲線の関係について説明不足である，データの分析において問題がみられる，解釈の飛躍がある，別の分析をしてみてはどうか，などであった。

　結局，一人目の査読者からは初回に 24 のコメント，2 回目に追加で 3 つのコメント，二人目の査読者からは初回に 5 つのコメント，そして 2 回目に追加で 1 つのコメントを受け取った。

　著者である私たちは，その 1 つ 1 つに返事しながら，自分たちの論文の質を上げ，本文の修正が終わったら再投稿する。

　その際，論文のどこをどのように修正したか，ないしは修正しなかったかという説明の手紙も添える。

　図 7 に，2 度目の再投稿の際に送った返事の一部を示す。

　指摘された内容にこちらが同意した部分に関しては本文を修正し，指摘されたけれども納得できないとか，納得できるけれども本文は変えられない，あるいは変えたくないという理由がある場合には，その旨を手紙の中で説明する。

　10 か国研究の論文の場合には，例えば，PTG と PTD それぞれが 5 因子から成るというモデルそのものを改変してはどうかというコメントをいただいたが，その点については，本研究の目的が因子構造の探索ではないことから，変更の必要はないと判断したので，なぜモデルを変える必要がないと思うのか理由を説明し，本文に変更は加えなかった。

　こういったやり取りの後，結果的に論文は受理され，出版に至った（Taku

図7 再投稿に際して，査読者からのコメントに対する返事の一部

Responses to the comments raised by reviewers of *Personality and Individual Differences*
Manuscript reference number: PAID-D-20-00315R2

[Reviewer 1]

1. Comment about the discrepancies between the results presented

Response: We now removed the CFA results of each country from the Table 2, because, as
pointed out, we realized that it did not help our readers to understand the factorial invariance of
our data across the countries.

2. Suggestions to conduct measurement invariance analyses

Response: Based on these suggestions, we now included the results of multigroup confirmatory
factor analyses by comparing the four models (STable 2). Although some fit indices such as CFI
and TLI showed poor fit due to the large number of groups (international data that have 10
countries) and data itself (which includes 100 observed variables), one of the main indices,
RMSEA, showed an excellent fit. We referred to Cheug & Rensvold (2002) to interpret the
model comparisons. We also used AIC to further examine the model fit, which supported the
Model 2 (at least, factor loadings for each of the PTG/PTD five factors were consistent),
however, Models 3 and 4 (relationships between five factors and PTG/PTD as well as covariance
between PTG and PTD) varied across the groups. We believe these additional findings
strengthened our argument.

3. Suggestions to test alternative models

Response: Based on this suggestion, possibility of alternative, different models was mentioned
as a future direction. However, we chose not to test these models just to primarily increase the
model fit, because our model was established as theory-driven. We agree that the model fit is an
important part of results; however, it could make it difficult to replicate if researchers rely on
modification indices or explore non-theory driven models to simply demonstrate "excellent fit".
Therefore, we have decided to keep our original model and tested various models by
constraining regression weights, factor loadings, and covariance to test the factorial invariance.

[Reviewer 2]

Comments about grammatical errors

Response: We corrected these errors by removing the extra dots.

et al., 2021）。

＊　　＊　　＊

この時，実はもう 1 つ査読者に提案された通りにしなかった点がある。

それは，せっかく 10 か国からデータを取っているのだから，「どの国がどの国よりも PTG が高い，PTD が高い」といった国際比較の結果について論じてはどうかというコメントであった。

しかし，これに関しては譲れず，本文中では触れなかった。

それは，数年前に日米でデータを取り，「2 か国比較研究」に関する論文（Taku & Cann, 2014）を投稿した際に，その学術誌の編集委員を務めている研究者から学んだことが大きい。

2. 査読の意義

私は 2021 年 4 月の時点で，単著，共著あわせて 61 本の査読付き学術論文を出している。

論文のほとんどに 2 名から 3 名の査読者がついている。中に 1 名のみ，あるいは 4 名，5 名の査読者がついた論文がある。

ざっと計算するなら，約 60 本かける 2.5 名で 150 名。

およそのべ 150 名の査読者，プラスそれぞれの論文の担当になった 60 名の編集委員長，したがって，合計 210 名の研究者と直接顔を見ることなく，仕事をしてきたことになる。

恩師や共同研究者，クライエント，教え子，スーパーバイザー，そして友人や家族を除き，今の自分に影響を与えた研究者はこの 210 名の中に結構いる。

査読者は，私の場合，これまで全て「masked review」なので，名前がわからないため，実現不可能だが，「会ったらお礼を言いたい」と思う査読者が何人もいる。

　中でも，日米，「2 か国比較研究」に関する論文（Taku & Cann, 2014）が受理されるまでの約 1 年 2 か月にわたり，伴走してくださった編集委員会のメンバーには多くを学んだ。

　出版までのプロセスを表 16 にまとめる。

　今から 7 年，8 年前の話だ。

　論文の修正そして再投稿のやりとりを通して，査読のプロセスがいかに研究者にとって無償の教育の機会になりえるのか感銘を受けた。

　おそらく，編集委員としては，どのような論文を世に出して，どう読者に伝わるかといった点において，ある程度責任があるはずなので，私を育てようとしているつもりはなく，研究者としての義務を果たしているだけだったかもしれない。

表 16　Taku & Cann（2014）の流れ

2 か国比較研究に着手した日	2009 年 12 月 8 日
大学の研究倫理委員会に提出した日	2010 年 1 月 19 日
大学の研究倫理委員会の承認を得た日	2010 年 3 月 17 日
2 か国でデータ収集を始めた日	2010 年 3 月 22 日
データ収集が終わった日	2011 年 1 月 11 日
データ入力が終わった日	2011 年 9 月 14 日
データ分析のめどがついた日	2012 年 2 月 20 日
論文の共著者になってもらいたいとアーニーに連絡した日	2012 年 2 月 25 日
論文を書き始めた日	2012 年 3 月 18 日
論文を Journal of Cross-Cultural Psychology（JCCP）に投稿した日	2012 年 8 月 27 日
JCCP から初稿に対するコメントが返ってきた日	2013 年 1 月 11 日
二稿を投稿した日	2013 年 4 月 4 日
JCCP から二稿に対するコメントが返ってきた日	2013 年 7 月 1 日
三稿を投稿した日	2013 年 7 月 18 日
JCCP から三稿に対するコメントが返ってきた日	2013 年 9 月 13 日
四稿を投稿した日	2013 年 9 月 22 日
JCCP にアクセプトされた日	2013 年 10 月 23 日

　しかし，研究の背後にある著者としての私の意図と，データが示している内容の，両方を俯瞰した上で，査読者からの意見も吸い上げて的確な方針を定め，導いていただけたことは，大変に幸運なことであった。

＊　　　＊　　　＊

　ちなみに，査読の意義に目覚めたことで，2014 年以後，私の研究室でも「査読（ピア・レビュー）」システムを採用している。

　研究室のメンバーが，他のメンバーの論文や学会用の抄録，修士論文，博士学位論文，助成金申請書，研究倫理委員会への申請書等を「査読」し，「著者」であるメンバーはその査読のコメント 1 つ 1 つに，同意して修正したのか，あるいは，同意せずしたがって修正を施さなかったのかを説明する，「返信レター」を完成させて査読してくれたメンバーと私にメールする。

　メンバーは，学部生，院生，関係なく，皆，査読し合う。

　学生の多くは，私の研究室に入った時点では査読の経験が一切ないので，1 年目はフォーマットを用いて査読を行っている。研究室で用いている学会用の抄録の査読のフォーマットを図 8 に示す。同様に，助成金申請書用，論文用など 5 つのフォーマットを準備し，用途に応じて使い分けている。

　2 年目以後はフォーマットを用いずに査読する。

　学生同士でやりとりした査読の「返信レター」の例を図 9 に示す。学生はお互いをよく知っているため，カジュアルな口調ではあるが，査読のプロセスに慣れるという意味で良いトレーニングになっていると思う。

　遅かれ早かれ学生は，学術雑誌に投稿するようになり，自らの論文にホンモノの査読者からコメントがつく。既に研究室内で何十回と「査読」をしているので，そのコメントに対する返信も慣れたものである。

　同時に，学術論文を出した院生には，さまざまな雑誌の編集委員会から査読の依頼が届くようになる。査読を提出すると，他の査読者が同じ論文に対してどのようなコメントをしたのかを見ることができるため，それもまた良いトレーニングとなる。

図 8　学会の抄録を査読するために用いているフォーマット

Broad Strengths:

Broad Areas of Improvement:

Check List

☐ **Is the abstract over the word count? (Yes_____ words; No, it is within _____ words)**

☐ **Do you know when the author needs revisions returned to them? (Yes – No)**

☐ **Have you as the reviewer read the abstract beginning to end before reviewing? (Yes; No)**

Instructions on how to revise:

While reviewing the Conference Abstract by using track changes, identify areas that need improvement. Elaborate on what needs to be improved in the 2nd column. Authors will respond in the 3rd column.

Area	Reviewer Feedback	Addressed Feedback
Problem		
Is the purpose of the study explained thoroughly?		
Is there a clear hypothesis being tested?		
Is the background research mentioned?		
Method		
Are the methods that were used to test the hypothesis explained well? (Ex. Participant description, Total participants, etc.)		
Did they mentioned how the results were obtained?		
Results		
Are the results included in APA format?		
Is the explanation of the stats laid out well? Are the statistical tests used stated?		
Are the results presented in a logical manner that flows well?		
Conclusion		
Are the conclusions of the study clearly presented?		
Are the limitations of the study explained?		
Are future directions mentioned?		
Other		
Is the paper free of grammatical errors?		
Does the paper have a logical flow?		
Additional Comments		

図 9　研究室のメンバー同士における査読のやりとりの例

Revision Notes

Reviewer A

Abstract
1. Comment: The sentence ("adapting... complex") seems a bit thrown in. I would suggest either removing it, or tying it a bit more directly to implications/significance
   - Response: Agreed. In reading over the abstract again, the sentence seemed unnecessary, so it was removed.

Introduction
2. Comment: Do you want to add another hypothesis for the relationships between generation gaps and PTG? (smaller gaps leading to less struggle and less growth?)
   - Response: Thank you for pointing out. The assessment of this particular relationships was entirely exploratory, so I chose not to make any changes.

Method
3. Comment: I would suggest to add Cronbach's alpha coefficients for each inventory and score range of Likert scale.
   - Response: Thank you for the suggestion! I now added the two alpha coefficients (one from previous study and one from my current study), and score ranges (e.g., 0 = not at all to 5 = to great degree).

Results
4. Comment: There are some parts that you said PTG scores instead of PTGI scores. PTG as a psychological construct should be different from the name of the inventory you used.
   - Response: Got it! I used the PTGI-SF, so it's now fixed.

Discussion
5. Comment: Are you arguing that the results may not be consistent because the results depended on the PTGI subscales? I don't really see the connection there... It may make more sense to look in terms of domains instead (i.e. small gaps lead to more growth on appreciation of life, but large gaps lead to higher personal strength?). Or, including any statistical differences/lack of differences could also help clarify.
   - Response: Good point. I found one literature that reports the results from MANOVA by having five subscale scores as DVs, and they reported the similar results! I now used it to interpret my results as to why the relationships between the generation gaps and PTG could depend on the domains. Thanks!

　どんな論文も，臨床や日常にどう応用できるかという視点や，問題解決及び問題創造にどう寄与しているかという視点，構築されてきた理論に対して何を提供できるかという視点，そして，先行研究とのつながりという視点などのバランスが重要であり，それが検証可能な仮説という形で，あるいは新たな仮説を生み出すという探索的な形で，知見が発表，考察され，貢献度が高まるという，研究上の意義を繰り返し学ぶ。

3. 査読することされること

　というわけで，研究者としては査読の仕事は非常に重要である。

　査読することによって，出版前の最新の知見に触れることができるし，多様な執筆スタイルに慣れ，自分自身の読解力も活性化されるなど，いいことだらけだ（Miller et al., 2013）。

　では，依頼さえあれば，査読という仕事を全て引き受けるのか。

　査読は通常ボランティアなので，受ける受けないは自分次第である。

　私の場合，終身雇用権であるテニュアを取る前は，第2章（p. 53を参照）で述べた「社会活動や委員会活動」としての4つのレベルの仕事の内，レベル4，専門家としての学外の仕事として査読がカウントされるため，依頼を受けたらほとんどすべて引き受けていた。

　実際，さまざまな内容の論文を読むことは勉強になるし，査読のレポートを送った後，自分以外の査読者のコメントと比較することによって，自分の見立てが適切であったか，何か見落としている点があったかなど，考える機会にもなった。

　しかし，当時は，英文を読むことにも，書くことにも人の倍以上時間がかかっていたので，一本の査読に対して，8時間から10時間，大体2日費やしていた。

　そこで，テニュアまでのプロセスをサポートしてくれる「メンター制度」

で相談に乗ってもらっていた同僚二人に相談した。

　すると，その頃は，1 か月に 3 本から 4 本査読を引き受けていたが，それを減らし，査読は 1 か月に 1 本から 2 本くらいにしておき，1 年で 15 本以内にとどめておくのが良いのではないかとアドバイスをもらった。

　そのパターンは，テニュア後の今も変わらず，年間で 15 本から 20 本くらいの査読にとどめている。

＊　　＊　　＊

　そのためには，タイミングにもよるが，1 週間に 1，2 本ずつ査読の依頼が来るので，引き受けるか断るかの選択をしなければならない。

　私の場合，その基準として重きを置いているのは研究テーマである。

　査読依頼のメールに，多くの場合，論文のタイトルと抄録がついているので，それに目を通し，自分では思いつかないような手法や分析，変数などが入っていたりして，インスピレーションになりそうと思えば引き受けるようにしている。

　抄録を見て，既によく知っている内容であったり，なんとなく結論や著者の思考プロセスに関して想像がつくものは断るようにしている。

　また，当該学術雑誌の「インパクトファクター」も見る。

　「インパクトファクター」とは，その雑誌に掲載されている論文がどれくらい他の論文に引用されたかを示す数値であり，常に正の値を取る。それをチェックし，同時期に複数の査読の依頼があった場合には，なるべく多くの読者に届きそうな論文を選んで査読を引き受けるようにしている。

　最後に，複数の依頼が同時に来て，インパクトファクターその他の条件がほぼ同じであれば，これまでに一緒に仕事をしたことがない編集委員会のメンバーが担当の場合に査読依頼を引き受けるようにしている。

　それは，どのような研究者か，どのような仕事をされるのか，好奇心がわくためである。

　査読を義理で受けてしまうと，一連の判断に影響がある感じがして，それ

は避けている。

＊　＊　＊

さて，初回の査読レポートを提出すると，「著者が論文を修正して再投稿した場合，その改訂論文を再び審査したいですか」と聞かれることが多い。私は，初稿に対して，絶対にここだけは修正した方が研究の前進につながる，というポイントをはっきりと指摘できた場合には，あとの細かなことは編集委員会の委員長にまかせたいと思うので，大抵「いいえ」を選ぶ。

担当となった編集委員によっては，査読者のコメントをまとめて著者に決定を伝える際，「修正すべきポイントは査読者のコメントを見れば明らかなので，私から付け加えることはない」と言って，方針を示さないタイプの研究者もいるので，それが事前に分かっている場合も，再審査の依頼には「いいえ」を選ぶ。

もちろん，その編集委員との仕事が今回初めて，というような場合には，その編集委員がどういうスタイルの仕事をするか，どういう視点で論文を扱うかわからないが，何度か一緒に仕事をしていると徐々にわかってくる。編集委員が，複数の査読者からの意見を取りまとめないスタイルの場合には，仮に，2回目の査読を引き受けても，論文が改善されていない場合には，また同じようなコメントを繰り返すことになるし，改善されていれば，「OKだと思います」と承認するだけのことになる可能性が高いので，「いいえ」を選ぶようにしている。

一方，最初のコメントに応じた修正次第で，論文の趣旨や方向がかなり変わる可能性を感じたら，2回目の査読の依頼に関しても「はい」を選ぶ。

また，編集委員が論文をしっかり読み込むタイプで，複数の査読者からのコメントを比較して，方向性を示すスタイルの場合には，その研究者の考えをもっと知りたいし，もっと一緒に仕事をしたいと感じるので，「はい」を選んでいる。

それでも2回目までである。

　これまで 30 以上の学術誌，合計で 200 以上の論文の査読をしてきたが，9割近くが 1 度のみの査読。

　ただ，2 度目の査読を引き受けて良かったという経験も何度かある。それはこちらのコメントに対して，まるで一を読んで十を知るかのように，論文が改善されているのを見た時だ。

　まさに脱帽で，改善された論文と私が初回にコメントした内容に対する著者からの返信レターを読んではじめて，初稿の問題の本質が今更ながらつかめたかのような気持ちになることすらある。

　ちなみに，私自身が編集委員の立場で仕事をする際は，初稿を査読してくださった先生方に，著者からの返信や修正原稿を再度返すことなく，私のところで留めて最終判定をするようにしている。査読のプロセスに関しては，何を取っても一長一短あるので，私はスピードを重視している。

＊　　＊　　＊

　一方，査読をしてもらう側，つまり著者の立場に立って「査読」というシステムを見るならば，無料で専門家に読んでもらってコメントをもらえる機会は，一旦，大学教員になってしまうと途端に減るので，単純にありがたい。どんなコメントが返ってくるのかが楽しみという一面もある。

　駆け出しの頃は，査読者のコメントに対して一喜一憂し，批判的なコメントに対しては，「ちゃんと書いてあるのにしっかり読んでくれていない」などと腹を立ててみたり，「するどい，なぜそのことに気づかなかったんだろう」などと感心してみたり，いろいろな経験をしたが，回数を重ねるごとに，この文通のようなやりとりを心から楽しむようになった。

　しかしよく考えてみると，査読を好きになったと言い切れるのは，コメントに対して言いなりになる必要はなく，それを受けて自分で考え，研究にどう生かすか，論文を具体的にどう改稿するかを判断できる自由があるという状況になったからだと思う。

　こういう機会でもないと，見知らぬ研究者が，自分の論文にどんな意見を

持つか知るチャンスは全くと言っていいほどない。査読者からのコメントは，学会や研究会などで，直接受け取る感想やフィードバックとは全然違う。

査読者からの意見は，既存の人間関係の上に成り立つコミュニケーションとは異なるし，自分で検索して得られる知識とも違って，何かしらの意外性があることも多い。その結果，思いもつかないようなアイデアがわくことも多々ある。

*　　*　　*

一方，査読は，時に「パワーハラスメント（パワハラ）」になりかねない一面もある。

なぜなら，自分が指摘したとおりに著者は論文を修正するべきだ，と考える査読者がいて，査読者が納得するまでは論文を受理すべきでないと考える編集委員会のメンバーがいて，さらに，著者の中には論文が受理されるためならば，なんでも言われた通りに修正する以外ない，という状況に置かれている場合があるからだ。論文の数が，学位取得や就職，昇進に影響する以上，意に沿わない修正であっても施し，主張を変えてでも受理を狙わざるを得ない現実がある。

査読のプロセスは，当該論文が出版されるまで，そして多くの場合，出版後も，一切，表に出ることはない。

この閉じられた空間に，上下関係が持ち込まれると大変な苦痛が引き起こされる。

本来はそれを編集委員会のメンバーがコントロールすべきだが，時に「板挟み」現象が起こり，簡単ではない。

しかも，長く研究者をやっているからと言って，その道のプロとは限らないのだが，年功序列のシステムが構築されてきた文化では，経験年数が長い人の意見を重視する傾向が否めない。

もちろん，論文が，不特定多数の読者に届けられる前に，その知見が研究全体に積み上げられてゆく無数の積み木の１つとしていいポジションにつけ

そうか，信頼に足るものかチェックするためにも，査読は重要な役割を持つので，「査読」自体は意味があると信じている。

　ただ，究極的には，修正後の論文が，世に出るだけの価値あるものになっているかどうかのみが重要なはずだが，その「価値」の判断が難しい。難しいというより，よほどの場合を除いて，価値ある知見かどうかは数年後までわからないことの方が多いのではなかろうか。

　結局，査読という仕事は，教えるという仕事，データを分析するという仕事，論文を書くという仕事などと同じように，本来，トレーニングを受けてスキルを獲得しなければならない仕事の1つ（Lovejoy et al., 2011）だが，実際には，私を含む多くの研究者が，自分の経験をもとに査読をしているのが現実だ。

　たまに，学会などで査読に関するワークショップ等が開かれるが，査読の流れや留意点についての情報公開がメインのことが多く，具体的にどのような内容に焦点を当てて査読しているかとか，査読の内容をどのような表現でまとめるか，査読者の意見が分かれた時それをどうするか，そして，著者はどう一筋縄ではいかない査読に対応すれば良いか，などの詳細は，やはり個々人の経験に頼っている部分が大きい。

　だからこそ，系統立てて「査読すること・されること」のスキルを獲得できるようなトレーニングを積む場ができるまでは，ロールモデルになるような査読者や，編集委員メンバーとの出会いが貴重なものとなる。

　ちなみに，学術誌の編集委員の仕事を引き受けるというのは，これだけ大変かつ重要な職務であるということを，大学が認識しているという事実を公にするためにも，私の大学では，受け持つ授業のコマ数を当該期間，減らす措置が取られる。これは，研究のための助成金を大学の外から獲得した教員が，「バイアウト」と言って，受け持つ授業のコマ数を当該期間，減らすことで研究に集中できるような環境を準備してもらうことと同じ原理である。それだけ，編集委員を務めるということは研究全体にとって重要な意義を持

つのだから，せっかくの機会，存分にやってくださいというメッセージでもあり大学側としてのサポートでもある。

4. PTG の国際比較

話がそれたが，2014 年に出した 2 か国比較研究の論文（Taku & Cann, 2014）において，編集委員の先生から何をそこまで影響を受けたのか。

それについて話すために，まず PTG の国際比較について述べたい。

私は日本で博士学位を取ってから渡米し，就職したので，自然な流れとして日米でデータを取りやすい環境にある。

特に 15 年程前は，アジア圏において，中国以外では PTG の研究が遅れていたこともあり，言葉や宗教的な背景，文化的な背景がアメリカとは異なる日本において，PTG がどのように経験され，表現され，臨床に応用されているのか興味を持つ研究者からよく問い合わせをいただいた。

2010 年には，イスラエル出身の二人のソーシャルワーカー，ロニ・バーガーとチッピ・ワイスが，11 の国において，PTG を専門にしている研究者に声をかけ，文化的な観点から PTG の本を編集した（Weiss & Berger, 2010）。

私もこの本で章の 1 つを担当し，以前，日本でインタビュー調査を行った際に考えていたことをまとめた。例えば，自分が成長したかどうかということに関して，わりと「どうでもよい」，「あまり考えたことがない」と感じていた人が案外いて，「自分がどう変わったか」よりも，人との関係で，誰かから何か言われたことによって「そう言われれば，成長した面もあるのかもしれない」「こう言われたから，自分でも変わったのかなと感じた」など，若干，同意するような場面がよくみられたことなどを書いた（Taku, 2010）。

ちなみに，今は共同研究者となった香港城市大学のサミュエル・ホも，この本の，中国の章を担当している。彼らは，漢字の「危機」の意味を英語で説明し，PTG の現象が，はるか昔から中国で，当然のこととして受け入れ

られてきた歴史を説明している（Ho & Bai, 2010）。しかし，なお PTG についての理論や研究がアメリカでスタートしたことを受けて，PTG が西洋文化に偏っていると感じている人は多い（Kashyap & Hussain, 2018）。

＊　　＊　　＊

ロニとチッピの本のように，各国の研究者が自分の国の PTG について，「うちの場合はこうです」と別々に語るのではなく，複数の国でデータを取ってそれを直接比較するやり方もある。

例えば，「PTG はアメリカの方が日本よりも高い」などと，PTGI の得点を比べる場合がそれにあたる。

しかし，比較しようとすると，各国の研究プロジェクトに参加した方々の特徴がほぼ同じでないと話にならない。

これをサンプルや研究方法の等価性（sampling and methodological equivalence）と言う。

もしアメリカで中高年を対象にデータを取って，日本では大学生を対象にデータを取っていたら，その両者を比べてどちらが高い低いと言っても，それが国の違いによるものなのか，年齢の違いによるものなのか，また全然別の違いによるものなのかわからない。そのため等価性を保つことは必要不可欠である。

しかし，言うは易しで一筋縄ではいかない。

＊　　＊　　＊

例えば，私は2013年に日米両方のデータを扱った論文を出したことがある（Taku, 2013）。

データを分析してみると，PTGI の21項目中，例えば，アメリカ人男子学生は「困難に対して，自分が対処していけることがわかった」とか「人生で何が重要かについての優先順位を変えた」，「物事の結末をよりうまく受け入れられるようになった」といった PTG が人間としての成長の指標として適切だと回答していた。一方で，日本の男子学生は「他者に対してより思い

やりの心が強くなった」,「人生に新たな道筋を築いた」,「人との関係にさらなる努力をするようになった」といった内容のPTGが人間としての成長の指標として適切だと回答していた。

つまり日米で,どのような変化をもって「人間としての成長」とみなすかが異なる可能性を指摘することができたので,我ながらこれはこれで意味のある知見だと思っている。

しかし,それにあたって,日米の違いに集中したかったので,性別の効果など,国以外の情報が混ざるのは避けたかった。

とは言え,私の力量では,日米において,同じ割合で男女からデータを取ることは不可能だったし,性別の違いが,価値観,経験するトラウマの内容や,ストレスへの反応などにも影響するので,結局,男性のみに限定した。

同じ理由で,本来,年齢や学歴も両国で一貫させるべきである。

一応,日米「男子大学生」に限定した。

そのことによって,平均年齢には日米で差はみられなかったものの,標準偏差で表される個人差には有意差がみられ,アメリカの方が年齢の幅が広かった。けれどもそれはどうしようもなかった。なぜなら,例えば18歳から23歳などと,ある年齢範囲の人のみをターゲットにすることで,標準偏差もほぼ両国で同じにしようとするならば,そのサンプルは,一方の国,例えば日本では,ある程度一般的な男子大学生の代表と言えるかもしれないが,他方の国,つまりアメリカでは,一般的な大学生の代表ではなくなってしまうからだ。

理想を言えば,宗教的な背景も一貫させるに越したことはない。

しかし,アメリカで私が取ったデータからは,48.7%がカトリックで,無宗教が14.3%にすぎなかった。一方の日本では,48.7%が仏教と答え,38.9%が無宗教と回答した。

このような状況で,日米を比べると,その違いが国の違いによるものなのか,宗教観の違いによるものなのか,はたまた年齢範囲によるものなのか,

その全ての組合せなのか，解釈がとても難しくなる。

　ではそれを解決するために，両国でさらに統一して，例えば「日本人男子大学生18歳から23歳，カトリック信者」と「アメリカ人男子大学生18歳から23歳，カトリック信者」を比べると比較の精度が上がると言えるだろうか。

　言えない。

　なぜなら，他にもたくさん統一不可能な要因があり，キリがないからだ。

　トラウマの内容に関しても同様である。交通事故，自然災害，性的暴行，死別等，経験した出来事の違いによってPTGの程度や内容が異なるという知見があるので（Karanci et al., 2012; Shakespeare-Finch & Armstrong, 2010），国と国の違いを比較しようと思うのであれば，両国において調査に協力してくださった人たちが経験した出来事まで統一しなければならなくなる。

　実際，データの一部をなんとか「等価」にして，国際比較を試みている論文は数多くある。

＊　　　＊　　　＊

　例えば，コロンビアとスペインとチリの3か国研究（Wlodarczyk et al., 2016）。

　彼らは，スペインの地震を経験した人合計92名（19歳から70歳まで）と，チリで起きた地震の経験者332名の大学生（18歳から30歳），そしてコロンビアで起きた洪水の被災者，合計120名（17歳から81歳）を対象にPTGを比較した。

　その結果，チリとコロンビアのPTGがスペインよりも有意に高いという結果を発表した。

　その理由として，チリとコロンビアは，集団主義的な特徴を持ち，スペインは，個人主義的な特徴を持つことが関係しているのではないかと考察した。

　しかし，3か国の差が，本当に国の差，文化差，集団主義―個人主義の差かはわからない。

　年齢の違いが影響しているかもしれないし，トラウマはすべて自然災害だ

としても，それぞれの災害の特徴や規模は異なるし，被災者の方々が住んでいた地域によっても，影響は異なるはずである。

　特に，彼らの研究の場合には，コロンビアでは避難所にいる方を対象にデータを取り，スペインでは自然災害が起きた地域でデータを取り，チリでは災害場所からやや離れた地域でデータを取っていることがわかっている。

　したがって，コロンビアとスペインで協力してくださった方々の方が，より直接的な被害を被っている可能性が高い。

　さらに，被災規模にも違いがあり，スペインとチリの規模に比べると，コロンビアの規模の方が大きく，死者も出ており，経済的なダメージも大きい。

　したがって，PTGを3か国で比べた結果が一体何に起因しているのだろうという疑問は解消できない。

＊　　＊　　＊

　他にも，「消防士」というターゲットをそろえて，ヨーロッパの8か国でPTGを比較している論文（Kehl et al., 2015），「がんサバイバー」というターゲットをそろえてアジアの2か国でPTGを比較している論文（Ho et al., 2013），「出産後の母親」というターゲットをそろえてイギリスとクロアチア共和国でPTGを比較した論文（Sawyer et al., 2015），「子どもを亡くしたご遺族」のPTGを中国とスイスで比較した論文（Xiu et al., 2018），アメリカ同時多発テロ事件とスペインマドリード列車爆破テロ事件の「およそ3か月後の大学生」を対象とした2か国間比較論文（Steger et al., 2008）など，この種の国際比較を試みた研究は数多くみられる。

　「死別」1つとっても，介護の在り方や死に場所に関して故人の気持ちにこたえることができたか，亡くなった方の身体のつらさや苦しみを緩和できたか，死に際して自分にできることはやれたか，など，「看取りの質」がPTGに大きな影響を持つことは明らかにされている（Hirooka et al., 2017）。死別という一点でそろえたとしても，看取りの質など，諸々の要因も国によって異なる可能性があるので，国際比較は本当に難しい。それでも，ある程

度までは統計的にコントロールできるはずだと思っていたし，そうする以外に手法はないと思っていた。

したがって，自分の研究（Taku, 2013）も含め，ある一部をそろえて，複数の国でデータを取って比較している研究は，異文化間比較研究と呼んで支障はないと思っていた。

完璧でないことは承知だが，全てを等価にすることは実質不可能なのだから，せめて一部を整えれば文化比較心理学の研究と言って良いと考えていた。

5. 国際比較と文化比較を混同してはいけない

しかしこの考え方が誤っていることに気づかせてくれたのが2014年に出した論文（Taku & Cann, 2014）の編集委員の先生である。

その時，たまたま居住している国で切り取って，日本とアメリカを比較するのであれば，それはまあ百歩譲って「Cross-National（国同士の比較）」であっても，「Cross-Cultural（文化の比較）」ではない。

国と文化を混同したり，言い換えたりするのはおかしいということを教わった。

そもそも，一人の人間は，複数の文化に属しており，国はその1つにすぎない（Matsumoto & Juang, 2016）。

もし仮に，国の違いを文化の違いと呼ぶのであれば，年齢の違いも文化の違いになるはずだ。なぜなら十代には十代の文化が，三十代には三十代の文化があるのだから。

同様に，性別の違いも文化の違いになるし，ルーツの違い，日本で言うなら出身県の違いも文化の違いになるだろう。

文化というのはPTGと一緒で，直接測定できない目に見えない構成概念なのだから，もしその影響を検討したかったのであれば，国や年齢，性別といったグループをなんとか等価にしようと苦心するのではなく，「文化」を

操作的に定義して，たとえば，文化で共有されているような信念や態度，価値に目を向けるべきであった。

　私は，ゆくゆくは2014年に出すことになった論文の初稿で，目的は「文化がPTGに及ぼす影響について明らかにすること」と自信をもって記述し，文化の影響について仮説を述べていたので，その編集委員の先生からしたら，「文化」を定義も測定もしていないのに，その影響を検討したと書いてあるこの論文は，そのまま却下（リジェクトと言って，学術誌に載せないという判断）で何の問題もないはずであった。

　それなのに，大幅に書き換えてみてはどうかと，再投稿のチャンスをくださった。

　しかも，こちらの誤りを正そうとする向き合い方ではなく，研究者同士，同じ土俵に立っているとこちらが感じられるような論調で，何がずれていたのか私が自分で気づけるように誘導し，若干の軌道修正をしながらも，こちらのアイデアやデータが生きるように導いてくださった。今思い出してもすごい経験であった。

　実はこの編集委員の先生とは，その数年後，一度だけ実際にお会いした。珈琲とケーキをいただいたが，緊張しすぎて何を話したか覚えていない。

　その先生は，今も私のロールモデルである。

＊　　＊　　＊

　これ以後，私の研究室では，ランダムサンプリング以外で集団の比較をすることに，かなり神経を使うようになった。少なくとも，比較をしそうになると，その先生との査読のやりとりが頭に浮かび，比較を正当化できるか自問自答する。

　例の「10か国研究」で論文を書いている時にも先生のことが浮かんだ。

　リッチをはじめ，何名かの共著者は，10か国で同じ尺度を使って同時期にデータを取ったプロジェクトは我々が初めてなのだから，どの国で，例えば5領域中どの領域のPTGが高かったのかなど，論文に含めたい，含める

のがむしろ当然だろうとメールを送ってきた。

　実際，データを分析してみると，日本は他の 9 か国よりも統計的には有意に「人間としての強さ」に関連した PTG が低く報告されていたし，残りの領域の PTG や PTD にも，10 か国の間で有意な差異がたくさん認められた。

　けれども，こういった国際比較の差を論文に含めることはためらわれた。

　国と国の間にみられた統計的な差異が，居住国のせいとは限らないのに，「A 国は B 国よりも人生に対する感謝にまつわる PTG が高い」などという結果を文章にして発表してしまったら，誤解を招くだけではないか。読者の中には，論文，データ，考察の奥まで読み取ることができる人も多い一方で，リテラシーが低く，論文に書かれていることをそのまま字面通り受け取り，それを「事実」だと認識する人もいる。したがって，ひとたび何らかの結論を書いたら，後は，それがどう解釈されるか，別の論文にどの部分が切り取られて引用されるか，全くコントロールできない。

　結局，私は，折衷案として，国別の比較は論文内で一切触れず，それを研究の目的に含めることもなく，ただ「参考資料」として，附録にだけひっそりと載せた。

＊　　＊　　＊

　及び腰の対応を取ったが，この問題は私の研究に限定されることではない。

　新型コロナの死亡率や感染率についての国際比較や地域間の比較も似たような問題をはらんでいる。

　「ブラジルの感染率は，アメリカの感染率の何倍である」，「ドイツにおける新型コロナの死亡率は，アメリカのそれよりも低い」，「日本の感染率と死亡率は，何々県の方が東京都よりも高い」。

　こういったグループ間の比較は直感的にわかりやすい一方で，恣意的に切り取られた結果であり，それが何に由来するのか不明な上に，「A 国の感染率」と一言で言っても，年代，地域，タイミングなど，数えきれない要因に影響を受けている。

　一般的な論文でよく見る,「男性の方が女性よりも何々が高い」,「中学3年生の方が中学1年生よりも何々という傾向が強い」,「キリスト教信者の方が無宗教者よりも何々という関連がよくみられる」,「トラウマ経験者の方がトラウマを経験していない人よりも何々という認知がみられやすい」,これらの記述も,どれだけ剰余変数の効果を統制したとしてもすべて類似の問題をはらんでいる。私自身もそういった論文をどれだけ発表してきたことか。

　表現を若干変えて,「相談相手がいる人の方がストレスが低い」,「中核的信念がトラウマによって揺さぶられた人の方がPTSDもPTGも高い」というように,本書でも頻繁に用いているさまざまな研究知見の内容が,実はすべて同じ問題をはらんでいることがわかる。

　だからこそ,学術論文には,結果に引き続いて「考察」というセクションがあり,そこで,結果の解釈や,それをどう応用できるかという方向性に加えて,結果を理解するにあたり,どのような問題がその研究に生じていたのか,条件次第で結果がどう変わりうるかを,著者は「必ず」説明しなければならない。

　そして,理想を言えば,論文を最初から最後まで読み込む力,リテラシーが読者には求められる。

　しかし,論文には特有の言い回しがあるため,読みにくかったり,冗長だったりして,つい斜め読みに頼ってしまったり,最初の要約の部分だけに目を通して,全体をなんとなく理解してしまったりする。

　特に,インターネットやソーシャルネットワーキングサービスの普及により,論文の知見が,コンパクトな形で即座に一般の人々にも届くようになった反面,それぞれの研究及び論文が抱える問題点など細かいけれど解釈にあたって絶対必要な情報に触れることなく,目を引く結果のみを抜き出して引用,拡散するケースが多くなってしまう。

　著者の側,読者の側,まとめて伝えるメディアやジャーナリストの側,そして当該論文が出版される前に,査読する側,そして最終的に出版するかど

うかを決める編集委員会の側，多くの力とスキルが大切だ。

6.　人間の本性としての PTG

　結果の解釈に神経質になってしまうと，つい，文化が PTG に及ぼす影響についても，研究に二の足を踏んでしまいそうになる。しかし，そのような中で，古今東西，たとえ表現方法は異なっても，PTG が観察，報告，伝承されてきたのは実に不思議なことだ。

　PTGI そのものは，アンケート用の尺度なので，「こういった経験はありましたか」とこちらが提示して，「あてはまる」か「あてはまらない」かと聞けば，皆，なんらかの回答は選ぶことができるだろう。

　けれども，そういった尺度も PTG というキーワードも一切使わずに，「トラウマの前後で何か変化はありましたか」あるいは「その出来事は人生にどう影響していると思いますか」とだけ問うても，やはり類似の PTG が語られる（Higginson & Mansell, 2008; 宅, 2014）。

　日本において，家族をがんで亡くしたご遺族の方にインタビューした研究に，共著者として加わらせていただいたことがあった。そこでは，心残りに思うことや，おさまりのつかない様々な感情はもちろん，死別後に支えてくれた人への感謝や絆の強まり，人に頼ることの大切さに対する気づき，新たなことへの挑戦，強くなったという実感，故人が心の中に生き続けているという実感，見守ってもらっているという実感，日々の感謝など，多岐にわたる変化が自発的に語られた（Hirooka et al., 2018）。類似の内容は，アメリカのがん患者を対象にした研究（Mosher et al., 2017），トラウマを経験したノルウェーの少年少女（Glad et al., 2013）を対象にした研究，チェルノブイリ原発事故の復旧作業にあたった労働者を対象にした研究（Povilaitienè et al., 2014）など，それこそ枚挙にいとまがない。心理学の外に目を向ければ，歌劇，伝説，小説，映画，詩など，多くの媒体で「つらいことをきっかけとした人間の変

146

容」，紆余曲折をへたこころの成長がテーマに用いられている。

そこには何か共通する「人間の心理」があるはずだ。

* * *

堀江貴文著「我が闘争」を読んだ。

このような記述がある。「刑務所に入ってなにが変わりましたか？どれだけの人にそう聞かれただろう。衛生係として老人の世話をしたので介護が得意になった。健康的な生活を送って 30 キロも痩せた。（中略）でも，質問してくる人が欲しているのは，もっと僕の人間性にかかわることなのだと思う。人としての優しさに目覚めたとか，我慢強さや協調性が増したという類のこと。極端に独善的で合理主義，おまけに拝金主義の物質至上主義であると思われていた僕が，懲役によってどんなふうに改心したのかを知りたいというわけだ。なにも変わっていないとは言わない。でも僕は相変わらず僕のままだ。（中略）ここで言いたいのは，世の中の人は驚くほど，あるきっかけで変わったという話が好きだということだ（p. 389-391）」。

もし「あるきっかけで変わったという話」の，その「あるきっかけ」がトラウマで，「変わった」方向性が人間としての成長であるのなら，これはまさに PTG ではなかろうか。

それをもし「世の中の人」が好きで，聞きたがるのであれば，そこにもまた何らかの真実，人間の本性があるように感じる。

それは，人間の無力さを否応なしに痛感させられるトラウマに対するあがきであり，本能的に PTG が，人間の生において，不自然だと察知するから，好奇心を刺激し，人は聞きたがるのであろうか。

それは，いわゆる「感動ポルノ」に対する，世の中の反応と似たものなのだろうか。

トラウマ後の現実は，そんなものじゃない。過酷で，もっとどろどろとした恐怖，嫌悪を感じさせるものだ。だから，一時的にでも，その不安から逃れるために，一見どろどろとはしていない，苦難の中，自己実現の道を歩む

人の生き方に魅了されるのだろうか。自分の現実逃避のために誰かのPTG
を聞きたがるのであろうか。

　災難にあった自分がこのまま何もなしに生きていくのはあまりにもみじめ
だから，せめて何かを学び取りたい，転んでもただでは起きないという人間
の欲望を反映しているのだろうか。

　結局，PTGは制御のきかない不安に対する反応なのだろうか。

　起きてしまったトラウマによって，もはや二度と達成することはかなわな
い欲求を，それとは別の方向に置き換えて，自己を満足，納得させるような
行動をとったことをもって「成長」と呼べば，それは防衛機制の昇華になろ
う。

　だから，先行研究の1つは「不安」と「PTG」が正相関する，つまり不
安が喚起されればされるほどPTGも高く報告され，PTGの自己報告が高け
れば高いほど，不安も高くなる，といった知見を見出しているのだろうか
（Groarke, et al., 2016）。行動化を含む未熟な防衛スタイルや反動形成などの神
経症的な防衛とPTGが相関して，昇華などの成熟した防衛スタイルとは強
く相関を示さなかったのだろうか（Boerner et al., 2017）。

　「PTGは防衛機制としての否認ではない（Tedeschi et al., 2007）」，臭い物に
蓋をするために人がPTGを経験しているわけではない，などと結論づける
ことなく，むしろどういう条件の時に，PTGが，昇華，合理化，置き換え，
否認といった無意識の防衛を反映するのか興味がわく。

第5章　なぜPTGかを考える

1. 存在脅威管理理論（TMT）

もとよりなぜ，人は，他の生物と異なり，「自分が何者であるのか，どこからきてどこにいくのか，どういう状態にあるのか」といった「自分」にこだわるのだろうか。

PTSDは動物にもみられるが，PTGが動物にみられるという議論は成立しない。

「自分がこの世で価値ある人間なのか」という問いに執着するのは，自分という存在がいつか必ずこの世から消えるということを知っているからだ。人間は生まれながらにして死ぬ運命にあることを自覚している。だからその「死の運命」という得体のしれない恐怖や脅威に押しつぶされないように，ほとんど無意識に，日々，考え，行動している。

これが，ジェフ・グリーンバーグ，シェルドン・ソロモン，トム・ピジンスキーの3名の研究者によって，90年代に構築された「Terror Management Theory（TMT）」，存在脅威管理理論である（Greenberg et al., 1992など）。

TMTが想定している脅威，存在論的恐怖とは，交通事故や自然災害などのトラウマのように，生死にかかわるような具体的な出来事から引き起こされる感情とは異なるものである（脇本, 2012）。

コロラド大学心理学部のトム・ピジンスキーは，2018年4月に，私が勤

務する大学で主催した進化心理学（Evolutionary Psychology）の学会に来られたため，そこで話を聞く機会を得た。

　彼によると，いつか死ぬことは誰もがわかっているが，今日は死なないと思いこんでいる。そして，死について考えもしない人が大半だと言う。

　人は，死の前に無力である。だから，宗教に頼るか，死後の世界を信じるか，はたまた，家族を持って自分の遺伝子を次世代につなげるか，あるいは何か，自分の作品や言葉をこの世に残すか，誰かの中に思い出を作るか。

　そんなふうに，自分がいなくなった後の世界に分身を残しておこうとするだけでなく，日々の行動の中にも，無意識に，いつか訪れる死の脅威に対する防衛反応が見出されると説明する。

　例えば，人は，ほぼ無意識に，自分の置かれている社会や集団の中で，居場所を確保し，自分の価値を高めるような行動を取ったり，仲間とのつながりを強く感じることができるような行動を取ったりする。

　今，置かれている社会，つまり，自分を取り巻く文化が重要視している基準に，自分のあり方を沿わせるように持っていくことで，得体のしれない死の不安が一時的にでも解消される。

＊　　＊　　＊

　PTGI の項目には，「以前よりも石器づくりや狩りが得意になった」，「その出来事があったおかげで，配偶者をもっとたくさん持つようになった」，「そのトラウマ以後，所属する集団のために，自らの命を犠牲にすることが名誉だとわかった」などといった項目は含まれていない。

　なぜか。

　PTGI という尺度を作成したのが，たまたま，1990 年代のアメリカを中心とする「今の世の中」であり，今の世の中の大多数の人が，「以前よりも石器づくりや狩りが得意になる」といった変化を，「人間としての成長」だとは考えない価値観が幅を利かせている文化の中で生きているからだ。

　そのかわり，「思いやりを持つようになった」，「一日一日を大切にするよ

うになった」等の項目が PTGI に含まれている。

これも，たまたま今の世の中で，ある程度まで，文化を超えて，世代を超えて，多くの人が「思いやりを持つようになったという変化は，人間としての成長と呼んでよかろう」と思っているだけのことだ。

だとすると，PTGI の得点が高いということは，文化が，「そう変わると人間としての成長と言ってよかろう」と価値を置いている行動や態度，考え方と自らのトラウマ後の経験が合致している状態を指す。

まさしく TMT で言うところの，存在脅威によって無意識に引き起こされる不安に対する防衛反応ではなかろうか。

トム・ピジンスキーに会った時，立ち話の中で，聞いてみた。

PTG を研究していると，「危機の後，人生に感謝するようになった」という変化は，私の知る限り，すべての文化圏において人間としての成長をあらわすことが示唆されているが，「危機の後，自分が強い人間だと自覚した」変化は，日本人を対象とした調査では，必ずしも人間としての成長を反映しているとは言えないことがわかっている (Oshiro et al., 2019)。

だとすると，日本では，「つらいことを経験して，自分は思っていたよりも強い人間だ」と感じることが，そこまで，期待されていないということだ。

期待されていないのに，もしそう感じるのであれば，つまり，自分の経験が，文化が価値を置いているであろう変化と完全に合致していない場合，それは存在不安に対する防衛としては，うまく機能しないのではなかろうかと。

トムが言うには，たとえ，「総体」としての文化の価値とずれがあったとしても，結果的に，「つらいことを経験して，自分は思っていたよりも強い人間だ」と実感することが，本人の自尊感情，すなわち，トラウマを経験せざるを得なかった今の自分を，この世の中で価値ある人間だと思えるその気持ちを，維持ないしは高める方向に持っていけるものであるならば，「存在不安に対する防衛」として機能しているはずだ，というものであった。

なるほど。

では，どのようなルートを通ったとしても，PTG は，結局，無意識の死への不安を取り除くために人類が生み出した防衛反応なのか。

＊　＊　＊

TMT の理論は，30 か国以上で研究されており，個人主義や集団主義といった文化傾向の違いによって，自尊感情を押し上げたり，維持したりする具体的な行動には違いがあるものの，死の脅威にさらされた直後に，防衛反応が生じるという一点においては人類共通だと結論づけられている（Park & Pyszczynski, 2016）。

PTG もまた，30 か国以上で研究されており，成長の具体的な内容や決定打となるような誘因及びきっかけとなる出来事には違いがあるものの，信念を揺さぶるような出来事に引き続いて人間としての成長を実感することがある，という一点においては世界共通と結論づけられている（Tedeschi et al., 2018）。

ある種の出来事を経験した人だけにあてはまる PTG の理論とは違って，TMT は人類全体の行動を説明するなど，両理論には根本的な違いがあるものの，共通する面も多くあり，本来もっと研究間に交流があっても不思議はないし，双方を関連付けることでさらなる人間理解が進む可能性が指摘されている（脇本, 2016）。

2. PTG の闇の部分

PTG を研究するにあたり，2 つの方向がある。

「何かつらい出来事を経験しましたか，それによって何か変わりましたか」と聞く方向と，「何か変わりましたか，そのきっかけに何か出来事がありましたか」と聞く方向だ。

両方，実施したことがあるが，PTG 研究で圧倒的に多いのは前者だ。

アンケート調査では，第 1 章の表 1（p. 12-13）で示したように，死別や病

気，事故などを含む，大きなストレスがかかるような出来事のリストを提示し，どれか経験したか，もし経験したのであれば，それに引き続いて PTGI で示されるような変化がどの程度あったかと問う。

しかしだ，調査に参加してくださる側からみると，「死別」，「病気」，「事故」，「自然災害」等，自分が経験したかどうかにかかわらず，リストに目を通させられるわけで，それによって，無意識にでも，死の不安が呼び起こされている可能性はないだろうか。

TMT がいう「存在論的恐怖」だ。

もし仮にそうだとしたら，その漠然とした得体のしれない「死の不安」に対処するために，アンケートに示される PTGI の項目に対して，本来，経験している度合よりも，「防衛反応」が加わる分，高く見積もって報告されているということはないだろうか。

「つらい出来事から成長した自分」という自己イメージを使って，自尊感情をキープし，無意識に呼び起こされた「死の不安」に対処するために。

* * *

例えば，第二次インティファーダと呼ばれる，イスラエル・パレスチナ紛争のテロの脅威にさらされている成人を対象とした調査がある（Hall et al., 2009）。

合計で，1136 名のユダヤ人が，30 分から 40 分の電話調査に協力し，PTGI などの項目について口頭で回答した。

その結果，テロの脅威を感じていれば感じているほど PTG が高かった。

PTG が高ければ高いほど PTSD 症状も高かった。

PTG が高ければ高いほど，「アラブ人はイスラエルから出ていくべきだ」，「アラブ人には，ユダヤ人と同じ社会的権利を認めるべきではない」といった，彼らにとっての「外集団」であるアラブ排斥の傾向が高かった。

これはまさに，PTG の闇の部分を映し出しているのではなかろうか。

PTG を強調して，「トラウマを経験したことで人にやさしくなった」と言

っても，TMT から見れば「死の不安をしのぐために，内集団の人にやさしくなっているだけで，外集団に対しては冷酷になれるということを否認しているだけではないか」と応じることもできよう。

縦断研究でも，PTG が高ければ高いほど，後の時点で，政治的暴力を支持する傾向が高いこと（Johnson et al., 2009）が報告されており，PTG が，脅威や不安に対する防衛反応である可能性が示されている。

死の脅威に曝されると，「人生に意味はある」と信じる気持ちが強くなるなど，ポジティブな方を誇張する傾向があり，PTG も，不安に対するコーピングとしての機能を有する表出反応の1つにすぎないという一面だ（Davis & McKearney, 2003）。

* * *

ただ，もしそうだとすると，PTGI で低得点の人は，高得点の人と同じように，トラウマのリストを見ているのに，その後の PTG を高く見積もることで，対処しなければならないような「死の不安」が喚起されていないことになる。

それはどうしたことだろう。

もしかすると，PTGI で低得点の人のうち，何割かは，既に十分自分に価値があると思えており，トラウマのリストを見たくらいでは，「死の不安」に圧倒されることもなく，防衛的になる必要もないのかもしれない。

心がとても健康なのかもしれない。

第7章で述べる「レジリエンス」という特性が，ここにちらりと見える。

3. いつ実施できるかわからない研究計画案

2020 年に私の研究室で計画していた実験がある。

調査協力者を，無作為に2群に分け，一方の群には，まずつらい出来事のリストを提示し，どのようなトラウマを経験したか問うことで，無意識の

「死の不安」を喚起した後，通常なら PTGI に関する項目に回答していただくが，その前に，自尊感情が一時的に下がるような実験に参加していただく。それは例えば，あるゲームに取り組んでもらい，実験者ないしはコンピューターがそれへのフィードバックとして，あなたのゲームの成果は，「他の人と比べてイマイチです。どうやら，ゲームはあまりお得意じゃないんですね」などと伝えるような方法で実行できる（もちろん研究終了後，協力者の方にこのフィードバックが「嘘」であり，パフォーマンスとは無関係であったことを説明する）。

そのように自尊感情を操作した上で，PTGI に回答いただく。

もう一方の群には，同様に，つらい出来事のリストを提示し，どのようなトラウマを経験したか問うた後，自尊感情が一時的に上がるような実験に参加していただく。あなたのゲームの成果は，「他の人と比べて抜群にすばらしいですね。ゲームお得意なんですね。すごい」といったフィードバックを示す。そして，PTGI に回答いただく。

もし，TMT の枠組みで PTG が説明できるのであれば，すなわち PTGI に対する回答が，「死の不安」に対する防衛反応を反映しているがゆえに，過剰に報告されているのであれば，2 群の間に差が出るのではなかろうか。

最初の群の方が，死の不安があっても自尊感情で持ちこたえられないため PTG を高く見積もることで対処するはずだから，2 つ目の群よりも PTGI 得点が高いはずだというのが，私たちの仮説である。

＊　　＊　　＊

ただ残念ながら，仮説も研究計画書もできあがっているのに，実行できていない。

というのも，2021 年，4 月現在，私が勤務する大学では，コロナ禍の影響で，対面式の研究プロジェクトがすべてストップしているからだ。新型コロナの蔓延に歯止めをかける方法やその治療法など，直接の問題解決が期待できる研究であれば，例外として許可はおりるのだが，我々の研究は，全くそ

ういった性質のものではないので，実施することができないでいる。

　さらに，もう1つ理由がある。

　2020年の頭に一本の論文を手に入れた（Klein et al., 2019）。

　オランダ，ティルブルグ大学のリチャード・クレインら22名の著者による TMT 再現可能性に関する研究の結果だ。

　彼らはこれまでにも，心理学を中心に，学術誌に出版されている論文が，本当に信頼に足るものだと言えるのか，すなわち，同じ状況下で同じ調査や実験を行えばちゃんと同じ結果が得られるのかという再現可能性を検討してきていることで有名な研究チームだ。

　その彼らが，TMT の再現可能性について論文を書いた。

　結論を言うと，世界中，21の研究室から，合計2220名のデータを集め，分析した結果，TMT の実験結果は再現されないという結論を導いた。

　この論文だけではなく，他の研究者も TMT の再現失敗を報告している（Sætrevik & Sjåstad, 2019）。

　それもあり，若干やる気をなくしてしまい，現在のところ暗礁に乗り上げている。

4.　反論

　とは言え，「PTG が死の不安に対する防衛反応である」という主張には反論の余地がある。

　なぜなら，仮に，PTG が，不安の後「あれをきっかけに成長した」と自分自身に納得させることで，気持ちを落ち着ける役目を果たすのであれば，PTG を報告した後，多少は気分が良くなっていなければならない。

　つらさや悲しみ，怒り，PTSD 症状が，多少なりとも，軽減されていなければならないのではなかろうか。

　しかし，両者の関連を，まとめ，検討した研究（Shakespeare-Finch & Lurie-

Beck, 2014）からは，そのような結果は得られていない。

＊　　＊　　＊

　TMT に対して「MMT（Meaning Management Theory：意味管理理論）」を著したポール・ウォング博士という方がいる。

　このウォング博士こそが，私が，2002 年の夏に，バンクーバーではじめてリッチとローレンスと会った，あの「International Network on Personal Meaning（INPM）」という学会を立ち上げた人だ。

　ポールは，TMT に異を唱える。

　皆が，得体のしれない死を恐れ，無意識の死の不安に対処するために生きているとは限らないと。

　「人はいずれ死ぬ」という現実を，そのまま受け入れて生きている人もいる。それが可能なのは，人は「人生に意味」を見出すことができる生物だからである。

　人生に意味や生きがいを見出し，自分という，ある意味「ちっぽけな」存在を超越することにより，充実した生を営むことができ，死をあるがまま受け入れることができると説く（Wong, 2008）。

＊　　＊　　＊

　私が勤務する大学には医学部があり，時に，PTG について講義をしに行くことがある。

　PTG と TMT の相補性について講義した後，MMT 理論について説明すると，やっと納得という反応を得ることが多い。

　なぜなら，TMT の，「ほとんどの人は，死について否認の状態にあり，得体のしれない死については普段考えないし，考えたくもない，死の不安に駆られないよう，自尊心を保つために，様々な活動をする」という前提に，疑問を持つ医学生が多いからだ。

　「どうも自分はあてはまらない。死について常に考えている」という学生が少なくない。

　そして，無意識のメカニズムである TMT の枠組みにしっくりときていない学生が，MMT の枠組みで，「死について熟慮した上で，生の有限性を受け入れている人もいる」というところに共感する。

　私の感触としては，この傾向は，トラウマ経験者にも多いような気がする。

　トラウマを経験し，多少なりとも，PTG の自覚があるから，死という現実を受け入れることができ，MMT の方が親和性があるように感じるのか。

　あるいは，トラウマを経験したことによって，無意識的に，死の不安が高くなり，だからこそ，防衛機制としての「知性化」をうまく発達させた結果，MMT の方が親和性があると信じ込んでいるのか。だとしたら，TMT に分がある。

5. PTG と TMT のまとめ

　意味付けを中心とする MMT は，TMT への提言としてまとめられているため両者の共存の可能性を指摘した論考はみつけられないが，PTG と TMT は，補い合い，共存するという説が強い。

　これを，「二重実存的システム：Dual-Existential Systems（Cozzolino, 2006）」と言う。

　コゾリノは，条件次第で PTG と TMT は両方ともありえる，矛盾しないと説明する。

　それはなぜかと言うと，TMT は，トラウマ経験の有無にかかわらず，人間が，全員，持っているはずの「いつか必ず死ぬ」という漠然とした，潜在的な恐怖によって行動が説明されると考える立場を取るため，行動として示される「反応」と，存在脅威による不安の喚起に起因する「恐怖」の間隔を短く想定する。

　死ぬことを思い出させるようなシーンをテレビや街中のポスターで見たら，そのすぐ後に，それを打ち消すために，何か別のことをしてその恐怖を取っ

払うような「刺激」と「反応」の関係だ。

　一方，PTGは，現実に自分に起きた出来事ありきの概念であるため，反応（PTG）と恐怖（トラウマ）の間隔を長く想定し，逡巡し，持続するものだと想定している。

　逡巡，つまりPTG理論で言うところの熟考である。

　TMTだと，不安に対する防衛反応なので，そこに「じっくり考える」意識活動が入る余地はほとんどない。

　一方，PTGでは，なぜそのことが起きたのか，という多くの場合答えの出ない問いに対して，「侵入的・意図的に熟考」する認知活動が入る。落としどころのない悩み，人に相談したと言って「もとに戻る」わけでもない，もしあの時自分がこうしていたらどうなっていたか，多くの場合，考えてもしようがないことであっても，それでも「考える」というプロセスがPTGの実感をもたらす傾向が強いことが示されている。

　コゾリノは，この認知プロセスによって，「恐怖」の後の反応が，短期的な防衛機制に転じるのか，PTGの自覚に転じるのか変わってくると言う（Cozzolino et al., 2004）。

　実際，「死の不安」が喚起された直後の反応では，利己的で物質主義の方向に走る防衛反応を示す傾向が高いが，死について熟考した場合には，愛他的で精神主義の方向に走る，すなわちPTGの実感を導く傾向が高いという研究もある（Lykins et al., 2007）

　だからと言って，TMTかPTGのどちらか一方のみを，人が経験するとは限らず，TMTがPTGに先行するという時系列の関係から，タイミングによって両方とも経験する可能性も指摘されている（脇本, 2016）。

＊　　＊　　＊

　現実生活で，もしトラウマが起きて，わりと短期間でPTGが実感されたり，語られたりした場合，それが持続するかどうかは別問題である。

　例えば，1年など，ある一定期間を経た後で，「あのことが転機となって，

それ以前には考えもしなかったようなことに携わるようになった」といった
PTG を実感した場合，それはその時の気分でそう思っただけであり，翌日
に，「昨日はそうだと思ったけれども，本当は，あのことは何の転機にもな
っていない」。そしてまた，その翌々日に，「と昨日は思っていたけれど，ま
た変わって，やっぱりあのことが転機になっている」，などと，コロコロ変
わることは想定していない。

　実際には，ここまで極端ではないにしろ，「何をきっかけにどう変わった
か」という主観が変わることは，決して珍しくないのだが（宅, 2010）。

　それでもやはり，PTG が実感された場合，大抵，それを「半永久的に変
わった」と妄信する。

　だからこそ，その一点で実感したはずの変化の内容と，矛盾するような態
度や行動がそれに引き続いた場合，「あの時，つらいことが転機となって，
こう変わったはずなのに，あれはその場限りのことだったのだろうか」と疑
念が生じる。

6. PTG は点と線，そして面

　PTG は「振り返って，自分はあの出来事をきっかけとして変わったと感
じている」という「点」としての実感や認識にあらわれるが，それは出来事
を経験した直後から続く「線」としてのプロセス，一連の経験である。

　そのため，「点」としての PTG の「今，ここで」の実感が，実際，どの
程度持続するかについてのエビデンスは，縦断研究にみることができる。

　例えば，3 か月後，6 か月後，1 年後と追跡した研究（Husson et al., 2017）や，
9 年にわたって追跡した研究（Tallman et al., 2010）などから，PTG の実感は
継続する傾向が高いことが示されている。

　もちろん，「あの交通事故をきっかけとして，その後は常に安全運転をす
るようになった」といった状態が，残りの人生ずっと続く人もいれば，そう

とは限らない人もいるように,「あのことが転機となって,それ以前には考えもしなかったようなことができるようになった,自分の中にそういう強さがあることに気づいた」という状態が,その時だけのことか,その1週間後,1か月後,1年後に継続しているかは,人にもよるし,状況にもよる。

臨床心理学の領域によくみられる,事例研究の論文には「PTG」とは名づけないまでも,人生において遭遇した危機的事象から,悩みやもがき,紆余曲折を通して,程度の差こそあれ,受容,統合に至り,また一歩を踏み出すケースは数多く記述されてきた。

「点」が連続した「線」としての記述である。

その心理療法の終盤で,「点」としての「今,ここで」の成長感が自発的に語られた際,経験を積んだ多くの臨床家は,それが本物か防衛かを感じ取ることができるのだと思う。

心理療法を通して,そのプロセスに伴走し,関係を作ってきたのだから,「点」を「線」上に見ることができるのだろう。その「点」や「線」を全体の「面」上に俯瞰できるのだろう。

確かに,文脈や関係性が入り込む余地のないアンケート調査への回答という形で,「点」を独立してみるような私たちの研究と事例研究とは,全く意味をなさない比較ではあるが,それでも,いったん心理療法を終結していったクライエントが,その翌日の「今,ここで」何をどうとらえているか,翌週,翌月,翌年の「今,ここで」どう生きているか,わかりえない。

したがって,当然のことではあるが,「点」としての成長感や受容を見続けることでしか,「線」は見えてこないし,将来の「線」は誰にも描けないのだから,「成長感の永続性を確認することができない」,「PTGの実感が今だけのことなのかという問いに答えられない」という事実や批判は,研究方法の限界ではなく,純粋に不可能な命題だと思う。

しかし,PTGなどという狭い研究の枠を超えて,危機を経験した人間の心理に関するこれまでの長い歴史にみられる先人による豊富な考察からは,

162

「点」のつながった「線」としての個人の道のりが，相互に折り重なり波及してゆくことで「面」のように広がりを持った文化を形成し，人類全体の進化の一部となってゆくから興味深い。

7. アンケート調査の限界とは何か

　これに関連して，PTG を題材にした学術論文の考察部分を見てみると，そのほとんどが研究の限界として自己報告を挙げる。

　例えば，Dominick らによる，ペットと PTG の関連を検討した論文を見てみると，「One major limitation is the self-report methodology. Self-report data can also be fallible as participants may not be aware of changes they have experienced or may over-attribute growth due to positive illusion (Dominick et al., 2020)」と書かれている。

　訳すと，「本研究の大きな問題点は，自己報告に頼っている点だ。参加者は自分がどう変わったかということを自覚していないかもしれないし，ポジティブ・イルージョン（肯定的あるいは楽観的な幻想）と呼ばれるような，誰もが持つ認知の歪みのせいで，成長感を過剰報告しているかもしれないので，自己報告はあてにならない可能性がある」。

　実はこの論文，書いたのはウィットニー・ドミニク。私が初めて主査をつとめ，2020 年に博士号を取得した研究室のメンバーだ。

　彼女がこの論文を書いた時，私自身は「データが自己報告に頼り切っていることが本研究の限界だ」と述べるのは，もうたくさんだと思っていたので，削除しようと提案した。

　私も，以前は論文の中で常にこの点に言及していたが，「自分があの出来事をきっかけとして成長した」という実感が本人に全くみられなければ，どれだけ第三者がその「事実」に気づいていたとしても，PTG 理論モデルが操作的に定義してきたような PTG にはなりえないのではなかろうかと思う

ようになった。そして，むしろ「自己報告」に頼ることは，PTG の研究では重要ではないかと考えるようになった。

　自分が自分のことについて回答する，評定する，話す，語る。「自己報告の真偽のほどは不明だ」と認めることと，「自己報告はその時点での主観的な真実にすぎない」と言う事実を受け入れることの間に，大した違いはないと考えるからだ。

　そのため，例えば，第 3 章で述べた「PTG と PTSD が曲線関係」にあることを実証した論文（Taku et al., 2015）や，「10 か国研究」の論文（Taku et al., 2021）などでは，もう自己報告が「研究の限界」であるとは書かなかった。

　だから，彼女にも，「自己報告が問題だ」という部分は削除しようと提案した。

　けれども彼女は私の意見に反対した。

　コネチカット大学医学部のハワード・テネンの議論を用いて。

＊　　＊　　＊

　テネンは PTG 研究の領域では，かなりの有名人である。

　それは PTGI を使った PTG 研究は全く信頼に値しないと一貫して主張しているからである。

　PTGI を使った研究が増え続けていることに対して，害でしかない，というくらいに批判している。ではそれはなぜか。

　テネンは，「PTGI」に回答するためには，5 つの認知機能が必要だと主張する。

1. PTGI のそれぞれの項目が聞いている内容（例えば「自分自身の強さ」「他者へのかかわり方」「感謝という気持ちのあり方」など）に関して，今の自分が，どれくらいの程度にあるかをまず見積もる。

2. 同じ内容のそれぞれに関して，トラウマを経験する以前の自分が，どれくらいの程度にあったかを思い出し，見積もる。

3. その両者を比較する。

   4. 比較した上で，どのくらい変化したかという度合を見積もる。

   5. そして，その変化が，どれくらい，トラウマに起因したものか見定め，PTGIに回答する。

　そして，認知機能や記憶に関する膨大な先行研究から，トラウマを経験した人は，この5つの認知活動を正確に遂行することはできないと説明する（Coyne & Tennen, 2010）。

　その上で，PTGが起きないと言っているわけではないが，認知や記憶に関する実証的研究が明らかにしてきたエビデンスを無視して，PTGIへの回答を鵜呑みにし，不正確なPTGに関する論文を発表し続けている研究者が信じられないと批判しているわけだ。

　テネンだけではない。PTGの報告を「ホンモノの成長」と「偽物の成長」に分けるべきだと考える研究者は少なくない（Frazier et al., 2009）。

　ウィットニーは彼らの指摘を謙虚に受け止めるべきだと考え，自分の論文の中では，「自己報告という限界」に言及したいと言った。

　彼女の意見もよくわかったので，指導者としては当然尊重すべきであり，最終的に，その一文が論文に入った。

＊　　＊　　＊

　ただ，私自身は納得しきれていない。

　「PTGI」に回答するにあたって，上述の1から5の認知活動が，たとえ秒単位の速さであったとしても，本当に必要なのかなと疑っている。

　「あのことがきっかけになって変わった」という実感に関する「今，ここで」の自己報告だけが，なぜ，他の様々な自己報告，例えば，なんらかの症状や性格，態度といったものよりも，ずっと信頼性が低いと判断されるのか，得心がいかない。

　と言って，裏を取るような方法，例えば「本人は変わったとおっしゃっているんですが，あなたの目から見て本当に変わったと思いますか」と，家族や友人に聞くような方法で解決できるとも思わない。

　なぜなら，「自分はあの出来事をきっかけに変わった」という実感は，家族や友人によって裏書きされる場合もあれば，裏書きされない場合もあるからだ。

　ちなみに，そういう研究は既になされている。

　例えば，ジェインは，61 名の大学生を対象に，トラウマを経験する前から自分のことをよく知っているパートナーと共に調査に参加してもらい，両者から別々に，PTG のデータを取っている。

　ジェインは本人が評定した自らの PTGI 得点と，パートナーが評定したPTGI 得点の間に，正の高い相関を見出したことから，本人の PTG はパートナーによって実証され，PTG の自己評定が思い込みではないことが立証されたと結論付けている（Shakespeare-Finch & Enders, 2008）。

　同様に，がんサバイバーを対象にした研究でも，PTG の内容次第で多少のばらつきはあるものの，パートナーがかなり正確に患者の PTG 体験を裏書きしていることが示されている（Tallman et al., 2014）。

　ただ，類似の研究デザインを用いた博士論文が，コロンビア大学から発表されており，その研究では，本人の PTG とパートナーによる評定との間に，全くと言っていいほど関連がなく，非常に低い一致率を示した（Goorin, 2012）。

　これらの研究を概観した時，結論を出すのはなかなか難しいと感じる。

　パートナーと本人の関係性。

　パートナーが本人をトラウマのどれくらい前からどの程度知っていたのか。

　PTG のきっかけだととらえられているトラウマは，パートナーが全く関与していない出来事なのか。

　トラウマの後，パートナーは相談相手になるなどしてかかわってきたのか。

　トラウマの前後で，内面の話をどの程度してきたのか。

　あまりにも多くの統制できない要因が，評定に影響しているはずなので，PTG の自己評定と他者評定の一致率は，数値上，低く出たからと言って「自己評定があてにならない」とも言えないし，高く出たからと言って「信頼に

足る」とも言えず，判断が難しい。

　つまり，後付けで，結果はどうにでも解釈できるような気がして，この方向の研究は，「個人を超えた，カップルとしての成長」など，評定の信頼性以外の別の側面を見ない限り，実りがないように感じる。

　それは心理臨床の場面であっても同じではなかろうか。

　クライエントが，パートナー，子ども，ないしは他の家族と一緒に来談される時，クライエントをより深く理解するにあたって，同行者の方々との話で有益な情報が得られることは非常に多い。

　また関係性や集団力学的にも，大きな意味がある。

　しかし，クライエントから聞いていた内容が，真実かどうかのみを確認するためだけに，他の方々と会うことはそう多くないだろう。それは，仮に事実確認するような問いかけをして，なんらかの答えをいただけたとしても，それで，即座にクライエントからの情報の真偽を疑うことにはならないからである。

　一致，不一致の向こう側にある，それぞれの見方に起因した人間理解，関係のあり方のさらなる理解につなげようとする臨床家の方が多いと思う。

　そしてそれは，アンケート調査であっても変わらないはずだ。

　一致率が低いからと言って，被検者の方の PTG が歪んでいたという証拠にはならないし，一致率が高いからと言って，被検者が自己報告した PTG が正確であったという証拠にもならない。

　第三者の証言をもとにした妥当性検証は，少なくとも PTG とは相性が良くないと感じる。

＊　　＊　　＊

　ちなみに，もし TMT の立場に立てば，不一致はなんら不思議ではないはずだ。

　なぜなら，PTG は死の不安に対する「今，ここで」の防衛反応だから，PTG の実感によって不安が一時的に軽減した後で，どのような行動を取っ

ていようが，それと PTG に整合性がなかろうが，大して問題はないはずだから。

けれども，PTG を額面通りに受け取り，PTG を経験した人は聖人君子になっているべきだ，とまでは言わなくても，そこで自己報告した内容が「気分次第」であっては困ると考える人からは，整合性が低ければ批判の対象となるであろう。

TMT と違って，PTG は一時の防衛反応でもなければ感情でもないはずだ，そうであっては残念すぎるだろう，ということだ。あの時，つらい出来事を経験して，今までに見えなかったことが見えるようになった，自分は変わったと言ったではないかと。

結局，「行動」を見ないと真実はわからない。

これが，シカゴのラッシュ大学医療センター，スティーブン・ホブフォール（Steven Hobfoll）の「行動に焦点を当てた成長（Action-focused growth）」という考えにつながる。

8. 資源保存理論（COR）

ホブフォールも，ハワード・テネンと同じく，PTG，正確には PTGI を用いた研究には批判的だ。なぜか。

それを説明するためには，彼による「資源保存：COR（Conservation of Resources）理論」について触れねばならない。

この理論は，真実を言い得て妙とは思いつつ，人生がどういうわけかむなしく感じられるので，私はどうも依拠することにためらいを感じる。

COR 理論では，「人は何のために生きるのか」という問いに対して，それは何か大事なものを獲得し，積み上げ，失わないように死ぬまで大事にするためであり，失いそうになったり，実際に失ってしまったら，もちろん大変なストレスを感じる，そのストレスに対処するためには，また別の資源を得

るなりして，補填する，そのことによって満足感を得，人は生きていく。

　積んでは壊れ，壊れて積むような人生の繰り返しに，うなずくしかない。

＊　　＊　　＊

　COR 理論は，そもそもラザルスとフォルクマンによる「ストレスに対する認知的評価とコーピングに関するトランザクショナルモデル」が，ストレスをどうとらえるかといった，主観的な認知に偏りすぎている（と，ホブフォールが考えている）ために，その点を是正し，バランスよく人を理解するために提案された理論である。

　主観も大事だが，もっと現実の生活，客観的で物理的な環境を反映した，定量的なアプローチによって，ストレスを経験した人の行動を，より科学的に説明しようとする立場だ（Hobfoll, 1989）。

　したがって，「自分はあの経験を経て，こう変わりました」と，現時点から過去を振り返って語る「主観」，信念の揺さぶりや熟考といった認知プロセスを重視する，PTG の理論には真っ向から対立する。

＊　　＊　　＊

　もう少し具体的に説明すると，COR 理論では，人は，自分にとって価値ある資源を守り抜き，保持し，さらに獲得することで喜びを得，幸せを感じ，生きてゆくと考える。

　その資源には4種類ある。

　第一は，実在の，客観的な資源である「モノ」だ。例えば，マイホームにマイカー，土地といった生活の支えとなるような「モノ」から，本，食器，ミニチュア，ブランド物など，様々なコレクションがあてはまる。

　第二は，条件。その人が社会においてどういった条件や役割のもとで生きているかということに関する資源だ。例えば，人間関係も資源である。結婚していれば伴侶は資源である。子どもがいれば子どもは資源である。役職や仕事上の地位も資源である。得るように努力し，手に入れることができたら幸せを感じ，それを守り抜こうとしたり，固執したりする。

　第三は，自分自身の内的資源。「自分は，小さな失敗をあまり気にする方ではなく，やろうと思えばできる方だ」という自己効力感は内的な資源である。「自分も人並みに価値のある人間だ」と思える自尊感情も資源だ。楽観的，前向きなどのポジティブな性格も資源である。

　そして，第四は，エネルギーとしての資源である。時間やお金，信用，知識，健康，筋肉などである。

　人は生きていく中で，これらの資源を増やしたいし，いったん得たものは手放したくない。

　ストレスを感じるのは，これらせっかく獲得した資源が失われた時，あるいは失われそうだという脅威にさらされた時，また資源を増やそうとせっかく投資したのにもかかわらず，それが見合わない時，そして投資が失敗した時である。

　COR 理論では，これら 4 種類の資源のうちどれかないしは複数の資源を失うこと，失うかもしれないという脅威にさらされる体験が，トラウマだと定義する。

　災害により家屋を失った場合，命を削ってまで仕事をしたのに職を失った場合，自信を持って中学，高校とやってきたのに受験に失敗して劣等感に押しつぶされた場合，健康体であったのに大きな病気になった場合など。

　個々の事例は，深刻度も状況も異なるが，なんらかの「資源」を失ったという事実，失いそうな脅威にさらされたという事実は共通であり，その例は枚挙にいとまがない。

　全ての，持てる資源を失ったり，もうこれ以上資源を得ることがかなわないと悟ったりした時，人は生きる意味を失い，死をも考える。

　COR 理論で筋が通る例はいくらでもあり，納得せざるを得ない。

＊　　＊　　＊

　とても心を惹かれるのは，ホブフォールが言うに，資源の「喪失」と，資源の「獲得」を比べると，人は，資源の「喪失」の方に，より大きな打撃を

受けるという点だ。

　まだ手に入れていないモノはあきらめがついたとしても，いったん自分の
モノになったのに，それを失うということには耐えがたい苦痛が伴うという
わけだ。

　したがって，その苦痛を少しでも軽減するためには，何かしら別の資源を
獲得することで自分を納得させるしかない。

　例えば，もし第一の資源である，大切な「モノ」を，災害によって失った
ならば，第二の資源である，新たな人間関係を築いたり，第三の資源である，
自尊感情を取り戻したりすることによって喪失補塡にあたるというわけだ。

　これは大変に興味深い。

　実際，失った「資源」の分を，別分野の資源で補塡し，その「補塡」部分
が「人間としての成長」と同義であれば，それはまさに PTG ではなかろう
か。

　しかし，ホブフォールはそうは言わない。

　なぜなら，「自己報告された PTG が，本当にポジティブな変化をあらわ
しているとは限らないから注意した方がいいですよ」などといった生ぬるい
警告ではなく，PTGI に対する回答は，見掛け倒しであり，実際には何も
「獲得」しておらず，思い込みである可能性が高いと結論づけているからだ
（Hall et al., 2006）。

　なぜそこまで言うのか。

　それは，PTGI の得点が高いからと言って，上述の４つの資源が実際に増
加したというエビデンスがないことに基づいている。

　したがって，彼の立場に立つならば，PTG とは，ある資源喪失の苦しみ
から目をそらせるために，別の資源を獲得したと思い込んでいる状態にすぎ
ないことになる。

9.　PTG と COR：手放すこと，そして得ること

　ただ，皆がこの説に納得しているわけではない。

　例えば，スタンフォード大学医学部のリサ・バトラーは，ホブフォールの論に異議を唱え，「資源を獲得すること」と「PTG」は同義ではないと主張している（Butler, 2007）。

　例として，「第一の資源」であるモノの獲得は，喪失に伴うストレスへの対処としては有効かもしれないが「人間としての成長」を示す PTG とは同義ではないことを指摘している。また，今であれば，新型コロナが，もし世界のいたるところで急速に収束したり，ワクチンの有効性や治療法が確立したら，多くの人は安堵し，将来に対して悲観的であったのが多少は楽観的になるだろう。これはホブフォールが言う「第三の内的資源」の獲得であるが，それは「PTG」とは別物だ。彼女は，それを新型コロナではなく，戦争をたとえに用いて説明しているが。

　とは言え，彼女も，PTG に関して，信念と行動の一貫性を見ることは大切だと述べている。

＊　　＊　　＊

　ホブフォールもまた，実際のところ，何も変わっていないのにそれでも PTG を感知して自分が変わったと思い込んでいたら，それは認知の歪み以外の何物でもないけれど，認知とともに行動面でも変わっていたら，それは歪みではないと認めるべきだと言う。

　だからこそ，主観的な認知だけに重きを置くのではなく，行動に焦点を当てた成長（Action-focused growth）をもっと研究すべきだというのが，議論の中心だ（Hall et al., 2008）。

　内的な成長感が，行動に反映されてはじめて，ストレス症状の低下につながるわけで，主観だけに注目して「PTGI」という尺度に頼った PTG 研究は

百害あって一利なし，となる（Hobfoll et al., 2007）。

　それは例えば，「あの危機的な出来事を経験せざるを得なかったことで，その後，思いがけず，別の生きがいがみつかった」と実感しているのであれば，その「生きがい」になっていることが，日々の生活で実際に「コミット」，体現されて，はじめて正当化されるだろう。

　「思いやりを持つようになった」と実感しているのであれば，「思いやりをもった」人間関係が，日々の生活で築けていてはじめて，その PTG の自己報告が正当化されよう。

　だから「行動」を見るべきだと。

　しかし，PTG の自己報告の中には，実際の生活で何か行動を起こすことを避け，実はうまくいっていない「今，ここで」の現状に，言い訳するためにそう思い込んでいるだけ，むしろ現実逃避の手段として PTG を利用しているだけ，というケースが，結構な数，含まれていると説く。

＊　　＊　　＊

　しかし，この仮説を支持しない結果が最近になって出版された。

　それは，6 年間の縦断研究により，PTG が，社会生活を営んでいく上での機能の向上に有意な関連を示していたという知見である（Boehm-Tabib & Gelkopf, 2021）。彼らは，PTG が，頭の中で考えているだけの思い込みや幻想ではなく，実際の機能の変化を反映していることをデータで示すことができたと結論づけている。

　同様に，リッチも，ホブフォールの意見には，理論的な側面から反論している。

　PTG の理論モデルにおいて，PTG の実感が得られたら終わりではなく，その成長の実感が，日々の生き方に反映されていることも重要だと言ってきたではないかと。

　特にトラウマを経験した退役軍人を対象とした PTG の臨床応用モデルの中で，どう認知が行動に波及してゆくか述べているし，実践の指針も提示し

てきているではないかと（Tedeschi & McNally, 2011）。

　そして，PTG が PTSD 症状からの回復につながっていないとしても，それがただちに，「PTG を経験したと思っていても，それがストレスの症状を解消するどころか，むしろ正の関連を示しているなんて，PTG は不適応・不健康をもたらしている証拠だ，したがって PTG の自己報告は害悪だ」という結論にはならないはずだと反論している。

　PTG は，そもそもプロセスであり，様々な軌跡を取る。

　すべての「最悪な出来事」から PTG が起きるなんてことも言っていないし，PTG を経験したらストレスが全部なくなるなんてことも言っていない。あまりにも誤解が多すぎると（Tedeschi et al., 2007）。

＊　　＊　　＊

　とは言え，私から見ても，やはり PTG 理論において行動面は確かに重要視されてこなかったとは思う。

　2018 年に，リッチやローレンス，ジェインと「第 5 版の PTG 理論モデル」について議論した時，皆，このホブフォールの批判は気になっていた。

　だから，行動として顕在化した PTG をなんとかモデルに組み込もうとした。

　それが，第 3 章で示した図 6 の右下。

　PTG が実生活に反映されてゆくカテゴリーとして，結局，世のため，人のため的な，「奉仕行為」を意味する「acts of service」などを入れることにしたわけだ。

　過去の PTG 理論モデルには，含まれていなかった内容なので，その意味では大きな変更点だった。

　とは言え，奉仕行為は PTG が行動として表面化した場合のほんの一例にすぎず，PTG と全く無関係の奉仕行為は山ほどあるし，奉仕行為以外に PTG が関連しうる行動も同じく山ほどあるだろう。

　付け焼刃的な対処になっていることは否めない。

*　*　*

　ホブフォールにとって，2020年現在，世界中で感染者が増えている新型コロナによる自粛，ソーシャルディスタンスも，人類から「資源」を取り上げ，既に獲得されていた「資源」を脅威にさらすトラウマである。

　2020年5月16日に，ソルトレークトリビューンという日刊紙に掲載された彼のインタビューを読んだ。

　そこには，新型コロナの脅威に対処するために，様々な自粛政策を取らざるを得ないことに理解を示しつつも，それによって，経済が停滞することが及ぼす負の影響，そして，今こそ「行動」に移すことの重要性が説かれていた。

　ちなみに，ホブフォールは，2016年に，国際心理学会（ICP：International Congress of Psychology）が横浜で開催された時，来日されている。その基調講演の際にも，やはり「認知」に偏ることの悪影響，行動の重要性，問題解決型の対処方略を取ることの重要性を説いておられたことが記憶に残っている。

　その時にも講演を聞きながら考えていたことなのだが，COR理論では，資源を獲得し，保持し，投資し，さらに増やすことに人は喜びを感じ，満足感を得ることが前提とされている。

　喪失あるいは喪失の危機に脅かされることが負の影響をもたらす。

　その脅威に対処するために，別の資源で補填。

　何か大事なものを手に入れることと，それを失うことの間に，取り換えがきかない雲泥の差があることはわかる。

　確かに自分にとって大切な何かを獲得することによって，欲求は満たされるだろう。けれども，獲得の方向を見続けることで，人間としての成長に逆行する場合もあるのではなかろうか。

　手放す，捨てることで，人間としての成長があるように。

　いくら，そぎ落とし，捨てることで，「獲得」される自由があるとは言っ

ても。

　その意味では，何をも得ない，何をも失わない状態の良し悪しについて，心理学者は他の分野の専門家に任せっきりにせず，もっと研究してもいいのかもしれない。

10.　PTG なら行動が伴うべきか

　さて，認知面だけでなく行動も見るべきだと指摘されているからには，やはり，それに取り組む必要があるだろう。

　ただ，言うは易しで，「行動面での PTG」を研究しようと思うと，これが非常に難しい。

　例えば，ジェインは，PTGI に加えて，自由記述式の質問を用い，行動面でトラウマ前後にどのような変化があったかを調査している。ただ，自由記述といっても「何か行動面で変わった点はありますか」と広く聞くのではなく，PTGI の 5 領域に対応する形で，具体的な内容を拾えるような手法を取っている（Shakespeare-Finch & Barrington, 2012）。

　例えば「人生に対する感謝」という PTG の領域であれば，「トラウマの後，何かささいなことに感謝を示していますか」と聞き，それに対して，「はい」あるいは「いいえ」で回答していただいた後に，もし「はい」であれば，具体的にどのような行動を取っているかを聞くという手法である。

　その結果，例えば，この「人生に対する感謝」の領域であれば，回答者のうち 82.6% が，行動面において感謝を示すような行動上の変化があったと回答していた。

　ジェインは，これら行動面での変化の「ある」，「なし」と，PTGI の得点がどのように関連しているかも見ている。その結果，行動面で「変わった」と報告した人の方が，「変わっていない」と言った人よりも，PTGI の得点が高かった。

　以上の結果から，PTG は「自分は変わった」という主観的な認知面での思い込みだとは限らず，行動に裏付けされていると結論付けた（Shakespeare-Finch & Barrington, 2012）。

　私自身も，ある共同研究の機会を得たことにより，東日本大震災で被災した医大生の方々を対象とした調査研究にかかわらせていただいたことがある（Anderson et al., 2016）。

　その際，データを分析したら，被災地において，避難所や病院でボランティア活動を行ったり，義援金活動，瓦礫の撤去活動，救援物資の仕分け作業などの災害対応にかかわったりした医大生の方が，それらの活動に従事しなかったと報告した医大生に比べて，PTGI の得点が高いことがわかった。

　もちろん，因果関係はわからないため，災害対応という行動をとったから PTG の実感が高まったのか，PTG の実感があったから災害対応という行動を取ったのか，あるいは何か別の理由によるのか，それはわからない。

　しかし，少なくとも，行動したかどうかという評定と PTGI の得点の間には関連があり，同様の結果はその後の研究でも確認されている（Kaye-Kauderer et al., 2019）。

　また，私の研究室でも，高いストレスを伴う出来事を経験したアメリカの大学生を対象として，PTG と飲酒の量や健康行動の関連を検討したことがある。

　その結果，健康行動及び飲酒行動と PTGI の得点との間に，有意な相関がみられた。

　PTG の中でも，「他者との関係」や「新たな可能性」を見出すという領域における成長感が高いほど，飲酒が以前よりも減り，ストレスがあっても，お酒に頼らなくなった，健康に気を付けるような生活習慣になった，という関係があることがわかった（McDiarmid et al., 2017）。

　しかし，これが精いっぱい。

＊　　＊　　＊

　「行動」と言いながら，結局，ボランティアしたかどうか，飲酒がどう減ったか，運動するようになったか，すべて自己報告だ。ジェインの研究でも，「ささいなことに感謝を示すような行動」は自己報告だ。研究者が，人々の行動をビデオに撮ったりして客観的に観察したわけではない。行動を振り返り法で自己報告してもらったら，「回答の歪み」の問題は解消されていないし，結局のところ，自らの行動に関する「認知」とPTGIに反映される「認知」の関連を見ているにすぎない。

　また，認知的な評価であるPTGを「行動面」から裏付けしたいと考えても，一対一の対応，つまり1つのPTG，例えば「思いやりをもつようになった」というPTGの認知に対して，それに対応する行動を見るというのは至難の業だ。

　「人生に対する感謝」もそう。「人間としての強さの自覚」もそう。「生死にかかわる問題と向き合えるようになった」もそうである。どのようにこれら1つひとつの実感に対応するような行動を特定し，測定できるか。

　行動として外に現れない変化もあれば，現れたとしてもその頻度が非常に少ないものもある。

　ジェインの研究では，PTGIの各項目につき，一対一の対応を示すような行動を想定するかわりに，PTGの5領域に対応するように，5つの行動指標を提示した（Shakespeare-Finch & Barrington, 2012）。

　先に，「感謝」の領域の自由記述用の教示を例として挙げたが，例えば「他者との関係」の領域では，「自分がどれだけ家族や友人のことを大切に思っているということを行動で示しているか」と聞く。

　しかし，「他者との関係」にまつわるPTGは，相手を大切に思いそれを示すということ以外にも無限にある。

　人との関係において，任せることができるようになるなど使命感や責任感が変わるかもしれない。

　人との距離感や付き合い方が変わるということもあるだろう。

孤独との向き合い方が変わるということもあるかもしれない。

また，大切に思っているという気持ちを示したくても，もうそれがかなわない人との気持ちのつながりもあるかもしれない。

PTG という現象の中には，「流せるようになった」とか「流されないようになった」とか，「無欲になった」とか「貪欲になった」のように，言葉上，逆の変化に見える，人それぞれ，状況によって，多くの一見矛盾した心の成長があり，それらすべてを，内面の状態が表にあらわれた形としての「行動」や動機づけでとらえることができるはずだと考えるのは非現実的だ。

＊　＊　＊

それに，たとえ同じ行動であっても，その意味は文脈によって異なる。

臨床心理学者のアン・マリー・ロプカらはその例を多く示している。

例えば，ここにトラウマを経験した人がいたとして，一人は家族のための料理に時間をかけるようになり，もう一人は家族のための料理にはあまり時間をさかなくなったとする。行動上は一見真逆に見えるが，一人はトラウマの経験から家族に料理をつくることに価値を置くようになり，もう一人はトラウマの経験から料理ではなく別の重要なことに時間を使うことに価値を置くようになる，というように，行動は，文脈や動機づけ，意味次第であり，たとえ正反対の行動であったとしても成長の度合いは同じかもしれない（Roepke et al., 2014）。

リッチも，この例のように，トラウマを経験した学生がいたとして，悩み考え，トラウマがなければ出会わなかったような人との出会いから，学びの意義を獲得し復学する場合もあれば，人との出会いから大学に在学していることに意味がないと判断し，自分にとって優先順位の高い別のことのために中退を選ぶ場合もあるという例を出している（Tedeschi et al., 2018）。

また，どれだけ細かく見ようとしても，人間なのだから，いい日もあれば悪い日もあり，やさしい日もあればやさしくない日もある。冷静になる日もあれば感情的になる日もある。

他者の幸せを心から喜べるようになったと言っても，それは，相手次第，自分のその時の状況次第かもしれない。

「あれをきっかけに自分は変わった」という PTG の実感を，常に，体現し続けている状態があるはずだと想定して，それをキャッチすることによって自己報告された PTG の妥当性を見ることができるはずだと考えるのは，あまりにも，浮世離れの感がある。

PTG を経験したからと言って，悟りを開いたわけではない。普通のことである。今，私の研究室では，1，2 週間，毎日連続してデータを取ることで，ある変数の経時的な変化をとらえようとする「エコロジカル・モーメンタリー・アセスメント（EMA：Stone & Shiffman, 1994）」を用いて，PTG の実感が高い人のコロナ禍における日々の行動を調査している。しかし，習慣化した行動ではなく，日々の気分に左右されるような行動を把握しようとしているので，それと PTG の関連について仮説を立てづらく，未だ予備調査の域を出ていない。

11. 過去と現在

結局，変わるということを，なるべく客観的に見ようとするならば，トラウマが起きる前の行動や心のありようを記録し，つかんでおかなければいけない，という前提に立つことになる。

けれども，人は，生涯「変わり続ける」わけだから，本当は「変わる前」や「変わった後」が，単独でそこにあるわけではなく，変わったと，今，ここで感じるのは常に，その時点における主観である。

とすると，ホブフォールが「資源保存理論」を軸にして，PTG 理論に言おうとしているのは，原因帰属として，「今，ここで」の自分の状態を，過去の出来事に結びつけなくても良いではないか。「トラウマをきっかけとして」という部分にこだわって今の在り方を説明しようとするから，話のつじ

つまが合うように正当化してみたり，いい部分だけに光を当ててみたりして，認知の歪みが起きるのではないか，という問題提起かもしれない。

　出来事をきっかけとしても，あるいは，きっかけとしていなくても，自分が持てる資源を増やしたり，新たな資源を獲得したり，資源をなくしそうになったり，実際なくしてしまったり，そういうことが，「今，ここで」の心身の健康に，直接，影響するのだから，それで十分ではないかと。

＊　　＊　　＊

　トラウマ，つまり，自分にとっての「あのこと」と，四六時中，ともに生きる生活から抜け出した人生。

　そういう日が，トラウマを経験せざるを得なかった人にも来る，かもしれない。

　「あのこと」が，ほとんど意識にのぼらなくなるような生活。

　トラウマを経験した人は，その生活を，どういう気持ちで受け入れるだろうか。

　PTGの話をすると，「ああ，自分が経験していたのはそういうことだったような気がする」と，共感してくださる方が多くいる。それは，大抵の場合，自分にとっての「あのこと」と，今も一緒に生きている人たちだと思う。

　一方で，「ぴんとこない。そんなふうに過去のことと今の自分を関係づけて考えたことがない」という方も，多くいらっしゃる。

　「あのこと」がたとえあったとしても。

第6章　PTGを教育や臨床に応用する

1. 論文や本を音読して写す

　こうして研究の成果をまとめながら，私自身，いかに多くの論文や本から着想やヒントを得て，考えをめぐらせてきたか実感する。

　私にとって，英語を話す研究者の考えを理解するために最も効果的な方法は，その人の文章，論文や本を，声を出して読み，写すという作業である。それはあたかも子どもの頃，教科書を音読して，習字や書き方の授業でお手本を写したように。

　ではなぜ，音読し，写すようになったのか。

　私は2005年に渡米したが，英語は不得意であった。英語で論文を書いたことはなかったし，学会発表をしたこともなかった。

　そこで，渡米後，時間だけはたっぷりあったので，「読む」「書く」「聞く」「話す」の練習をした。

　この4つの内，「読む」のがまだ一番得意だった。なぜなら自分一人でこもって，辞書を使い，時間さえかければ読めるから。正しく理解できているかどうかは分からないものの，教科書や論文など読む材料はいくらでもあったので，読む練習は比較的簡単に続けることができた。

　次にマシだったのは，「聞く」ことだった。相手が私に向かってだけ話してくれるのであれば，聞き取れなくても聞き返せば良いし，多数の人に向か

って話しているならば，全く聞き取れなくても，私以外の人に届いているのだから別に問題ないと思っていた。授業や研究会を録音させてもらって後から聞いたり，オーディオブックを聞いたりすることによって，聞く練習もわりと簡単に続けることができた。

しかし，何をしたらいいのか，思いつかなかったのが「話す」ことだった。先生やルームメイト，学生の方々などに，なんとなく言いたいことは浮かんでいるのだけれど，それが言葉や文章として出てこないことがしょっちゅうあった。よっぽど，相手に伝えたい，わかってほしいという内容がある場合には，身振り手振りや，絵を描いたりして，なんとしてでも伝えるので，その内容が届いてさえいればOKだと割り切れてはいた。けれども，よっぽど相手に伝えたいと思うことがなければ，無言になり，話さないでも時は流れていくので，話す練習として何をすれば良いかわからなかった。そこで，せめて口は動かそうと思い，音読をすることにした。

さらに難しかったのが「書く」ことだ。英語上達のための本には，英作文の重要性として，英語で手紙を書くことや日記を書くことなどが推奨されていたが，書きたい内容があるわけでもなく，字が何も生み出せなかった。仮に，書きたいコトが浮かんだとしても，それをどのように英語で表現したら良いかわからず，白い紙を前に，何も書けないまま時間は過ぎる。そこで，「話す」ことをあきらめて音読にしたように，「自分の言葉で考えを書く」ことはあきらめて，それができるようになるまでは，人が書いたモノをただ写すことにした。

というわけで，「音読」と「写す」が定着した。

＊　＊　＊

実際，「音読」と「写す」ことの良さだけで，一冊，本を書きたいくらいに，お勧めだ。

音読して写すためには，何も難しいことを考える必要がない。何を音読して写すか決めるだけだ。手元にある本でも，論文でもいいし，エッセーでも

いい。どれだけその日，気分が乗っていなくても，やる気が起きなくても，音読しながら写すくらいはできる。声を出しながら，左から右にただ写すだけの作業だから。

　音読しながら写している間に，私の場合は，その著者の考えをもっと知りたくなるし，その著者に何か言いたくなってくる。これは特に，研究者の価値観や主観的な考えが反映されるようなテーマの論文の時に顕著だ。

　どうしてそのように解釈したのか聞きたいと思ったり，その論文の中でとてもイイと思った箇所を伝えたくなったりする。そうなってきたら，その作業はやめて，一呼吸置き，自分の執筆に向かう。

　当初は何時間という単位で，音読しつつ写すというウォームアップをやっており，肝心の自分自身の執筆の方がずっと短かったが，今は逆で，10分から30分くらいのことが多い。パソコンに向かって，すぐに論文を書ける日もあれば書けない日もあるので，最初のとりかかりとして，敷居の低い「音読と写し」を習慣づけておいたことは，今でも役に立っている。

　それに加えて，数年前から研究や大学教育について思いついたことを日本語と英語で整理して，5分から10分程度の短い動画を発信している。ソーシャルメディアを利用して，「話す」ことと「書く」ことを練習したくて始めた。あらかじめ英語で考えを1000語程度にまとめるのに約2時間半。その後日本語バージョンを作るのに1時間半程度。それをテレプロンプターで流しながら録画するのに30分程度かかる。編集して動画をユーチューブにアップロードするのに1時間ほどかかるがそれは家族に任せている。いずれは，このように作りこまなくても自然に「話せる」ようになるといいなと思う一方で，学術用語に頼らず考えを「書いたり，伝えたりする」良い練習になっているので，今後も細々と続けていきたいと思っている。

2. 引用はコミュニケーション

　文献を音読して写している内に，それと自分の考えを関連付けたくなったり，人に知らせたくなったりしてくる。

　「こういう興味深い結果が得られていますよ」とか，「彼らはこう言っていますが私はこう思うんです」などと。

　これを論文でやることは，引用と呼ばれる。誰かの論文を引用して，自分の論考を組み立てる。

　研究を発表するからには，いずれは，他の研究者の論文に引用されたい。

　そして研究を発表する際には，他の研究者が明らかにしてきたことを，効果的に引用したい。

　普通，引用に関して気を付けるべきことと言えば，誰かが引用したものを原本にかえらず引用する「孫引き」をしないことや，どこまでが引用でどこからが自分の意見かを明確にすること。盗用しないこと。剽窃しないこと。著者の記述を要約した場合，文章を一字一句引用した場合など，いわゆる引用のルールだろう。

　それも大事だ。

　しかし，私が引用に関してこだわっていることは，コミュニケーションとしてとらえるということだ。

　引用を非人間的なものと見て，文脈に合う論文をただ機械的に引用するのではない。

　引用とは，ツイッターをやっていない私が言うのはおこがましいが，おそらくリツイートにあたるものではないかと思う。

　自分が言ったことが，誰かに拾われ，拡散する。

＊　　＊　　＊

　別の例。

　私が A さんに言う。「研究室で，卒業パーティーをしよう。ピザでいいか
なと思うんだけど，どう？」

　A さんが言う。「そうですね。研究室のメンバーに聞いてみて，意見をま
とめてから返事しますね」

　A さんが帰ってきた。「B さんはお寿司がいいそうですよ。C さんはなん
でもいいと言っていました。D さんは今まで寿司を一度も食べたことないそ
うですが，アボカドの入った寿司が食べてみたいといっていました。ちょう
ど大学の向かい側にアジアンレストランがオープンしたので，私も寿司がい
いかなと思います。ピザは今度にして寿司にしませんか」

　この A さんがやっていることが，私にとっての「引用」のイメージである。

　A さんは，B さんや C さん，D さんが言ったことをふまえて，それと自
分が持つ情報や知識を照らし合わせ，意見をまとめ，自分なりの結論を導き，
次の人に伝えることで，問題解決に貢献した。

　A さんが私と話している時に，もし B さんや C さんがそこにきて，私た
ちの会話を聞いたとしても，確かに自分はそう言ったと納得できる伝え方を
A さんがすることは常識の範囲であると共に，それ相応の信頼関係に基づ
いているだろう。

　そうでないと，C さんは「え，なんでもいいなんて言ってないよ。チキン
が食べたいって言ったでしょ」となるかもしれないし，あるいは，「確かに
なんでもいいとは言ったけれど，てっきり二人で出かけると思って返事した
よ」となるかもしれない。

＊　　＊　　＊

　だから，論文や本では，引用元の著者が見ることを前提として引用する。

　逆に，自分の書いたものが引用されている論文を見た時，こういうふうに
生かしてもらえたとは，出版したかいがあったなと思うこともあるし，自分
としては全く大事だと思っていなかった部分が引用されていて意外に思うこ
ともある。引用とは，どのレベルでコミュニケーションを取っているかとい

うことでもある。

自分の意見のどの部分がどのように取り上げられるか。

相手の意見のどの部分をどのように取り上げるか。

客観的で科学的な研究論文であっても，そこには必ず著者の意見や価値観が反映している。

だから面白いし，人間の不思議に迫ることができると思う。論文や書籍を読むことによって，いろいろな人の意見を知り，それを関連付けた上で自分の意見をまとめ，それを研究デザインの形にして提案し，第三者に承認してもらい，データを集め，結果をまとめ，それを考察する。これこそが研究の醍醐味であり，この手順は生涯を通じていろいろな場面に応用できるはずだ。

3. 卒論がない

その研究の醍醐味を短期間に凝縮させて経験できるのが卒業研究あるいは卒業論文だろう。

しかし，私が勤務する大学の心理学部では，卒論が必須ではない。

私自身は，日本の大学を卒業したこともあり，学部4回生の時に卒論を書いた。まだ手元にある。67ページと附録から成る。ワープロで作成し，感熱紙に印刷したものなので，消えそうになっているページが多いが，今のところまだ読める。

卒論を締め切りまでに完成させなければならないというプレッシャーがあったおかげで，文献レビューや研究デザインの立案，データ収集，分析，執筆，発表といった一連の作業を見よう見まねでやることができた。卒論がなかったら，絶対にどれもやらなかったはずだ。

なので，卒論が必修でないことはもったいないと思うが，私の大学では，卒論の代わりに，「キャップストーン」と言って，これまでに獲得した知識や技術を総動員させるような課題が必須の科目をパスしなければ卒業できな

いようになっている。

キャップストーンに値する授業は，フィールドワーク，インターンシップ，実習，そしてセミナーという少人数の授業だ。

卒業後，ソーシャルワーカーやカウンセラー，臨床心理士の道に進みたい心理学部の学生にはフィールドワークや実習が人気がある。企業への就職や法律に興味のある学生はインターンシップを選ぶことが多い。とにかく卒業できさえすればいいという学生は，心理学の歴史を総まとめするようなキャップストーンの授業を取ることが多い。そして，大学院に進みたい学生はオプションとしての卒論かセミナーを選ぶことが多い。卒論を書きたい学生は，テーマが近い教員にアポを取り，個別に希望を述べて研究室に入る。一方のセミナーとは，各教員の専門領域について深く学ぶもので，内容は教員次第である。「道徳性」や「創造性」のセミナーもあれば，「動物心理学」や「進化心理学」のセミナーもある。

どの教員が教えても内容がほとんど変わらないように構造を設定する統計や研究法といった授業とは異なり，それぞれの教員ならではの個性が生かされた授業がセミナーである。

新型コロナで学生の人数が減っているが，毎年，心理学部から 150 人ほど卒業してゆく中で，卒論を書くのは 5 人前後だ。セミナーを受講するのが 80 人前後だ。

＊　＊　＊

PTG から離れるが，卒論について書いておく。

セミナーが卒論の代わりになる，と考えると抵抗を感じるかもしれない。

なぜなら，ほぼ自分主導で最初から最後まで取り組む卒論というプロジェクトを完成させることによって得られる経験と，教員主導のセミナーでレポートなどを完成させることによって得られる経験は全然違うものだからだ。

私も最初は「卒論は大変だけれど本当にタメになるから，全員やれば良いのに」と思ったものだ。

しかし，ここでずっと仕事をしてきて，今では，卒論が必修じゃなくて良かったと思っている。

なぜなら，まず，教員の立場から考えると大学教員の仕事は，「研究」「教育」そして「委員会活動や社会貢献」なので，授業に加えて，卒論が必修だと，受け持つ学生の人数にもよるだろうが，教育に仕事の5割以上の時間やエネルギーをかけることになってしまう。そうすると，本来の研究に十分な時間が取れない。

また，学生の立場から考えると，大学最後の年をより自由に使うことができる。研究に関心がない場合，インターンシップやフィールドワークを選ぶことができる。また，卒論のためだけに取るデータの絶対量を減らすことができれば，被検者の負担も倫理委員会の仕事も減る。さらに，もし卒論だからという理由で倫理委員会を通さずにデータを取ったとして，それを後々，査読付きの学術論文としてジャーナルに投稿したくなった際，「ああ，あの時ちゃんと倫理委員会に通しておけば良かった」と，ジレンマに陥る可能性を減らすこともできる。

そして，個々の学生が自分の興味関心を追究するような卒論とは違って，セミナーであれば，教員は，自分がまさに今研究している内容をそのまま素材にして授業ができるので，普段，研究計画書を書いたり，学会発表をしたり，論文を書いたりしている内容をそのまま授業で扱えるというメリットがある。

学生の側からすると，どの講師の授業を履修してもほぼ同じ内容を習得できるという構造化された授業とは違って，その教員ならではのテーマについて学習できるので，何を質問しても，最新の知見が返ってきて面白いはずだ。

卒業を前にして，その大学，その学部にいるからこそ可能なチャンスを生かして，ライブ感が味わえる。

教員は自分が執筆した本や論文を素材にできるので，論文に載せたデータや結果を学生の前で再現してみせることができる。そのことによって，学生

は，出版された論文と，目の前で展開されているデータ分析や発表をつなげることができ，なぜその結果を発表したのか，なぜその分析をしたのか，なぜそう解釈したのかといった具体的なことの一部始終について，論文の著者である教員と，意見を交換し合うことができる。

　私自身も，時々，同僚が，学部生を対象として行っているセミナーの授業に参加させてもらって，彼らが今どんな研究をしているか勉強させてもらうことで，刺激を受けている。

＊　　＊　　＊

　そして，いよいよ本題だが，私もセミナーの授業を受け持っている。それが PTG に焦点を当てたセミナーだ。

　私は誰もが一度は PTG について学ぶべきだと思っている。

　セミナーでは，PTG をテーマにして，学生に考える力や応用する力がつくよう，最終的には仮の助成金申請書を一人一人が作成するところまでやって終了としている。

　教科書として，リッチらと一緒に書いた PTG のハンドブック（Tedeschi et al., 2018）を使っている。

　授業は全 28 回から成る。1 週間に 2 回授業があるので 14 週，大体 1 月から始まって 4 月に終わる。授業は，1 回につき，1 時間 45 分。受講者数は 20 名が最大のクラスである。シラバスの一部である授業スケジュールを図 10 に示す。

4. PTG の授業

　セミナーでも，成績の出し方は重要だ。

　毎回の授業後の小テストとレポート（1 回につき 5 点で，合計 5 点 × 28 回 ＝ 140 点），30 分前後の口頭発表を 2 回（60 点 × 2 回 ＝ 120 点），ポスター発表が 1 回（40 点），研究計画書と助成金申請書のレポート（100 点 × 2 つ ＝ 200 点），

図 10 PTG セミナー授業のスケジュール

	Date	Topic; Textbook; Articles
1	January 7	Syllabus Review.
		Introduction.
		(1) Tedeschi & Calhoun (1996). The Posttraumatic Growth Inventory
2	January 12	Chapter 1: What is posttraumatic growth? (p.3-6)
		(1) Taku et al. (2007). Examining posttraumatic growth among Japanese university students
		(2) Suedfeld et al. (2012). Personal growth following long-duration spaceflight
3	January 14	Chapter 2: A history of the concept of posttraumatic growth in psychology (p.7-14)
		(1) Cacciatore & Flint (2012). Attend: Toward a mindfulness-based bereavement care model
		(2) Jayawickreme & Blackie (2014). Posttraumatic growth as positive personality change
4	January 19	Chapter 3: Religion, Philosophy, and posttraumatic growth (p.15-24)
		(1) Yanez et al. (2009). Facets of spirituality as predictors of adjustment to cancer.
		(2) Chan & Rhodes (2013). Religious coping, posttraumatic stress, psychological distress, and posttraumatic growth among female survivors four years after Hurricane Katrina.
5	January 21	Chapter 4: Posttraumatic growth as process and outcome (p.25-30)
		(1) Shakespeare-Finch & Barrington (2012). Behavioral changes add validity to PTG
		(2) Costa & Pakenham (2012). Associations between benefit finding and adjustment outcomes
6	January 26	Chapter 5: Posttraumatic growth as common and universal experience (p.31-35)
		(1) Kehl et al. (2015). Predictors of postevent distress and growth among firefighters
		(2) Lelorain et al. (2010). Long term posttraumatic growth after breast cancer
7	January 28	Chapter 6: The validity of reports of posttraumatic growth (p.36-40)
		(1) Frazier et al. (2009). Does self-reported posttraumatic growth reflect genuine change?
		(2) Johnson & Boals (2015). Refining our ability to measure posttraumatic growth.
8	February 2	Chapter 7-1: Components of the theoretical model of posttraumatic growth (p.41-48)
		(1) Sheikh (2004). Posttraumatic growth in the context of heart disease.
		(2) Dekel (2007). Posttraumatic distress and growth among wives of prisoners of war.
9	February 4	Chapter 7-2: Components of the theoretical model of posttraumatic growth (p.49-54)
		(1) Schroevers et al. (2010). Type of social support matters for prediction of PTG.
		(2) Lancaster et al. (2015). The validity of self-reported growth after expressive writing.
10	February 9	Chapter 7-3: Components of the theoretical model of posttraumatic growth (p.55-59)
		Chapter 8-1: Theories of related to posttraumatic growth (p.60-61): Conservation of Resources
		(1) Morgan & Desmarais (2017). Associations between time since event and PTG in veterans.
		(2) Johnson et al. (2009). Risk and Resilience among Jews and Arabs exposed to terrorism.
11	February 11	Chapter 8-2: Theories related to posttraumatic growth (p.62-64): TMT
		(1) Lykins et al. (2007). Goal shifts following reminders of mortality: Reconciling PTG.
		(2) Luszczynska et al. (2012). The effects of mortality reminders on PTG and finding benefits.
12	February 16	Chapter 8-3: Theories related to posttraumatic growth (p.65-69)
		(1) Dekel et al. (2016). Can guilt lead to psychological growth following trauma exposure?
		(2) Willie et al. (2016). Anxiety and depressive symptoms: Role of shame and PTG
13	February 18	Chapter 8-4: Theories related to posttraumatic growth (p.70-80)
		(1) Zerach et al. (2013). PTSD, resilience and PTG among ex-prisoners of war.
		(2) Wilson et al. (2014). A structural equation model of PTG after prostate cancer.
		(3) Glad et al. (2013). Exploring self-perceived growth in a clinical sample of youth.
	March 2	**Midterm Exam**

14	March 4	Summary of a way to develop a research proposal, grant funding request, and budget justification; inclusion/exclusion criteria of the participants; Data Collection; Procedures; Summary of a way to analyze data; APA writing style overview (preparation for your final course term paper)
		(1) Johnson, Thompson, & Downs (2009). Non-Western interpreters' experiences of trauma:
15	March 9	Chapter 9: Qualitative research on posttraumatic growth (p.81-91)
		(1) Hall et al. (2009). Thriving as becoming resolute in narratives of women.
		(2) Dekel et al. (2016). Posttraumatic growth in trauma recollections of 9/11 survivors.
		(3) Hirooka et al. (in press). PTG in bereaved family members of patients with cancer.
16	March 11	Chapter 10: Quantitative measures of posttraumatic growth (p.92-104).
		(1) Baker et al. (2008). An examination of PTG and posttraumatic depreciation.
		(2) Allbaugh et al. (2016). The role of repetitive thought in determining PTG and distress.
17	March 16	Chapter 11: Cross-cultural research on posttraumatic growth (p.105-110)
		(1) Steger et al. (2008). Terrorism in two cultures: Stress and growth (US and Spain)
		(2) Wlodarczyk et al. (2016). Communal coping and PTG in Spain, Chile, and Colombia.
18	March 18	Chapter 11: Cross-cultural research on posttraumatic growth (p.111-118)
		(1) Taku et al. (2020). PTG and PTD (10 countries)
		(2) Mangelsdorf & Eid (2015). What makes a thriver? (USA and India)
19	March 23	Chapter 12: Developmental research on posttraumatic growth (p.119-125)
		(1) Exenberger et al. (2016). Exploring PTG in Tamil children affected by the Indian Tsunami.
		(2) Tillery et al. (2016). Profiles of resilience and growth in youth with cancer.
20	March 25	Chapter 13: Posttraumatic growth and neurological and biological mechanisms (p.126-130).
		Chapter 14: Ideal research strategies for posttraumatic growth (p.131-138).
		(1) Lurie-Beck et al. (2008). Relationships between… and PTG among Holocaust survivors.
		(2) Tang et al. (2015). Threatened with death but growing
21	March 30	Chapter 15: Facilitation of posttraumatic growth through expert companionship (p.139-146)
		Chapter 16-1: Intervention models for posttraumatic growth (p.147-151)
		(1) Tedeschi & McNally (2011). Can we facilitate PTG in combat veterans?
		(2) Gregory & Prana (2013). PTG in Cote d'Ivoire refugees.
22	April 1	Chapter 16-2: Intervention models for posttraumatic growth (p.152-164)
		(1) Knaevelsrud et al. (2010). PTG, optimism and openness as outcomes of a CB Intervention.
		(2) Slavin-Spenny et al. (2011). The effects of difference methods of emotional disclosure.
23	April 6	Chapter 17: Posttraumatic growth beyond the individual (p.165-182)
		(1) Currier et al. (2013). Bereavement, religion, and PTG: A matched control group.
		(2) Felix et al. (2015). Family functioning and PTG among parents and youth.
24	April 8	Chapter 18: Vicarious and secondary PTG (p.183-190)
		(1) Arnold et al. (2005). Vicarious posttraumatic growth in psychotherapy
		(2) Hyatt-Burkhart (2014). The experience of vicarious posttraumatic growth in mental health Workers
25	April 13	Chapter 19: Non-posttraumatic growth (p.191-196)
		Chapter 20: Final considerations (p.197-199)
26	April 15	Poster presentation – wrap up the semester
		Review for the Final Exam
	April 22	**Final Exam (Noon to 3pm)**

中間試験（50点），そして最終試験（50点）の合計600点から成る。合計で93％以上，すなわち，600点中557点以上を獲得するとA（GPA4.0）となる。そして，90％から92％だとA-（GPA3.7），87％から89％はB+（GPA3.3），83％から86％はB（GPA3.0）といったように，GPA（成績）が決まる。

　授業では，私自身が発表した論文を用いて，その時に使った質問紙に回答してもらったり，論文で発表した実験を再現して自分ならどういう反応をするか体験してもらったりする。また，論文で発表したデータを，小グループで再度分析してもらいながら，論文の中で発表した数値と照らし合わせたり，論文には含めなかった結果について議論したりする。データを取る前に準備した研究計画書や，倫理委員会に申請した書類も教材にして，出版済みの論文と比較しながら，それぞれの特徴やズレについて話し合ったりする。自分の論文を引用している他の研究者の論文を取り上げ，具体的にどこがどう引用されているかというポイントが，論文によって大きく違うことを確認しながら，研究領域全体の展開について議論する。「こういう引用の仕方ならば，この論文のウリが生かされていない」，「こう引用してもらったら，この論文を出した意味もある」など，ざっくばらんに自分自身の主観も交えつつ，研究者間の対話がどう発展するか先を読む練習をする。

　特に，授業の前半では，PTG研究の背景や歴史について，学生が既に知っている理論（マズローの自己実現理論，ピアジェの認知発達理論，エリクソンの心理社会的発達理論，セリグマンのポジティブ心理学など）とからめることによって，自分が既に持っている知識体系にPTGの研究を位置付けてもらえるように授業をする。

　心理学の様々な分野（人格心理学，社会心理学，臨床心理学，認知心理学，発達心理学，学習心理学，生理心理学，死生心理学など），及び心理学以外の領域（哲学，医学，看護学，教育学，社会学，生物，数学など）でPTGがどう研究されてきたか，また，研究がなされていなかったりみつけられなかったりした場合には，各分野の研究者ならどうPTGを研究するだろうか，といったことに

ついて議論する。私の大学では，学部内外の垣根を越えて，教員をゲスト講師として授業に呼ぶことがよくある。例えば文化人類学部で世界の葬儀について研究している教員や，経営学部で企業のレジリエンスについて研究している教員，医学部の生命医療倫理について研究している教員など，多くの先生方にゲスト講師として PTG のセミナーに来てもらったことがある。

＊　　＊　　＊

　学生にも，さまざまな文献を発表してもらうが，1 回目の発表時には，選んだ文献について自分の立場を共同研究者と仮定して発表してもらうようにしている。共同研究者と仮定することによって，発表者が「アクティブボイス（Active Voice）」を使えるようになることが目的だ。アクティブボイスとは，「…という研究デザインが採用された」，「仮説が検証された」，「臨床への応用が示された」，「以上のことが明らかにされた」という受け身の言葉遣い（パッシブボイス，Passive Voice）で発表するのではなく「我々は…という研究デザインを採用した」，「仮説を検証した」，「臨床への応用可能性を示した」，「以上のことを明らかにした」という，能動的な言葉遣いである。そのことによって，著者がなぜそう書いたのか，なぜそのような判断をしたのかを，視点に組み込みやすくなる。

　それに加えて，学生には私のセミナーを受講する前に他の授業を通して学んできた内容をこのセミナーの発表やレポートに関連付けるよう指示を出す。全体的には，文献を批判したり，改善点を提案したりすることが得意な学生が多く，クリティカルシンキング（critical thinking）と呼ばれる思考を用いることに傾いてしまうので，大学生活の総まとめをする上では，これまでに自分が学んできたことをもう一度思い出し，統合する機会を設けることが重要だと思っている。1 回目の発表の際に用いる採点基準を図 11 に，中間レポートの採点基準を図 12 に示す。

＊　　＊　　＊

　セミナーの授業では，卒論に取り組むことで得られるスキルや経験も，な

図11 第1回口頭発表採点基準（60点）

Objective: (1) Demonstrate your ability to critically evaluate an article that was assigned and apply the knowledge you have to lead the class discussion. (2) Create a coherent visual 20 or 30 minute presentation.

What you are going to do:

◇ Identify one assigned article.
◇ The Power Point/visual aid must include: 1. Title page, 2. Introduction, 3. Methods, 4. Results, and 5. Discussion.
◇ Follow the steps provided to the right in the grading boxes (0 = missing, 1 = poor, 2 = somewhat, 3 = good, 4 = excellent)

What you need to do: *Please have your visual aid (PowerPoint file or other computer-based visual components) prepared at least 30-minute prior to class.*

Name: _____

/60

1. Content

_____ **1** - Title page stating the assigned article's title and authors and your name
    0   1   2   3

_____ **2** – Introduction contains what has been studied in the past (background of research).
    0   1   2   3

_____ **3** – Introduction contains why this topic is important (significance of research).
    0   1   2   3   4

_____ **4** –Introduction contains the purposes and/or hypotheses of the assigned article.
    0   1   2   3

_____ **5** – Methods include participant information.
    0   1   2   3

_____ **6** – Methods include research materials/measures.
    0   1   2   3   4

_____ **7** – Methods include research design/procedure.
    0   1   2   3

_____ **8** – Results section includes findings with data.
    0   1   2   3

_____ **9** – Results section includes explanation of data.
    0   1   2   3   4

_____ **10** - Discussion section includes what the findings mean, interpretation, and/or the implications.
    0   1   2   3

_____ **11** – Discussion includes limitations of the study.
    0   1   2   3

_____ **12** – Discussion includes future directions of this Study (Include your ideas **and** the authors' ideas)
    0   1   2   3   4

_____ **/ 40 Points**

2. Overall Presentation

_____ Visual aid submission and presenter on time
    0   1   2

_____ Past learning experiences are well integrated
    0   1   2   3

_____ Knowledge from psychology courses are integrated
    0   1   2   3

_____ Clarity and Organization of Visual aid
    0   1   2   3

_____ Oral presentation was clear (e.g., elocution)
    0   1   2   3

_____ Lead the class discussion by asking questions
    0   1   2   3

_____ Overall presentation (e.g., professionalism, openness to comments and feedback)
    0   1   2   3

_____ **/ 20 Points**

図 12　中間レポート採点基準（100 点）

Objective: (1) Demonstrate your writing skills to apply the knowledge to develop your own research proposal. (2) Write a 13 to 18 page paper, including a title page, abstract, reference pages, and appendix (double-spaced)

What you are going to do:

- ◇ P1 – Title page
- ◇ P2 – Abstract
- ◇ P3-4 – Introduction
- ◇ P5 – Purposes/Hypotheses
- ◇ P6 – Ideal characteristics of participants
- ◇ P7-8 – Measurements/Question items
- ◇ P.9 – Research Procedure/budgets justification
- ◇ P.10– Data Analytical Plan
- ◇ P.11 – Significance of research proposal
- ◇ P. 12 – Future directions (+3)
- ◇ P.13 – References
- ◇ P.14 – Appendix 1
- ◇ P.15 – Appendix 2 and 3

What you need to do: *Please submit your WORD file within the three weeks after your 1st presentation for those who present before February 1, and within the two weeks for those who present after February 2.*

Name:

_____

/100

_____ **1** - Title page stating a title reflecting your own research proposal, name, course number/name, and dates.
　0　1　2　3　4　5
_____ **2** – Abstract has background, purposes/hypotheses, methods, significance, and 5 keywords
　0　1　2　3　4　5　6　7
_____ **3** – Introduction section covers research background that identifies what was known & what is unknown.
　0　1　2　3　4　5　6　7
_____ **4** – Purposes, testable hypotheses, and rationale behind each hypothesis are stated.
　0　1　2　3　4　5　6　7
_____ **5** – Method section covers ideal characteristics of participants with inclusion/exclusion criteria
　0　1　2　3　4　5　6　7
_____ **6** – Measurement section covers all variables with sample question items, scale, and/or instructions.
　0　1　2　3　4　5　6　7
_____ **7** – Research procedure covers what your participants will be asked to do and how the budgets will be used.
　0　1　2　3　4　5
_____ **8** – Data Analytical Plan
　0　1　2　3　4　5
_____ **9** - Significance section covers how your research proposal will make contributions
　0　1　2　3　4　5　6　7
_____ **10** – Future directions based on your study (3+)
　0　1　2　3　4　5　6　7
_____ **11** – Reference section should include 5+ articles
　0　1　2　3　4　5
_____ **12** – Appendix 1 should include a one-page ad that shows how to recruit participants
　0　1　2　3　4　5　6　7
_____ **13** – Appendix 2 should include a paragraph that indicates which classmates' comment(s) you considered and incorporated
　0　1　2　3　4　5　6　7
_____ **14** – Appendix 3 should include a paragraph that indicates how you considered or incorporated the three suggestions you got from me
　0　1　2　3　4　5　6　7
_____ **15** – The paper has a total of 13 to 18 pages including references section, title page, and appendices.
　0　1　2　3　4　5
_____ **16** – The paper is **APA** formatted.
　0　1　2　3　4　5

_____ **/ 100 Points**

るべくなら獲得してもらいたいと思っているので，レポートは，「研究計画書」に加えて仮の「助成金申請書」の形式を取っている。そのためには，研究の目的，背景，意義，仮説，研究方法，協力者のリクルート方法，理想的な参加者の条件や人数，倫理問題，各構成概念を測定するための用具，実験のために統制すべき変数の特定，データを取った後の分析方法，結果を出した後の応用の仕方，予定通りに進まなかった場合の対処の仕方，研究結果の発信方法やシェアの仕方，年次計画，申請者本人の経歴や業績，研究経費としていくら申請するか，その内訳と必要性，そして研究の重要性が必然的にカバーされる。共著者として，クラスメートや教員の名前を入れても良いし，これまでに文献レビューしてきた研究者を入れても良いとしている。共著者を入れる場合には，それぞれの役割を明確にし，謝礼も経費に含める。中には，私とクラスメートを共著者に入れ，「Dr. Taku は常勤の仕事についているから，1か月200ドル（2万円くらい）でデータを分析してくれるはずだ。そのかわり，クラスメートAには1か月2000ドルでデータを取ってきてもらおう」などということもあって楽しい。

　最終的には，一人につき，発表者以外の学生全員と私が，いくらまでお金を出すか，無記名で回答し，その中央値を取る。ちなみに，学生に「業績」があるわけではないが，そこは拡大解釈で，発表を聞いている我々を納得させ，お金を出したいと思わせるような情報を出してもらっている。すると，高校時代のボランティアの経験や，大学でこれまでに受講してきた授業でどのようなレポートを書いたかとか，現在のバイト先でどういうツテがあるかなど，さまざまに工夫した内容が盛り込まれる。

　そして学期末にポスター発表をして終わりとなる。そこでは，中央値による研究助成金をもらえたと仮定して，データも取り終え，研究が遂行できたとの状況を設定した上で，ポスターを作成する。ポスターには，研究の目的や仮説はもちろんのこと，仮定の上でだが，何名が協力したかなど方法を載せる。重要なのは，データを準備し，図表を用いて自分たちの仮説が支持さ

れた，あるいは支持されなかったと示す結果である。エクセルや R，SPSS
といった統計ソフトやパワーポイントの機能を用いて，仮の結果をわかりや
すく示す。この課題によって口頭発表やレポート執筆だけでなく，ポスター
の作成技術も身に着けることができる。「助成金ありがとうございました
(Thank you for funding our project!)」とポスターに書く学生もいて，学期が終
わるという実感が得られる。

＊　　　＊　　　＊

　セミナーの受講者の中には，大学院への進学を希望している学生もいるが，
そうでない人も多いので，ディベートの力や論理的・多面的思考の能力，創
造性，論文を読み込む力，調べる力，応用する力，口頭・筆記・ビジュアル
等で自分の考えを論理展開する力，異なる状況でのプレゼン能力などが伸ば
せるようなトレーニングさえできれば，テーマは何でもいい。
　私の場合は，たまたま PTG を切り口にしている。
　しかし，PTG をテーマにすることで，私自身が研究のために論文を読み
書きしながら，興味深い研究に出会うと，授業の教材に使えそうだと感じる
場合もあるし，逆にセミナーで PTG の専門家ではない学生たちと議論する
ことで研究上のヒントを得ることもある。
　このスタイルを取ることで，教育と研究の結びつきを強化できるため，む
しろセミナーを利用して，研究テーマを PTG 以外の分野に広げていきたい
と思っている。例えば，2022 年はスポーツ心理学に焦点を当てたセミナー
を開講することに決めた。今はまだ門外漢としてスポーツ心理学の教科書を
読む日々だが，新鮮な観点がたくさん盛り込まれていて刺激を受ける。アス
リートと彼ら彼女らを取り巻く人々のメンタルヘルスや心の動き，社会への
影響力といった面について，研究者がこれまでに積み上げてきた知見をもっ
と勉強していきたい。その動機づけにセミナーはぴったりだ。
　とは言え，私自身，PTG とはトラウマを経験してなお生きてゆくという，
誰にでもあてはまりうる汎用性の高いテーマだと思っているため，学生が卒

業後どのような道を選んだとしても，PTG を知っておいて損はないはずだ
と信じ，これまではこのセミナーを教えてきた。

5. 教えるということ

　教えるということはとても面白い。

　私は，半期に2コマ，授業を担当している。1コマは4単位。1時間45分
の授業を週に2回，合計15週，全30回前後，教えている。

　上述のセミナーがその1つであり，もう1つは人間行動科学で必修の統計
学を教えている。数年に一度，基礎の統計学を履修した学部生対象の応用統
計学や，大学院生を対象とした統計学を受け持つこともある。

　私が勤務する大学は，カーネギー高等教育機関分類において，「R2 (high
research activity institutions)」，つまりスタンフォード大学やハーバード大学
といった「R1 (very high research activity institutions)」に分類されている大学
ほど，研究のための外部資金獲得が重視されることなく，研究活動に重きを
置くことができる大学だ。そのため，教育が，研究活動にプラスの影響を及
ぼすことが望ましいし，学生も教員からは専門性の高い知見や経験，スキル
を学び取ることを期待している。

　そのため，非常勤講師に毎年50から60％の授業を受け持ってもらいなが
ら，常勤の教員は，独自性，特殊性，専門性を発揮して，1つか2つの授業
を研究とからめて，深く教えるようにコースが振り分けられている。

　今は新型コロナの影響で，授業がすべてオンラインになっているので，誰
が教えてもある程度均一であるべき授業であれば，既に系統立ててしっかり
と学ぶことができるようなオンライン上のプログラムが充実しているので，
そちらを履修した方が，質が高く，学生の満足度も高い。

　それもあって，常勤の教員は，なるべく「オンリーワン」としての役割を
果たせるように，専門性を生かしながら授業をする。

　私の学部では，いわゆるマーク式の，「満足している＝ 5 点」，「全く満足していない＝ 1 点」などで学生に回答してもらう授業評価に加えて，テニュア（終身雇用権）や昇進のための審査を受ける約 1 年前に，2 名の教員が，授業参観に来る。彼らは，最初の 1 時間ほど授業を見た後，授業をしている本人，つまり同僚にいったん教室から出るように言い，学生に直接様々な質問をする。

　自分たちが今見学していた授業は，その教員のいつも通りの様子だと思って良いか，教員の授業内容についてどういう長所短所があるか，学生からのメールに対して教員はどれくらいの時間でどのような返信をするか，返信の内容は疑問の解決につながっているか。教員から意見の押しつけや偏りが感じられるか，課題やレポートの採点は公平か，採点基準は明確か，採点結果はどれくらいで返却されるか，教科書はどれくらい活用しているか，TA（ティーチング・アシスタント）はどのような役割を担っているか，などなど。

　これらの情報と，その他，休講の数，クレームの数，履修人数，成績分布，落第した人数，学期途中でやめた人数なども授業評価の対象となる。

　以上，授業参観に来た教員によるレポート，学生からのマーク式の評価と自由記述式のコメント，シラバス，授業で用いたパワーポイント等の教材，課題のレポートや試験問題の採点基準表などすべてを「教育活動」としてまとめ，テニュアの審査や，年度末の教員相互評価に用いる。

　年度末の教員相互評価とは，いわゆる FD（Faculty Development）と呼ばれるような，教員の能力向上，努力義務のための組織的取り組みの一環である。私の大学では 2015 年度からスタートした。

　学部内で「期待される仕事量（workload）」として，あらかじめ決めておいた「教育・研究・サービス」に関する評価基準をもとに，一人一人の教員が，自分も含め学部に所属する教員全員のパフォーマンスを評価する。自分も含めて評価するのは，評価が無記名なので，個人の特定を避けるためである。ちなみに学部長の評価はしない。評価基準はテニュア前，テニュア後などキ

ャリアによって異なる。評価し合うための素材として，教育に関しては上述した内容に加えてゼミの活動や院生指導を教育活動として1ページほどにまとめる。サービスの領域に関しては，第2章で述べた4つのレベルそれぞれについての貢献度をこれも1ページほどにまとめる。そして研究に関しては履歴書とその年に出版した論文や書籍，学会発表等について短くまとめたものを準備する。

それを各自が一つのファイルにまとめ学部に提出。私たちは，提出されたフルタイムの教員14人分のファイルにアクセスし，教育，研究，サービスという3つの領域に関して，全員分のパフォーマンスを5段階評定で評価する（1＝期待されている最低限の仕事ができているとはとても言えない，2＝期待どおりの仕事ができているとは言いがたい，3＝期待どおりの仕事ができている，4＝期待どおりの仕事以上の成果を出している，5＝期待されている仕事以上の成果をかなり出している）。

学部長は，全員分の評価をダウンロードし，個人の名前を消して，ランダムにアルファベットを割り当てる（宅は「B」のように）。学部内の代表3名が，アルファベットで示された全員分の評価（自分の分も含まれているが，どのアルファベットが自分に該当するかは分からない）をまとめ，一人一人に関して3つの領域で中央値を出した後，それにパーセンテージをかけることによって，各領域の重要度を考慮する。これは，第1章10（p. 37）で述べたような，テニュア前には「研究5割，教育4割，サービス1割」，テニュア後には「研究4割，教育4割，サービス2割」といったキャリアに応じた配分のことである。その結果で総合評価が付く。大学のその年の予算次第ではあるが，その総合評価に応じて，「1」ならば給料が0.5％アップ，「5」なら3％アップなどと，ボーナスが付くシステムである。

通常，このような成果主義を採用すると，業績や能力に応じて優劣が付き，職場がぎすぎすするきらいがある。研究の生産性の指標となる学術論文の数や質（たとえばインパクトファクターなど）は，それぞれの専門領域によってか

なり影響を受けるので，一律に比較するのはフェアでないといった批判もある。しかし，相互評価を一切しないというシステムよりは，切磋琢磨の機会が増えて風通しが良いのではないかと感じている。

　テニュアや昇進のための審査の場合には，パスかどうかの二択しかないが，この年度末の教員相互評価は，ボーナスあるいはメリットという考え方なので，たとえ「1」がついても給料が下がることはない。ペナルティなしで，努力分に応じて，賞与の割合を調節することで，自主的な努力をより促していこうというねらいがある。

＊　　　＊　　　＊

　話が脇道にそれたが，このように，通常の大学の授業であれば，その評価の仕方は，ほぼ確立している。

　しかし，「PTG を教える」といった場合，その効果はどう評価することができるだろうか。

　PTG について習った後，PTG の定義を説明できれば効果があったと言えるのか，何かモヤモヤしていた胸のつかえが取れたら効果があったと言えるのか。ストレスが少しでも減ったら効果があったと言えるのか。実施はもちろん，評価の仕方も難しく，この分野の研究はまだまだこれからである（Roepke, 2015）。

　PTG を含め，心の健康やさまざまな行動の予防や促進，または治療のために，精神医学やカウンセリングなどの専門家が体系的に実施するプログラムを，一般的には「心理教育プログラム」と呼んでいる。

　グループで行うことが多いが，個別に行う場合もある。

　PTG もまた，心理教育プログラムの一環としてよく取り上げられてきた。

6.　心理教育プログラムに PTG を取り入れる

　リッチは，退役軍人を対象とした PTG のプログラムを提唱している（Tedeschi

& McNally, 2011; Tedeschi, 2011)。それは5つの構成要素からなる。

　第一は，トラウマが心身に及ぼす影響について。信じてきたことや当たり前だと思っていた日常が崩れたり，将来設計が崩れたり，といった認知面も含めて，考え方，気持ち，人間関係，身体などさまざまなところにあらわれる反応について理解を促す。

　第二は，それらの反応やストレスに，どう向き合えば良いか話し合いつつ，実践する。気持ちを紙に書いたり，身体を動かしたり，リラクゼーションをしたり，音楽を聴いたり，といった人それぞれの向き合い方について話し合い，実際に取り組む。

　第三は，自分に起きたことを少しずつ信頼できる人に聞いてもらえるよう準備する。何が起きたのか，どういう気持ちでいるのかなど，自分のペースで安心して話ができるような環境を作ってゆく。

　第四は，トラウマをきっかけとして経験されているいろいろな変化について，PTGの5領域に対応させながら振り返ってゆく。すなわち，自分自身について，人間関係について，出来事がなければありえなかったような新しい何かがありそうか，人間の力を超えた何かについて思いを馳せることがあるか，そして，今ここで感謝するような何かがあるかなど話し合う。

　第五は，トラウマ後の人生において何か一歩を踏み出すという経験があったり，今の現実を受け入れつつあると実感するような経験があった場合にそれを共有しあうステップである。

　つまり，「心理教育プログラム」とは，専門家が，一方的に何か知識を伝達し教えるというものではない。

　ましてや，「PTGとはこういうものですよ」と，その名称や定義を教えるようなものでもない。

　リッチのプログラムにおいて，専門家は，「エキスパート・コンパニオン」として，トラウマを経験した参加者が，安心してその場に居続けられるように，一人一人をあたたかく受け入れ，話し合いが徐々に展開するように

サポートする役割である。

　ではこの5つの段階を含むプログラムの効果はいかほどであろうか？

　リッチらは，2016年から1年半の追跡データを用いてその効果を報告している（Moore et al., in press）。プログラムの前後で，抑うつや不眠，PTSD症状などは統計的に有意に改善し，心理的な柔軟性やレジリエンシー，あるがままの自分を受け入れるという意味の「self-compassion（自らに対する思いやり）」は有意に向上したことを報告している。

　ただ，参加者は49名と少なく，比較のための統制群，つまりプログラムに参加しなかった人たちが同じ1年半でどう変わったかというデータがないため，ここで報告された変化がプログラムによる可能性が高いと断定して良いか，はっきりとした結論を出しづらい。

　私の知る限り，このボウルダー・クレストの「Warrior PATHH（Warrior Progressive and Alternative Training for Healing Heroes：英雄を癒すための，革新的でこれまでとは異なる兵士のトレーニング）」が，今のところ，PTG理論モデルに基づいた世界で唯一のプログラムなので，「もちろん効果は抜群」と言いたいところだが，更なる研究を待たねばならない。

　なお，コートジボワール難民を対象にしたプログラムにもPTGが取り入れられているが，そちらは，まだ効果検証がなされていない（Gregory & Prana, 2013）。

＊　　＊　　＊

　心理教育プログラムの効果を調べたければ，そのプログラムに参加した人としていない人を無作為に振り分けた上で，比べるのがてっとり早い。

　例えば，PTGの理論モデルでは，「自己開示」，つまりトラウマの経験について信頼できる人に話すなど，なんらかの形で表現することが重要だと言ってきている。

　そこで，ミシガンのウェイン州立大学の心理学部教授，マーク・ラムリィらは，心理学専攻の大学生，合計214名を6つのグループに無作為に分けて，

開示の効果を見ている（Slavin-Spenny et al., 2011）。

　まずは全員，未解決のストレスを１つ思い出すよう教示される。

　その上で，６つのグループのうち２つのグループは「統制群」であり，未解決のストレスとは無関係の「時間の使い方」について大学院生を相手に話すグループと，「時間の使い方」について紙に書くグループに分けられた。

　残りの４つのグループは，ストレスフルな出来事について「自己開示」する群であるが，それにあたり，その表現の仕方が違っており，「専門家であるカウンセラー相手にじっくりと話すグループ」，「終始，受け身で聞き手に徹する大学院生を相手に話すグループ」，「一人でテープレコーダーに向けて話すグループ」，そして，「一人でその出来事について紙に書くグループ」であった。

　分析の結果，２つのグループを合わせた統制群に比べれば，４つのグループを合わせた「自己開示群」は，統計的に見て有意にPTGの実感が高かった。しかし，「自己開示群」の中，つまり４つのグループの間には有意な差が見られなかった。

　本当なら，「専門家であるカウンセラー相手にじっくりと話すグループ」でPTGが高く出てほしかったに違いない。

　けれどもそのような結果は得られなかった。

　この結果を受け入れて，「開示さえすれば，その具体的な方法はPTGに影響を及ぼさない」と結論づけるか，常識で考えて，ただ開示しさえすればPTGが高まるとは考えにくいので，本来４グループの中で差がみられるはずだったのに，研究上どこかの手順で失敗して期待通りの結果が得られなかったと結論づけるか，検定力がただ十分でなかっただけだと解釈するか，悩ましい。

　このように，参加者を無作為に別々のグループに分け，違いを見ることで，介入や心理教育プログラムの効果を調べる研究は，統制すべき変数や関連する変数が多くて，なかなかきれいに結果が出なかったり，実施に至らなかっ

たりすることもしょっちゅうある。

　私も，中学生の保健体育の授業などで，何か PTG について応用できることはないかと研究してきて（宅, 2010），やっと無作為に分けて教育プログラムの効果を見る研究について発表できたのでそれについて述べる。

7. 統制群と介入群を比べて，プログラムの効果をみた

　PTG の心理教育プログラムの効果を見た論文（Taku et al., 2017）がアクセプトされるまでの流れを表 17 にまとめる。

　この論文では 2 つの研究結果を発表した。

　第一の研究では，まず事前調査として，どのようなつらい出来事を経験したか聞き，そのうえで，PTGI を用いてその出来事から成長の実感があるか

表 17　Taku et al.（2017）の流れ

大学の研究倫理委員会に研究計画書等申請した日	2011 年 12 月 3 日
研究倫理委員会の承認を得た日	2012 年 3 月 22 日
第一の研究プログラムと第二の研究プログラムの両方を実施し，事前調査と事後調査のデータを取った期間	2012 年 5 月から 7 月
データ入力が終わった日	2013 年 10 月 13 日
データ分析のめどがついた日	2014 年 12 月 8 日
論文を書き始めた日	2015 年 1 月 27 日
ジャーナル A に論文を投稿した日	2015 年 8 月 11 日
ジャーナル A からリジェクトという結果が返ってきた日	2015 年 12 月 9 日
Journal of Loss and Trauma に論文を投稿した日	2016 年 7 月 8 日
Journal of Loss and Trauma から初稿に対するコメントが返ってきた日	2016 年 8 月 4 日
二稿を投稿した日	2016 年 8 月 29 日
Journal of Loss and Trauma にアクセプトされた日	2016 年 9 月 12 日

Taku, K., Cann, A., Tedeschi, R. G., & Calhoun, L. G. (2017). Psychoeducational intervention program about posttraumatic growth for Japanese high school students. *Journal of Loss and Trauma, 22*, 271-282. doi: 10.1080/15325024.2017.1284504

アンケート調査を行った。そのうえで，半分の人には「ストレスの簡易心理教育プログラム」に参加してもらい，半分の人には「心理学とは何かについての教育プログラム（統制群）」に参加してもらった。

　ストレスの簡易心理教育プログラムは，通常の学校教育の中で PTG に重きを置きすぎることなく実施できるように，リッチやローレンスと相談しながら，6 つのステップを準備した。

　第一にストレスを引き起こすような出来事にはどんなものがあるか話し合い，第二のステップとして，それに対する心身のさまざまな反応について話し合う。第三のステップとして，中でも PTSD 症状と言われるようなつらい反応についても，いろいろな出方があることを話し合う。第四のステップとして，そのつらい出来事で悩んだりつらい経験をすることによって，それがなければ出会わなかった人に出会ったり，モノの見方が変わったりという変化がありえるか話し合う。第五として，そういったさまざまな変化を引き起こすきっかけについて話し合う。そして第六として，出来事にもよるし，年齢や性格，それまでの人生など，いろいろな個人差があることを話し合い，まとめとする。

　その約 3 週間後に，事後調査として，事前調査と同じようなアンケートに記入してもらった。

　「統制群」すなわち，「心理学とは何かについての教育プログラム」に，3 週間前に参加してくださった生徒さんには，「事後調査」の後で「ストレスの簡易心理教育プログラム」に参加してもらい，3 週間前にそれに参加してくださった方には「心理学とは何か」について話をさせていただいた。

　さて，肝心の結果だが，プログラムに参加した人と統制群の PTG を比較した結果，事前調査では，2 つのグループの間に差異がなかったが，事後調査ではプログラムに参加した人の PTG が高かった。PTGI の平均は 0 点から 5 点を取るが，プログラムに参加した人の，事後調査の PTGI 平均得点が 2.47（標準誤差が 0.14, 95% 信頼区間 = [2.18, 2.75]）で，参加しなかった人の

PTGI 平均得点の 2.09（標準偏差が 0.16, 95% 信頼区間＝[1.77, 2.40]）よりも有意に高かった。

したがって，6 つのステップで，ストレスについて様々な角度から話し合うプログラムに参加した人の方が，その後，自分に起きた出来事から，成長がより実感されることがわかった。

＊　　＊　　＊

次に，第二の研究を行った。

第一の研究と同様に，事前調査として，どのようなつらい出来事を経験したか聞き，そのうえで，PTGI を用いてその出来事から成長の実感があるかアンケート調査を行った。

そのうえで，3 分の 1 の人には「PTG の簡易心理教育プログラム」に参加してもらい，3 分の 1 の人には「PTSD の簡易心理教育プログラム」に参加してもらい，残り 3 分の 1 の人には「心理学とは何かについての教育プログラム（統制群）」に参加してもらった。

つまり，第一の研究で用いた「ストレスの簡易心理教育プログラム」を「PTG のプログラム」と「PTSD のプログラム」に分けたことが第二の研究の特徴である。その理由は，第一の研究で得られた結果を解釈するにあたり，ストレス全般についていろいろな角度から話し合う機会を与えられたことによるとは推測できても，具体的な内容のうち，どれがきいていたのか結論を出すことができなかったからである。そのため，第一の研究で用いたプログラムを改良して，PTG 版と PTSD 版を作成し，3 つのグループでその効果を検討することにした。

そのために，7 つのステップを準備した。

まず PTG プログラムから。

第一にストレスを引き起こすような出来事にはどんなものがあるか話し合い，第二のステップとして，それに対する心身のさまざまな反応について話し合うのは研究 1 と同じである。第三のステップとして，ストレスに引き続

いていろいろな悩みが生じること，あれやこれやと考え込んだり，思い出すと涙が出てきたりするなど様々なストレス症状について話し合う。そして第四のステップは，そのつらい出来事で悩んだりつらい経験をすることによって，それがなければ出会わなかった人に出会ったり，モノの見方が変わったりという変化がありえるか話し合う。これは研究1のプログラムと全く同じである。しかし，第五として，PTG という名前があることも伝え，「人生に対する感謝」など5領域それぞれについて様々な例を話し合う。そして第六として，PTG のモデルに示されているような誘因，すなわち表現することの大切さや，自分が信じてきたことを問い直すこと，その出来事に何か意味があったのか考えることなど，PTG の実感を助けてくれるような道のりについて話し合う。そして最後，第七として，研究1と同じく，これら PTG の実感や道のりは，出来事にもよるし，年齢や性格，それまでの人生など，いろいろな個人差があることを話し合い，まとめとする。

　次に PTSD プログラム。

　第一と第二のステップは同一である。第三のステップもほぼ同じだが，PTSD という言葉を出して，その歴史や背景について話す。第四のステップとして，侵入症状や再体験，過覚醒，そして回避や麻痺という主要な症状について，専門用語は使わず，例を出し合いながら話し合う。第五のステップとして，PTSD がどれくらい見られるかやその期間，影響などについて話す。そして第六として，PTSD に関係する要因，たとえばサポートが十分に得られない場合の状況などについて話し合う。そして最後，第七として，個人差について言及するのは研究1や PTG 版と同じであるが，それに加えて，PTSD 症状で辛い思いをしている人たちに対して，認知行動療法をはじめとし，さまざまな治療法が確立されていること，そして研究も進んでいることを伝えて，まとめとする。

　最後に統制群は，研究1と同じく，心理学とは何かについて概論を紹介し，話し合いの場を持った。

　その後，研究 1 と同じく，約 3 週間後に，事後調査として，事前調査と同じようなアンケートに記入してもらった。

　そして，これまた研究 1 と同様に，全員が最終的にはすべてのプログラムに参加できるようにフォローを行った。

　さて，結果。

　PTG プログラムに参加した人と，PTSD プログラムに参加した人，そしてどちらにも参加しなかった統制群の人の PTG を比較した結果，事前調査では，3 つのグループの間に差異がなかったが，事後調査では，PTSD のプログラムに参加した人の PTG が，残り 2 群に比べて有意に低かった。

　具体的には，PTGI の平均は，研究 1 と同様に，0 点から 5 点を取り，PTG プログラムに参加した人の，事後調査の PTGI 平均得点が 2.32（標準誤差が 0.13, 95% 信頼区間 = [2.06, 2.58]），どちらのプログラムにも参加しなかった人の PTGI 平均得点は 2.21（標準誤差が 0.13, 95% 信頼区間 = [1.96, 2.46]）で，この両者が，PTSD プログラムに参加した人の PTGI 平均得点の 1.83（標準偏差が 0.13, 95% 信頼区間 = [1.58, 2.08]）よりも有意に高かった。

　「PTG プログラムに効果がありました」と結論づけるためには，PTG プログラムに参加した人だけが，事後調査で異なる結果を示すべきだ。

　しかし，そのような結果は得られなかった。

　PTG プログラムに参加した人と，「心理学とは何か」について話した人の間に，統計的には何ら差異が見られなかったからだ。

　この結果から言えることは，研究 1 で用いたような，ストレスの両面に均等に光を当てるような「ストレスの簡易心理教育プログラム」なら有効だが，PTG に特化したプログラムに参加したからと言って PTG の実感が高くなるという結論は出ないということだ。

　さらに，PTG プログラム参加者と統制群の間に差異がなかったという結果は，PTSD に特化したプログラムだと，PTG が抑制されてしまったという解釈につながる。

　トラウマを経験すると，ネガティブな反応が心身に起こることは自然なことであり，それにはどんな内容のものがあるか，どんな要因がかかわっているかに光を当ててプログラムを組むと，たとえ治療法などについて最後に強調したとしても，トラウマの負の影響についてのイメージが残り，それが自分自身の経験やそれに対する見方にも影響するのかもしれない。

　まとめると，PTG について強調するようなプログラムを実施してもあまり意味がないということ，PTSD について強調しすぎると少なくとも PTG の認識という観点においては逆効果だということ，むしろ研究 1 のように，ストレスについて様々な角度から話し合うプログラムに参加する方が，自分に起きた出来事から，成長がより実感されるであろうことがわかった（Taku et al., 2017）。

8. PTGI を心理療法の前後で使う

　PTG という概念が，トラウマを経験した人との心理臨床の中から生まれてきた背景を考えると，これまでに，さまざまな心理療法の効果を検証するために PTGI が用いられてきたことも不思議ではない。

　例えば，PTSD の治療法の 1 つとしても用いられている認知行動療法で，トラウマ体験にまつわる不正確な認知が変化してゆくプロセスは，PTG のプロセスと重複する点がある。

　スイス，チューリッヒ大学のミーカー（Andreas Maercker）らの研究グループは，早い段階から，交通事故の被害者などを対象とした認知行動療法において，PTGI をその効果検証に用いている（Wagner et al., 2007）。彼らは，複雑性悲嘆と呼ばれるような，大切な人を亡くした後，強い苦痛が続いていて，日常生活において大変な思いをしている遺族のために考案したセラピーの前後で PTGI を用いた。インターネットを利用した 5 週間にわたる認知行動療法に参加した人と，順番待ちのリストに登録しており認知行動療法には

まだ参加していない人の 2 つのグループを比較した。その結果，参加していない人は時間の経過によって PTG に変化はなかったが，認知行動療法に参加した人は事前調査よりも事後調査の方が PTG が高かった。なお，PTG と同時にデータを取った「楽観性」という性格には事前調査と事後調査で差が見られなかったので，参加者が「楽観的になったから PTG を報告した」可能性はあまりないことがうかがえる。しかし，認知行動療法によって，PTG の実感が高くなったからと言って，それが複雑性悲嘆の症状を低下してくれたという関連性はみられなかった。セラピーの中で，症状の低下につながった部分と，PTG の実感につながった部分は，違うのかもしれない。

　この研究をはじめとして，心理療法の効果を見るために PTGI を使った論文は数多くある。その中で，特に 2012 年までに発表されたものをまとめたのがロプカである (Roepke, 2015)。ロプカは，200 以上の論文の中から，心理療法に参加した群と統制群がしっかりとコントロールされている 12 の論文を集めてメタ分析を行った。そして，「心理療法は PTG に対して，大きくはないもののプラスの効果を持つ」という結論（効果量は 0.36, 95% 信頼区間 [0.23, 0.48]）を発表した。

　その後，現在に至るまで，PTGI を心理療法の前後で使った論文が続々と発表されている。

　例えば，PTSD 症状に苦しむカップルを対象とした研究において，認知行動療法に参加した人は，4 週間後，12 週間後と PTG の実感が上がっていたが，順番待ちのリストに登録しており参加がまだの人たちは，時間の経過で，PTG に変化がみられなかった (Wagner et al., 2016)。同様に，遷延性悲嘆障害の治療の一環として，認知行動療法に参加した人は，参加がまだの人たちよりも，治療後に PTG が高く，その効果は 1 年半後のフォローアップでも持続していた (Bartl et al., 2018)。また，PTSD のための暴露療法の前後でも PTG の実感が高まることが明らかにされている (Hagenaars & Minnen, 2010) し，短期折衷療法や眼球運動による脱感作と再処理法の前後でも PTG の実

感が有意に高まることが明らかにされている（Nijdam et al., 2018）。

　一方，数は少ないが，認知行動療法の前後で，PTG に有意な変化はみられなかったという報告もある（Schubert et al., 2019）。サンプルサイズが小さいことも原因ではあろうが，この研究でむしろ興味深いのは，PTG の実感が高いほど，PTSD の症状が認知行動療法の前後で軽減していたという結果である。つまり，トラウマに特化した認知行動療法は，一見，PTG には何ら影響を及ぼしておらず，PTSD の症状だけに効果があるように見えるが，その効果に，もしかすると PTG が間接的に役立っていた可能性がある。しかも PTSD と診断されて認知行動療法を受けた患者本人による PTG の自己報告だけが症状低下に関連していたのではなく，パートナーなど患者本人をよく知っている人が評定した PTG（「彼は以前よりも精神的に強くなった」などの項目の点数）もまた，患者本人の症状低下と関連していた。

＊　　＊　　＊

　重要な点。それはこれらすべての研究で実施された認知行動療法などの心理療法が，PTG を直接の目的にした特別なプログラムではないということだ。

　先に述べたように PTG に特化した心理教育プログラムはあるが（Tedeschi & McNally, 2011; Tedeschi & Moore, in press），PTG はトラウマを経験した人ありきの概念なので，その影響が心身の症状として現れている場合には治療が必要だし，心理療法が必要である。

　ただ，間接的に PTG のプロセスを促進するような技法の開発に熱心な研究グループはある（Roepke et al., 2018）。

　彼女たちは，ポジティブ心理学の理論を背景に，ナラティブアプローチを統合させた，「セカンドストーリー」という名前の集団療法を構造化している。「意味付け」と「未来志向であること」を重視した心理療法である。

　彼女たちが発表した論文では，統制群を設けた上で，介入の前後に PTG を測定している。

　信頼に足る研究デザインだ。

　しかし，特筆すべきは，「セカンドストーリー」に参加した群で PTG が有意に上がるという結果が得られなかったという点だ。統制群と比較して有意な差が得られなかったのだ。

　それを論文にしたロプカ達にも頭が下がるし，それをアクセプトしたジャーナル（Journal of Consulting and Clinical Psychology と言って，インパクトファクターが 4.5 ある学術雑誌だ）にもさすがと言いたい。

　ただこのように，PTG に狙いを定めた技法では PTG に変化がなく，PTG に全く狙いを定めていない通常の認知行動療法で PTG の実感が高まる傾向があるというのは，なんとも皮肉な結果である。

　PTSD 症状の緩和やコントロールのために構造化されてきた認知行動療法において，狙っていないのに PTG の実感がもたらされた実践研究が多くあるのはどう解釈すれば良いのだろうか。

　成長の実感が，おまけとしてくっついてきたのだろうか。

　そもそも症状の緩和や症状のコントロールといった具体的な目標とは異なり，PTG というトラウマ後の生き方そのものにアクセスしようとするプログラムの効果は，どうアセスメントすることが適切なのだろうか？ PTGI をプログラムの前後で用いて，その得点に反映されるような PTG の実感が高まれば，プログラムに効果があったと結論づけて良いのだろうか？

　「従属変数」に，何をもってくれば，ぴたっとはまるのだろうか？

　そもそも研究のためには，何らかの「従属変数」を特定しなければ，という考え方自体を見直さなければならないのだろうか？

＊　　＊　　＊

　そういうことを考えながら本書を執筆している最中，リッチらのボウルダー・クレストに，年に数回程度でいいから加わってほしいというオファーを受けた。

　正直，アメリカの退役軍人（復員軍人）のことを私は何も知らないし，米軍の歴史や背景についても無知である。現時点でのボウルダー・クレストの

メンバーは，ほとんどが白人男性ということもあり，場違いなんじゃないかと二の足を踏んでいた。私自身が PTG 研究はもうほぼやり尽くしたと感じていたので，彼らの「Warrior PATHH」に加わったとしても，何がしたいのか，何ができるのか目的が見えず，迷っていた。

しかし，本書を書きながら，PTG についてまだまだ明らかにすべき課題がたくさんあることに気が付いたし，ボウルダー・クレストで実際どんなことが行われているのか興味がわいてきた。

この分野の研究は，今後も増えることが予想されるので，そのパイオニアであるリッチのプログラムで研鑽を積むことは，なにがしかの経験になるはずだ。

家族やリッチ本人とも相談して，オファーを受けることを決めた。

最初の会合は 2021 年 9 月にモンタナ州で開かれる。

9. 臨床と PTG

私の所には，心理臨床の場面で PTG を活用できるか考えてみたいという理由で，臨床家から資料請求の連絡が来ることがある。

研究で日本語版 PTGI を使いたいと言ったリクエストにはすぐ返信するが，心理臨床場面への応用を考えているというメールの場合には，一呼吸，いや二呼吸以上置いて，「PTGI は研究を目的として作成されたものであり，臨床用に作られたものではない」という背景を説明した上で，あとは，どれだけ慎重になってもなりすぎることはないというメッセージがなるべく伝わるように返信している。

というのも，PTG の研究領域で仕事をしてきた者の一人として，PTG の本質を誤解なく伝えたいが，それが難しいと心底思っているからだ。そして，本質をクライエントと臨床家の間で共有するにあたり，PTG という名前や PTGI という尺度は，本来必要ではないと思っているので，問い合わせに対

しては，尺度だけを送って終わらせたくない。

尺度を見たクライエントの方々が，「トラウマを経験した人のほとんどが，ここに書いてあるような PTG を経験するなら，自分はまだまだだ」とか，「カウンセリングの目的はこのリストにある PTG を経験することなのかな」などと受け取ってしまっては元も子もない。

もちろん，トラウマを経験せざるを得なかったクライエントの方々に日々伴走している臨床家が，PTGI をそのように使うとは到底考えにくいが，それでも慎重になる。

＊　　　＊　　　＊

同じ理由で，PTGI のカットオフ得点についての問い合わせもいただく。何点以上だったら PTG を経験したと言えるのかという質問である。

非常に稀に，PTGI の得点，例えば 0 点から 5 点の連続線上のどこかで区切って，何パーセントの人が PTG を報告したと要約している論文がある（Lelorain et al., 2010）。また，PTGI 合計得点が 60％以上であった人を PTG 経験者と名づける論文（Chen et al., 2020）や 75％以上であった人を PTG 経験者と名づけるような論文もある（Yu et al., 2010）。

しかし，PTGI にカットオフ得点はない。

これはリッチやローレンスとも話し合って決めた。

カットオフ得点を決められない，あるいは決めるためのエビデンスが整っていないのではなく，PTG は症状の重さや持続期間が診断名に影響を及ぼすような概念とは本質的に異なるので，「カットオフ」というアイデアそのものが理にかなっていないからだ。

＊　　　＊　　　＊

トラウマを受けた子どもたちの心理臨床に，かなり早くから，PTG の視点を組み込んできたノルウェーの研究グループがある（Glad et al., 2013）。彼らは，トラウマを経験した子どもが，他人を信頼しない，自分のことは自分で守るしかないと言うのを聞いて，それを PTG の実感だと解釈しようと思

えばできるかもしれないが，基本的な信頼感を持てなくなっていると解釈することもできると指摘する。トラウマの余波というのは，常に，混とんとした，矛盾に満ちたものだ。

　私も同感である。

　これが「レジリエンス」なら，ここまで議論が入り組むことはないだろう。

　トラウマからの回復を目指し，レジリエンスを育てていくことを目的とする心理臨床と聞いた時，そこに迷いは感じられないから。

第 7 章　研究を拡大し，PTG の特徴を探る

1．レジリエンスと PTG は別物

　レジリエンス。もとは，逆境にあってもばねのように戻り，回復することのできる力として注目された概念である。しかし，研究や臨床実践が進むにつれ，ジャック・ブロックとジーン・ブロックらの研究に見られるような，すぐに回復できる人たちに共通してみられる心理特性としての理解（Block & Block, 2006）以外にも，つらい出来事を経験した人が強みを生かして再適応してゆくプロセス（Ellis et al., 2017），個人を超えて家族や社会といったシステム全体をよりよく理解するための概念（Bonanno et al., 2015; Liu et al., 2017）として，ますます広く知られるようになった。

　文献検索のためのウェブサイトで，レジリエンスがタイトルに入っている論文を調べると，1970 年代から今日まで合計 8000 本近く出版されているが，PTG がタイトルに入っている学術論文は 1990 年代から今日まで合計 1000 本ほどである。

　それだけレジリエンスの研究は普及しているがゆえに，多様な視点が発表されている。

　レジリエンスを研究している人たちの中でも，低下した心理機能や悪化した症状が，その引き金になったつらい出来事を経験する前の状態まで回復することをもってレジリエンスとみなすのか，元に戻るのではなく，もっと生

きてゆく力の面を重視し，機能がプラスに転じることをもってレジリエンスとみなすなど，立場によって違いがあるのがその一例である。

　そのため，レジリエンスをひとまとめにしてPTGと比較するのは，なかなか難しい。

　したがって，「元に戻ることをもってレジリエンス，何か新しいものが加わりポジティブな方向に変わることをもってPTG」というのは，1つの議論ではある（Jieling & Xinchun, 2017など）。しかし，そうすっきりとはいかないはずだ。

　同様に，「トラウマがあっても，適応の良い状態でやっていけるのがレジリエンス，適応が一度悪くなった後でそこからプラスに転じるのがPTG」という，適応度合に焦点を当てる議論もある（Infurna & Jayawickreme, 2019）が，レジリエンスを研究している人の多くはおそらくそれに賛成しないだろう。なぜなら，彼らはトラウマに直面した時に悩まない，あるいは悩めない人をレジリエンスと呼ぶのではなく，悩んだけれど，リソースを活用したり，柔軟にとらえたりして，そこから回復してゆく力がある人をレジリエンスと呼ぶだろうから。

＊　　＊　　＊

　そして，私もまた，レジリエンスとPTGは重複する面がありつつも，重複していない部分こそが重要だと考えている（宅, 2017）。

　2016年に，アメリカ心理学会（APA）からインタビューを受けた時にもそのことは取り上げてもらった（https://www.apa.org/monitor/2016/11/growth-trauma）。

　PTGがレジリエンスと同義ではないと思っているのは，何も私一人ではない。たとえば，リッチと話をしていると，PTGとレジリエンスが違うのがほぼ自明の理として会話が進むし，レジリエンス研究者の一人であるボナノもまたPTGとレジリエンスは異なるものだととらえている（Westphal & Bonanno, 2007）。

　ホブフォールらも，PTG，特にある一時点から過去を振り返って自己認

識するような PTG は，思い込みのことが多く，つらい現実に耐え切れない
ための情緒的対処にすぎないから，むしろレジリエンスには逆効果だと言っ
ている（Hobfoll et al., 2009）。

　しかし，より広い世界を見渡せば，はるかに多くの方がレジリエンスと
PTG を同じものだととらえている（Sattler et al., 2014 など）。どちらもトラウ
マからの回復を表す言葉でしょう。どちらも「ポジティブ心理学」と関係し
ているんでしょうと。

　ほとんどの場合，PTSD に対して，「PTG やレジリエンス」という扱いで
ある（Mehta et al., 2020）。

　では，なぜ，重複していない部分こそが重要だと思うのか。

＊　　　＊　　　＊

4 つの理由がある。

　第一に，私自身の主観を理由に挙げたい。私にとっては，レジリエンスの
方が PTG より健康的である。レジリエンスが高い方が，肩の力を抜いて楽
に生きることができるという感じがする。一方の PTG は，たとえ高く実感
されていたとしてもそれで何かいいことがあるかと言えば，何もない。「あ
のこと」をきっかけに，成長を実感できたからと言って，充実感が高くなる
とか，幸福感が得られるとか，罪悪感がなくなるとか，嫌な気持ちがなくな
るとか，少しは生きるのが楽になるとか，そういう「プラス」や「見返り」
はほとんどないことが実証研究から明らかにされている。あのことがあって
自分は変わったと思う，以上，というだけのことで，PTG はそれ 1 つで自
己完結するしかない。一方のレジリエンスには，つらい出来事を経験せざる
を得なかった人が，自分のできる範囲で，サポートをうまく利用したり，持
っている強みやその他リソースを生かしながら，自分らしくその社会に適応
して生きてゆくというイメージがあり，レジリエンスが高まるにつれて生き
るのが楽になってゆく健康さが感じられる。柔軟かつしなやかという健康さ
だ。

　第二に，先行研究が示してきたストレス症状との関連を理由に挙げたい。レジリエンスは，一貫してストレス症状と負の相関にある。つまりレジリエンスが高ければ高いほどストレス症状は低く報告される。大変な出来事を経験したにもかかわらず，ストレス症状に圧倒されることなく，心が完全に折れることもなく，自分なりに適宜調節しながら，しのぐことができているような状態がレジリエンスである。そのため，レジリエンスが高い状態にある人は，ストレスを強く経験して当たり前のような難しい状況にあったとしても，うまく対処できたり，サポートがあったりして，自分なりにコントロールできている。実際，トラウマを経験しているのに PTSD 症状を強く出さずにすんでいる状態をもってレジリエンスと定義している研究もある（Levine et al., 2009）。

　一方の PTG は，第3章3で述べたように PTSD 症状と弱い正の相関，ないしは曲線相関を示す（Shakespeare-Finch & Lurie-Beck, 2014）。これは，全体的な傾向として，PTG を経験していればいるほど，その出来事をきっかけとしたストレスも若干高く経験される傾向にあることを示す。さらにトラウマを経験した後の PTSD 症状が中間くらいの時に PTG が経験されやすく，あまり症状がない時あるいは症状が強すぎる時には PTG が実感されにくい。「トラウマを経験しても PTSD を出さずにすんでいる状態をレジリエンス」と言い換えることに，そう単純ではないという異論は多少あるかもしれないが，少なくとも，「トラウマを経験しても PTSD を出さずにすんでいる状態が PTG」という言論に対する反論とは比べ物にならない。なぜならこのような定義は PTG の場合，全くもってありえないからだ。苦痛を伴っているからこそ，PTG の絶対必要条件である精神的なもがき，あれやこれやと悩んで，自分について否応なしに考えさせられるという状態が生まれるのだから。

　第三に，その他さまざまな変数との関連を理由に挙げたい。例えば，楽観性という性格1つをとっても，レジリエンスが高い人は逆境にあってもなんとか道がみつかるだろうと考えるため，両者はある意味重複している。けれ

ども PTG の場合，「楽観的な性格に変わる」ことをもって PTG だととらえる人もいるかもしれないが，人によって，そして，状況によっては，「楽観的な性格ではなくなった」ことをもって PTG だととらえることも可能である。同様に，性格傾向との関連も，レジリエンスの場合，そんなに入り組んだものではなく，全体的には，神経質傾向と負の相関，外向性や開放性，協調性，勤勉性とは正の相関というのがメタ分析で明らかにされている（Oshio et al., 2018）。しかし一方の PTG は，神経質傾向と多くの場合，無相関（Owens, 2016; Sheikh, 2004; Staugaard et al., 2015）であり，その他の性格傾向との関連も研究によって一貫していない。それは，「こういう性格の人なら PTG を経験しやすい」とか「PTG を経験した人はこういう性格を示しがちである」といったパターンが見えづらいことを意味している。これはレジリエンスとの大きな違いである。それは，ゆっくり呼吸をして心を落ち着けるようなあり方を示す「マインドフルネス」でも同じである。レジリエンスとは強い正の相関，しかし PTG とはほとんど相関しない（Walsh et al., 2018）。マインドフルネス（瞑想）を定期的に行っている人とそうでない人を比較した研究で PTG に有意差が得られていないこともまたレジリエンスと PTG の違いの特徴を示唆している（Hanley et al., 2017）。

　そして第四に，先行研究が示してきた，両者の直接的な関連を理由に挙げたい。一言で言えば，両者の関連は，研究によってばらばらである。例えば，レジリエンスを「ここ 1 か月くらいの自分の状態を振り返って，ストレスを経験してもそこから回復する力が自分にはある，と思えている状態」だととらえるような尺度（Connor-Davidson Resilience Scale など）を使った研究の場合，その得点と PTG の関連は，ほぼ無相関（r = .07, DeViva et al., 2016; r = -.01, Vieselmeyer et al., 2017; beta = -.01, Wilson et al., 2014），弱い正の相関，（r = .14, Bensimon, 2012; r = .14, Walsh et al., 2018），あるいは強い正の相関（r = .53, Duan et al., 2015; r = .48, Yu et al., 2014）という結果が見出されている。レジリエンスを測定する他の尺度を使った研究でも，全体的な傾向としては，レジリエ

222

ンスと PTG の間に相関なしか（Rodriguez-Rey et al., 2017 など），弱い相関（Hooper et al., 2008）という知見が多い。もし PTG を実感した状態こそが，レジリエントな状態と同義であるのならば，ここに例として示したすべての論文において，両者の間に強い正の相関が一貫してみられなければ辻褄が合わない。

＊　＊　＊

レジリエンス。くじけない心。くじけてもまたそこから少しずつ自分のペースで這い上がり，目的に向かって一歩ずつ進んでいく力。詭弁めいた言い方をするなら，生きている人は，全員死んでいないのだから，皆，多かれ少なかれレジリエンスを兼ね備えている。その意味で，レジリエンスは程度の差こそあれ，人類全体にあてはまりうる概念だ。

しかし，PTG は否応なしに人生のターニングポイントになってしまったようなトラウマを経験した人だけにあてはまるのだから，しっくりこない人の方が多くても，不思議ではない。

PTG という概念は，なくても困らない。

PTG という現象そのものがたとえ起きなくても，困らない。

しかし，レジリエンスという特性やプロセスがなかったら人類の生存にとって困る。

両者は，同一ではない。

図 13 に示した 2 つの円は完全には重ならない。

図 13　PTG とレジリエンス

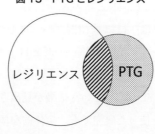

　だとすると，重複している部分はレジリエンスの研究でしっかりカバーされうるのだから，重複していない部分を見落としてはいけない，と提言できるであろう。

2.　嬉しいことからも人は成長する

　そもそも，「人間としての成長」と考えた時，それは何もトラウマだけがきっかけとなるわけではなく，時間の経過でも人は成長するし，おめでたいことを経験しても成長する。

　天にも昇るくらい嬉しいこと，有頂天になっちゃうような出来事をきっかけとした成長は，「Post-Ecstatic Growth（PEG）」と呼ばれている（Roepke, 2013）。

　結婚して待望の第一子が生まれたり，どうしてもパスしたいと思っていた試験に合格したり，いつか成し遂げたいと思っていた夢を実現できたり。そういう出来事も人生を変えるほどのインパクトを持っている。それらは，PTG とまるで同じように，自分に対する気づきを導くことがあり，例えば，「人に対して優しくなったり」，「自分は思っていたよりも強い人間だと自覚したり」，「これまでにはありえなかったような新しい道が開けたり」する。

　振り返ってみた時，今の自分に影響を与えたのは，嬉しかった出来事か，それともつらい出来事か。

　それを比べた論文が，ドイツ，ベルリンの研究者によって発表されている（Mangelsdorf & Eid, 2015）。すごく面白いと思うのは，データをアメリカ人とインド人から取っており，アメリカ人はネガティブな出来事の方が今の自分に影響を与えていると回答し，インド人はポジティブな出来事の方が今の自分に影響を与えていると回答していた点だ。

　これもまた，ポジティブな出来事とネガティブな出来事のインパクトが「非対称性の関係（Asymmetry）」にあり，第 3 章で述べたように心が惹かれる。

＊　＊　＊

とは言え，現実は，なかなかそうすっきりはいかないだろう。嬉しかった出来事とつらい出来事が完全に独立して別々に起きることもあるけれど，つらい出来事を経験している最中に起きたある出来事が嬉しかったと認知される場合もあるし，その逆もある。

ある出来事には，いろいろな側面があるから，これはポジティブで良い出来事，これはネガティブで悪い出来事といったように，全てを二分できない現実がある。

例えば，Roepke（2013）は，恋に落ちること，出産に立ち会うことをポジティブな文脈でとらえ，PEG の例として挙げている。一方，親になることはこれまでずっと PTG の文脈で研究されてきている（Taubman-Ben-Ari et al., 2009 など）。

新生児集中治療室にあかちゃんが入院したという経験を持つ親の PTG（Barr, 2011）や自閉傾向のある子どもを育てている親の PTG（Phelps et al., 2009）など，多くの論文が発表されている。親の苦労やつらさを間近で見ている研究者にとって，親が口にする成長の感覚は，PTG としてとらえる以外ないのであろう。それを研究者側の先入観とはとても批判できない。

この類の研究は，例えば宇宙飛行士の PTG にも見ることができる（Ihle et al., 2006）。PTG の 5 領域以外に，地球の美しさを知った，地球の儚さを思い知ったなど，特殊な成長感は含まれていたけれど，全体の傾向はその他すべての PTG 研究と大きく変わらない。

＊　＊　＊

この例のように，出来事ありきで，そこからスタートするのではなく，むしろ「今，ここで」の成長感から遡れば，実に様々な出来事が気づきのきっかけになりえる。

122 の縦断研究をまとめたメタ分析が最近出版されたが，そこでも，つらい出来事や嬉しかった出来事を経験した人の方が，自尊感情や人間関係が向

上する傾向にあるものの，つらい出来事を経験した人の方が嬉しい出来事を経験した人よりも変化の度合いが大きいといった結果は得られていない。彼らはその結果に基づき，「人間の成長にとってつらい経験は必要ないんじゃないか」と議論し，PTG の根本に問いを投げかけている（Mangelsdorf et al., 2019）。

　道徳心理学でよく知られる社会心理学者のジョナサン・ハイトらは，いわゆる「ちっぽけな自分」に気づかせられるような経験をすべて「自己超越的な体験（Self-Transcendent Experience）」と総称して，その効果を心理学的そして神経学的側面から議論している（Yaden et al., 2017）。

　逆に，人生の中で句読点の役割を果たしてくれるような，そういった出来事が思い当たらない時，どう自分が変わったかと振り返っても，前と後がないため意味がつかみづらく，よくわからない場合も多い（Taku et al., 2012）。

　ここで，必ずしも，そういった出来事が「ない時」ではなくて，「思い当たらない時」というのを強調したい。

　なぜなら，そういった体験の有無は，客観的な事実に基づかないからだ。

　例えば，「今の自分に大きく影響を及ぼしたような出来事が何かあったかと聞かれても何も思いつかない」という人も当然いる。しかし，第三者から見ると，トラウマだと判断できるような大きな出来事を経験している場合もあり（宅, 2010），主観と客観にずれが生じる。PTG の話をすると，「まあまあり得る話」として納得する人もいる一方で，「へえ，そういうふうに考える人もいるんだね」と，自分とは無関係な世界のことだと感じる人がいるのもうなずける。

＊　　　＊　　　＊

　PTG を，多かれ少なかれ，自分が経験していたり周りが経験していたりする人の場合，こちらが，最初の出だしを説明しただけで，百歩先がすっと見えるような反応を返すことがある。むしろそんな，誰もが知っているようなことを，あえて研究しているって，一体何をどう研究することがあるの？

くらいの感じだ。

　しかし，逆も多い。

　きれいごと，あるいは美談的な要素をきらって，PTG を嫌悪するのとは異なり，ただ漠然とその意味がよくわからないという反応だ。考えたこともない，ぴんと来ないという反応である。

　そして私は研究室のメンバーを選ぶとき，なるべく，「PTG，気にはなっているけれど，イマイチよくわからない」という，懐疑的な人を選ぶようにしている。

3. 研究室

　研究室には，年度によって若干変動するものの，大体 10 名の学生（5 名の院生と 5 名の学部生）が所属している。たまに高校生のインターンシップやポスドクも入るが，15 名を超えたことはない。

　2008 年に研究室を立ち上げて，2021 年 4 月までに，合計 54 人のメンバーがラボを卒業した。

　現在は，7 人が所属しており，9 月にまた新メンバーが入る。

　昨年度は，コロナ禍で，卒業式が 8 月末に延期になり，その卒業式はドライブスルー形式で行われた。教員は，広い駐車場にソーシャルディスタンスを保って立ち，卒業生がスプレーやステッカーで飾った車でドライブして回った。大渋滞になったらどうするのだろうかと懸念していたが，ほとんどの学生が参加を見送ったため，それはそれで寂しいものがあった。

　今年もドライブスルーで，駐車場に大きなスクリーンを設置して，事前に教員や学生が撮った動画や写真を流しながら，卒業式が行われた。

＊　＊　＊

　それぞれの教員は，自分のラボを持っていて，これはいわゆる「ゼミ」，「何々研」，「何々教室」と同じである。私のラボの名前は「FF-PTG LAB」

と言う。

　2008 年からずっと「PTG LAB」できていたが，ちょうどコロナ禍が始ま
る前の 2019 年，年末にラボで忘年会（実際には，「学期末パーティー（"the-end-
of-the-semester-party"）」だが，私は忘年会と脳内変換）をしている時，いつのま
にか，ラボの半分近くのメンバーは，「何かが変わる」ということは研究し
ているが，「PTG」を研究していない，ということに気が付いた。それなら，
ラボの名前も変えた方がいいかと思い，皆が，好き勝手にいろいろな名前を
提案する中，メンバーの一人が，「Free-Form（自由形）」を挙げた。

　別のメンバーが「FF」と略した。ゲームを好きなメンバーがいて，FF で
連想されるゲームがいかにすごいかと軽口をたたく中，皆，さまざまに FF
から連想されるイメージを挙げたりして，このネーミングが徐々に気に入り，
これでいこうと決めた。

　インターネットで検索した時に私たちのラボがひっかかってくれた方が良
いかと思い，PTG は残した。

　PTG を型にはまらず皆で研究していきたいという意味の「自由形」と，
PTG にこだわることなくその時その時で関心のあるテーマをどんどん追求
していきたいという意味の「自由形」が含まれている感じがして，気に入っ
ている。

　FF-PTG ラボでは，学部生と院生が，分け隔てなく学会発表も投稿論文も，
研究室のミーティングも，一緒に行う。

4．学部生

　まずは学部生から。

　そもそも私の大学には卒論がないのだから，心理学専攻の学部生が全員ど
こかのゼミに所属するといった慣習はない。

　私の大学の場合，心理学専攻の学部生が合計 800 名前後おり，4 年生は大

体 150 名。そして 15 名のフルタイムの教員のゼミに所属するのは全部あわせて 20 人から 30 人。すべての教員が学部生を自分のゼミに迎え入れるわけではないが，私は毎学期，2 名ずつくらいリクルートし，常に，4 年生が二人，3 年生が二人，2 年生が一人くらいの割合になるようにしている。

彼らは，たまたま私の統計の授業を取って PTG のラボがあることを知ったとか，友達から聞いたとか，ウェブサイトを見たとか，何かがきっかけになって，私の研究に興味を持ち，履歴書と応募動機を書いた手紙をメールしてくる。私からも，授業中などに「今，ラボのメンバーを募集中です」と声をかけることがある。

こうして応募してきた学部生に対して，ラボのメンバーがインタビューをする。

私はそのインタビューには参加しない。その方が学生同士で自由に話ができるし，私はメンバー同士で共同研究をどんどん進めてもらいたいので，メンバーを自分たちで選んだという方が，彼らに連帯感と責任感が生じ，その後の仕事がはかどるような感触を得ているからだ。

インタビューで聞く内容は自分たちで決めているようで，例えば，「長所を 3 つ教えて」とか，「ストレス発散はどうしているか」，「興味を持った論文はどれか」，「なぜこのラボに入りたいと思ったのか」，「統計の中で好きな分析はどれか，それはなぜか」など聞いているらしい。私はどちらかと言えば，違和感がある時に妥協しない人がラボに入ってくれたらいいなと思っているが，そういう余計なことを言うとラボの力動に影響を与えそうなので黙っている。

さて，学生間のインタビューが終わったら，メンバー全員が，その応募者に関して「ラボに迎えることが適切だと思うか思わないか」の二択で無記名投票し，7 割以上の票を取った応募者が，次の段階に進む。次の段階とは，パワーポイントで PTG やレジリエンスなどのキーワードの中で本人が選んだテーマについて，特定の対象にプレゼンする目的でスライドを作ってもら

い，5 分録音してもらう課題だ。特定の対象とは，応募してくる人によって異なり，たとえば「中学生」であったり，「看護師」であったりする。

　送ってもらったパワーポイントを今度は私も含め全員でレビューし，もう一度投票し，そこで再度 7 割以上の票を取った人がラボに入ってくる。入ってきた学部生は「リサーチアシスタント（RA）」と呼ばれる。

　この，二段階構成の RA 選抜方式は，就職の翌年 2009 年からずっと変えていない。

　なお，採用されなかった学生は，別の研究室に応募する場合もあれば，どこの研究室にも応募せず，学部の間は研究に携わることなく大学院に進学する場合もある。

　採用された学部生は，私や院生が執筆中の論文のテーマに関連して文献をレビューしたり，結果をまとめたり，院生と共同で実験や調査を行い，データを取ったり，分析をしたり，学会発表をしたり，論文を投稿したりする。そのため，「リサーチアシスタント」と言っても，お手伝いや補助ではなく，共同研究に携わりながら，研究のいろはを学ぶというイメージだ。彼らは「Research Apprenticeship（研究見習い）」という授業を履修し，単位を取る。私のラボで，これまで，学部生でありながら，査読付きの学術雑誌に論文を投稿してアクセプトされた人は 6 名いる。

5.　院生

　院試はない。そのかわり，履歴書や応募動機などを書いた手紙，学部で指導を受けた教員による推薦書 3 通，そして学部の成績証明書を提出する。以前はこれに加えて「GRE（Graduate Record Examination）」という大学院用の共通試験の証明書も出してもらっていたが，その有効性を疑問視する教員が私の学部には多く，今は採用していない。

　私自身は日本の大学で博士学位を取得してから渡米して現職に就いたので，

アメリカで教育を受けたことがなく，当然，GRE も受けたことがない。し
たがってその大変さも実感としては分からないが，中には5度6度と受ける
学生もいて，ストレス源になっていたようだ。

　さて，大学は，大学院応募者から申請書類一式を受け取ったら，係の人が
応募動機を書いた手紙の内容に目を通し，そこに名前が書かれている教員に
その書類一式を回してくれる。それは応募してくる学生の9割近くが，どの
教員のラボに所属したいかを手紙の中に書いてくれているからできることだ。
残り1割ほどの学生は，漠然とであっても，どのような研究テーマを希望し
ているかについては書いているので，それがなんとなく近い教員に回される。

　私のラボに入りたいという学生，あるいはそうは明記していなくても例え
ば「レジリエンスの研究がしたい」，「トラウマからの回復過程に関する研究
がしたい」，「精神的健康と文化の影響を研究したい」などと書いてある学生
の応募書類があれば，それは私のところに届く。私はその書類に目を通し，
インタビューしたい人を15人ほど選ぶ。

　インタビューは大体3月の真ん中に行われる。

　そしてその次の週には，教授会及び投票が行われ，こちらが指導を希望す
る学生に，オファーが行く。

　この時，2つの理由で「不合格通知」はない。

　第一の理由は，オファーがすぐに届かなかった人は，事実上，全員「Waitlist
（待ちの状態）」になるからだ。オファーを受けた学生が，当大学院を選ばな
かった場合，次の人が繰り越しでオファーを受けることが多いからである。
第二の理由は，こちらからオファーし，それを受けるかどうかは応募してき
た学生次第というシステムなので，教員と応募してきた学生の双方が見定め
るマッチングであるため，何らかのテストに「合格」，「不合格」という概念
がないからだ。

＊　　＊　　＊

　今はコロナ禍にあるので，大学院の面接はすべてオンラインで行った。

　インタビューでは，大学院に入ったらどんな研究がしたいか，修士号や博士号を取ったら将来はどんなことをしたいかや，応募動機などについて話を聞く。また，応募してきた学生からは，ラボのミーティングではどんなことを話し合うのか，どんなプロジェクトが継続中なのか，論文を書く場合オーサーシップはどう決めているのかなどについて質問を受け，私はそれに返事する。

　私とのインタビューを終えた学生は，ラボのメンバーとも会って，研究室の雰囲気がどんな感じかとか，私の指導方法はどんな感じか，大学院がどれくらい忙しいか，などについて話をする。

　すべてのインタビュー終了後，ラボのメンバーで，応募者一人ずつについてラボとの適合具合を話し合い，最終候補を決める。それを教授会でまとめて報告し，承認を得る。

　そして最終的に選ばれた学生が入ってくることになる。

　ちなみに，大学運営側の話になるが，修士課程の学生は，自分たちで奨学金など取ってこない限り，自ら，授業料を払わなければならないが，博士後期課程の学生は「ティーチングアシスタント（TA）」の義務を果たすことによって，授業料が免除となる。その恩恵を受けることのできる学生の数は学部全体で決まっている。したがって修士課程の学生は各々のラボで，何人でも自由に取れば良いが，博士後期課程の学生の数には限りがある。

　博士後期課程の学生は，在籍期間も長いし，ラボの重要戦力になりえるので，教員間で取り合いになることも少なくない。皆が自分のラボに応募してきた博士後期課程志望の学生のウリ（修士課程で既に学術論文を何本も出しているとか，学部時代にこういう研究をしているとか，3か国語が話せるとか，推薦書が素晴らしいとか）を主張し，最終的には教員間の無記名投票でどのラボに応募してきた学生にオファーを出すか決める。

　大体 7 人前後の修士課程の学生に対して，一人の博士後期課程の学生という割合なので，例年，20 人から 30 人くらいの修士課程の学生が入ってきて，

3人から4人くらいの博士後期課程の学生が入ってくることになる。なお，修士課程で入ってきた学生の中で，2年で素晴らしい成果を出した場合など，再度，今度は博士後期課程に中から応募する場合もある。その時も結局，ウリとして（この学生は過去2年よく頑張りました）という内部からの推薦の言葉が入るだけで，他の学生と同じように投票で決まる。

基本，修士課程で入ってきた学生は2年が終わったらよその大学の博士後期課程に入ることを前提としているので，中から博士後期課程に進学する人はほとんどいない。

逆に，博士後期課程を狙って応募してきたにもかかわらず，その枠には入れず，こちらから「修士課程でよろしければ」というオファーを受け取る学生は少なくない。学生はそれを受けて，自費でも入学したいか，こちらからのオファーを蹴るか決めることになる。

博士後期課程の院生を選ぶのは全ての教員にとって大きな仕事だ。

応募者は，アメリカの中でもここミシガンに住んでいる人が半分くらいで，他の州，また他の国という場合もあるので，その際には，コロナ禍の前であれば，申し訳ないが，デトロイト空港まで自費で来てもらって，院生が空港まで彼らを迎えに行っていた。そして応募してきた学生は，その院生の家に泊めてもらって，宿泊費を浮かし，翌日のキャンパスでのインタビューに，その院生の車で連れてきてもらっていた。

「申し訳ないが」と書いたのは，私のラボの学部生がよその大学院の博士後期課程に応募してインタビューに呼ばれる際，多くの場合，旅費は，先方の大学院が出してくれるからだ。

これは私にとって，カルチャーショックだった。

応募してきてくれる学生が，たとえば，家が貧しいことで旅費が出せなかったら，インタビューに来れなくて不利益を被るかもしれない。それはひいてはこちらの損失になる。なんせ博士後期課程の院生というのは少数精鋭だから，なるべく取りこぼしがないよう，優秀な学生を取り込みたいからだ。

交通費や大学院応募の申し込み手続きなどにかかるお金を準備できないことが理由で，応募をあきらめる人がなるべく出ないよう配慮したい。だが，私の学部では予算の都合で交通費は出せずに来ている。

ただ，インタビューの前日，大学近くのレストランを予約しておき，応募してきた学生と現在の院生が，夜ご飯を共にするための援助は少ししている。学生たちは，そこで，それぞれの教員の指導スタイルとか，大学院に入る前に知っておいた方がいいこと，授業の様子などざっくばらんに話しているようだ。「ようだ」としか言えないのは，私は教員なのでお呼びではないから。

大体，現在の院生のうち 20 名から 25 名くらいが参加して，インタビューに呼ばれた応募者のうち 30 名くらいがこの夕食に参加するので，結構な数になる。

翌日のキャンパスインタビューが終わったら，また現院生が応募してきた学生を空港に送り届ける。

＊　　　＊　　　＊

ちなみに，応募してくる学生の倍率は結構なものだが，それに見合うよう，フルタイムの教員すべてが院生を指導できるわけではないように，こちらも教員間で基準を設定している。

院生を指導したい教員は，毎年秋ごろ，履歴書を提出し，平均して年間で，査読付きの学術論文を 2 本出していれば修士課程の指導が可（3 本以上あれば博士後期課程の指導が可）と決めている。そして，学生に学会発表等の機会を準備できていること，研究助成金を獲得していること，現在指導中の学生の進捗状況がスムーズであることなど，いくつかの基準をパスしていれば院生を指導する権利がもらえる。

そのため，例えば，図 14 に示したように，履歴書でも，院生が共著者の場合には米印を 1 つ（あるいは下線），学部生が共著者の場合には米印を 2 つ（あるいは二重下線）つけるなどして，どれだけ学生に論文を出す機会を作ることができているか示している。言うまでもなく，研究の質や科学への貢献

図14　履歴書の一部を抜粋

*Dominick, W., *Walenski-Geml, A., & Taku, K. (2020). The impact of pets on posttraumatic growth and stress symptoms in adolescents. *Anthrozoös, 34,* 547-560. doi: 10.1080/08927936.2020.1771059

**Seyburn, S. J., *LaLonde, L., & Taku, K. (2020). A sense of growth among teenagers after hurting others: A potential application of posttraumatic growth theory. *Journal of Loss and Trauma, 25,* 22-33. doi: 10.1080/15325024.2019.1645449

*Britton, M., *McDiarmid, L., Oshio, A., & Taku, K. (2019). Relationships among optimism, pessimism, and posttraumatic growth in the US and Japan: Focusing on varying patterns of perceived stressfulness. *Personality and Individual Differences, 151,* 109513. doi: 10.1016/j.paid.2019.109513

*Dominick, W., & Taku, K. (2019). Cultural differences and similarities in the perception of personal growth among adolescents. *Cross-Cultural Research, 53,* 428-442. doi: 10.1177/1069397118815111

Taku, K., Oshio, A., & *Dominick, W. (2019). Perceived responsibility and stressfulness among college students in the United States and Japan. *Journal of Loss and Trauma, 24,* 97-110. doi:10.1080/15379418.2018.1549206

**Orille, A., **Harrison, L., & Taku, K. (2019). Individual differences in attitudes and perceptions toward posttraumatic growth and illusory growth. *Personality and Individual Differences, 142,* 153-158. doi: 10.1016/j.paid.2019.02.002

*Oshiro, R., *Kopitz, J., Soejima, T., *Kibi, S., Kamibeppu, K., Sakamoto, S., & Taku, K. (2019). Perceptions of positive and negative changes for posttraumatic growth and depreciation: Judgments from Japanese undergraduates. *Personality and Individual Differences, 137,* 17-21. doi: 10.1016/j.paid.2018.07.040

Taku, K., & McLarnon, M. J. W. (2018). Posttraumatic growth profiles and their relationships with HEXACO personality traits. *Personality and Individual Differences, 134,* 33-42. doi: 10.1016/j.paid.2018.05.038

という目で見た時，論文の著者が学生であろうと教員であろうと関係ない。しかし，大学教員として仕事をしている以上，どれくらい学生に論文出版の機会を提供しているかは，指導力を反映している。私の学部の場合，フルタイムの教員は 15 名いるが，院生指導を希望し，かつ十分な業績があって基準をパスしている教員は半分程度である。

　これは，せっかく選抜して入ってきてくれた院生が，ちゃんと論文を書いてスキルアップして，スケジュール通りに卒業できるように，教員側の指導力不足で院生が不利益を被ることがないように，という配慮である。

　ただ，このように，個と個のマッチングを重視したスタイルを採用すると，学生や教員に不満が出にくい一方で，教員に自由度を与えすぎているきらいがあり，万が一，ほとんどの教員が基準に満たないような事態が起きたり，院生指導を希望しない教員ばかりになると，大学院のプログラム自体が存続危機に陥るだろう。

　今のところは，院生指導を含む教育，研究活動が，テニュア獲得にも昇進にもボーナスにも影響するため，そのような危機的状況には陥らずに済んでいる。

6. 研究活動

　大学に就職して最も重要なことは，研究室を立ち上げうまく運営することだと言っても過言ではない。

　研究の成功はすべてラボにかかっているからだ。

　ラボがうまく機能していなければ，終身雇用資格であるテニュアを得ることは難しい。

　私の大学では，フルタイムの教員の仕事量の目安として，テニュアを取る前であれば，5 割が研究活動，4 割が教育活動，そして 1 割が委員会活動や大学の運営，会議，学会，地域への貢献といった社会貢献活動（サービス）

236

と決められている。ただしテニュアを取った後は，教員本人の資質や役割によってばらつきがあり，典型的なパターンは，4割が研究，4割が教育，そして2割が社会貢献だが，国や州から研究費を補助してもらっている場合は6割が研究，3割が教育，そして1割が社会貢献，また学会を組織していたり学会誌の編集委員をしている場合などは4割が研究，3割が教育，そして3割がそのようなサービスに関わる仕事という配分になる。

　したがって，就職して最初の1年は，ラボの立ち上げに全精力を注げるよう，授業は週に1コマか2コマくらいしか割り当てられない。委員会活動もほとんど求められない。なるべく研究以外に時間をかけず，手も出さず，ラボに集中する。リサーチアシスタントをリクルートし，院生を入れ，彼らが学会発表したり論文を書けるような環境を作っていく。

　就職してまだキャリアが浅い教員を，各種雑用から守るのもまた，アメリカの大学では学部長の大切な仕事である（佐藤, 2017）。

　実際，私も何度となく学部長から，テニュアを取ったらお願いするから今は心配しなくていいという声をかけてもらった。

　また，つい教える仕事に熱が入り，学生のレポートの採点やらコメントやらに時間がかかりそうになると，ある程度のところで歯止めをかけ，その仕事をTA（ティーチングアシスタント）にお願いして，複数の研究を同時並行で進めることができるようなラボの体制づくりに時間を割り当てるよう，軌道修正した。

　その結果，ラボの学部生が業績を増やし，希望する大学院に進学できたり，ラボの院生が望むキャリアにつけたりすると，それもラボの成果とみなされ，テニュアの審査にも良い影響を与えるし，また次の人材確保にもつながってゆく。

＊　　＊　　＊

　ラボに所属するメンバーは，自由に，自分の関心のあるテーマを追究するのではなく，ラボの研究プロジェクト推進のためにある程度決められたリサ

ーチクエスチョンの探求のため，力を合わせることになる。

　これは，私の日本での経験と大きく違う点だ。

　私は，日本にいた頃，学部，修士課程，博士後期課程と，3つ別々の大学を選んだため，卒論，修論，博論と，ゼミも3つ所属した。たまたまかもしれないが，どのゼミでも，担当になってくださった先生は，私が研究したいという内容を全面的に尊重してくださり，アドバイスをもらいつつ，基本，私主導で進めた。指導教官の先生が研究されているテーマは考慮せず，自分の関心ばかりになっていたが，それでも反対されることはなかった。

＊　　＊　　＊

　私のラボの場合，全員が「変わる」ことに焦点を置いて研究している。

　トラウマから人間的に成長するという変化であればPTGだが，それ以外に，態度の変化，認知の変化，感情判断の変化など，少しずつ違うテーマで研究を相互に関連させ合っている。例えば，一人のメンバーは，銃乱射事件に関するメディアの情報を見て不安が喚起された場合，不安が高くなったり低くなったりするような線形の変化（これをアルファ・チェンジと言う）に加えて，不安の意味合いや不安を自分が見積もる際に用いるものさしの目盛りが変わるという変化（これをベータ・チェンジと言う）を研究している（O'Brien & Taku, 2021）。メンバー全員が「変わる」という大きなテーマでつながりながら，私が長期的に持っているビジョンに向けて力を合わせることが求められる。

　具体的には，学部生，院生問わず，全員が，（1）自分がリーダーシップを取る個別研究，（2）誰かがリーダーシップを取っている研究に共同研究者としてかかわる共同研究，そして（3）私がリーダーシップを取っているラボのプロジェクト研究，という3つにかかわる。入学直後から3つともやることで，研究の一連の流れを，時系列で1年かけてやるのではなく，同時並行で，例えば，（3）のラボ研究に週2時間ほどかかわり既に取ってあるデータを分析しながら，（2）の共同研究に週3時間ほど費やして分析結果を学会発

表用あるいは学術論文としてまとめるための準備を進め，（1）の個別研究のための文献レビューをやることができる。

　これらすべてを，入学直後の最初の学期から行うため，論文を投稿したり学会で発表するのを2年目まで待つ必要がない。複数のプロジェクトを，段階別に，同時並行で走らせることに慣れてもらうためにも，個別研究・共同研究・ラボ研究の3本で同じ程度の時間やエネルギーをさくようアドバイスしている。

　これら3領域の進捗状況を一人2，3分ずつ報告し合い，翌週の課題を決めるのが，第1章で述べた週に1回の研究室ミーティングだ。ミーティングは1時間半割り当てており，最初の30分が進捗状況の報告，そして次の30分がメンバーの研究発表，残りの30分が質疑応答を含めた話し合いとなる。

　これまでに学生と一緒に発表してきた論文は25本で，私が共著者として加わらず，学生だけで発表した学術論文はゼロ。

　これも，自分の日本での経験と異なる。私は日本にいた頃，指導してくださっていた先生方が，私の研究内容を尊重してくださっていたため，私はすっかり自分がやっていることが「自分だけの研究」だと思い込んでいた。

　「自分だけの研究」だと思い込んでいた内容は，先生方の軌道修正を含むアドバイスなしではやれなかったのだから，本当は自分だけの研究ではなかったはずなのに，単著で論文を出した。

　それは，たまたま私を指導してくださった先生がそうであり，私がそうであった，という個別性かもしれない。けれども大学のシステムの違いもあるはずだ。

　なぜなら，学生が単著で論文を出すようなことは，今自分がアメリカの大学で教員として仕事をしている上で，ほとんど考えられないから。

＊　　＊　　＊

　というのも，教員側のテニュア及び昇進の審査項目には，単著ないしはファーストオーサーの論文がどれくらいあるかという「研究者としての自律性

(Independence)」や，共著の論文がどれくらいあるかという「研究者としての
ネットワークの豊富さ」に加えて，学生との共著論文がどれくらいあるかと
いう「教育者としての能力」が含まれているからだ。

　その評価のために，表 18 のようなリストも審査時に準備する。もちろん，
論文の「数」だけではなく「質」も重要なので，それぞれの論文の被引用回
数や，掲載されたジャーナルのインパクトファクター，そしてその論文を完
成させるにあたって自分が担った役割なども要約して示す。特に，学生との
共著は重きが置かれる。

　だからこそ図 14 に示したように，テニュアの審査のために出す履歴書や
昇進のための履歴書には，一般用の履歴書には含まれないような米印や下線
を入れる。そしてその内容は，毎年のボーナスの算定や，次年度応募してく
る院生を研究室に迎え入れることができるかどうかの指導者としての権利な
ど，多くの活動に影響を及ぼすので，自然と共著が当たり前というメンタリ
ティーになる。

　学生も，大抵の場合は，インターネット上で見ることができる我々の履歴
書などの情報から，「この先生は院生をリードオーサーにして，自分は共著
者となり，どんどん論文を投稿させる指導スタイルだ」などということを知
った上でラボに入ってくるし，実際そういう質問もインタビュー時になされ
るから，入った後で，単著か共著かを迷う理由が見当たらない。

　それに加えて，日常生活で英語を話すときのコミュニケーションの仕方も
関係するかもしれない。

　というのも，英語は，日本語に比べると，主語を必要とする場面が多いの
で，どんなことでも「We」でコミュニケーションしている内に，双方，共
同研究的な考えに自然となっていく感じがする。

　例えば，学生に対して，データを取り終わったかと聞く時に「Did we finish
data collection?」と聞くと，それに対して学生は，「Yeah, we did」と答える。
学生からこのデータはもう分析していいんですよねという確認も，「Can we

表 18 年単位の出版物

		出版物合計	査読付き論文合計	[a]第一著者	[a]指導者との共著	[a]学生との共著	[b]査読の付かない出版物	[c]学会発表
in press		8	6			4	2	
2021	教授	6	4	1	1	2	2	13
2020		4	3	1		2	1	5
2019		8	6	1		4	2	14
2018		12	11	3		8	1	12
2017	准教授	9	7	2	2	3	2	14
2016		7	4			2	3	20
2015		7	5	4	2	2	2	6
2014		4	2	2	1		2	7
2013		2	1	1			1	6
2012		2	1	1	1		1	4
2011	助教	2	1	1			1	4
2010		5	2		2	1	3	6
2009		3	3	2	3			7
2008		2	2	2	2			5
2007	ポスドク	1	1	1	1			2
2006								4
2005		1	1	1				
2004		2	1	1			1	1
2003								1
2002		1					1	1
2001	院生	2					2	
2000		1					1	
1999								1
1998								1
1997		1					1	
1996								3
合計		90	61	25	15	22	29	136

注：[a]査読付き論文の内，第一著者であった論文数，ポスドク時代の指導者（リッチとローレンス）が共著者になっている論文数，そして学部生や院生が共著者になっている論文数を表す。[b]査読の付かない出版物には本や章，紀要，その他雑誌に寄稿した記事などが含まれる。[c]学会発表には口頭発表，ポスター発表，基調講演，連名での発表が含まれる。

analyze the data now?」なので，私は「Sure, we are ready」。学生が助成金を獲得した時も「Our proposal got funded」，獲得できなかった時でも「Our proposal got unfunded」。

　ラボで，こういう言葉遣いを皆がしていることによって，いつのまにか連帯感が強くなる。

　でもだからこそ，学位を取って就職すると，指導担当の教授から自立して自分のラボを立ち上げるという「自律性」が重視されるのだと思う。

　というわけで，私も就職後，学生とは共著で多くの論文を書いてきた。

＊　　＊　　＊

　その 1 つが，シェルビーとリアという二人の学部生と一緒に行った研究（Seyburn et al., 2020）だ。これはテニュアを取った後，第一弾のプロジェクトだったので，テニュア前の「手堅い」研究と内容が異なる。

　テニュアを取るためには，論文の量と質が他の何よりも重要だという現実があるので，研究をする前から，学会誌に出せそうなテーマかどうか，期限以内にやれそうかどうかが気になり，どうしても手堅くなる。テニュアの前は，研究の歴史を作ってきた先人の仕事を学び，その中で解決していない問題や文献の狭間にあるギャップをみつけてはそれをコツコツ埋め，先輩研究者が「今後の課題」と提案している内容の中から自分のラボでできそうなテーマをみつけてはトライし，研究という社会の一員である証を作るというのでいっぱいいっぱいだ。既に誰かがやり始めたジグソーパズルの仲間に加えてもらって，穴が開いているところをみつけては埋める感じの研究になる。

　しかし，テニュアを取ると，穴やギャップをどうにかするタイプの仕事は他の研究者に任せることができるようになる。積み上げてゆくタイプの研究よりは，研究の流れに一石を投じるようなものだったり，別の流れを作ってみるようなもの，メジャーな学術誌には掲載されないであろう研究にも挑戦できるようになる。

　テニュアを取ったことで生活の安定が得られ，実験に失敗しても生活が脅

かされないという安心感もあるし，研究者としてそれなりに自信がつき，既成の概念や理論に挑みやすくなるということもある。

　タブーかもしれない，せっかくデータを取ってもお蔵入りになってしまうかもしれないと二の足を踏んでいたテーマも研究しやすくなる。Seyburn et al.（2020）という論文はその例である。

7．全員，被害者なわけがないから

　シェルビー・シーバンとリア・ラロンデと地域の高校を回って縦断研究で調査したこのプロジェクトは，PTG について手堅く「PTGI」を用いて研究してきた一人として，かねがね不思議だと思っていたことを追究した研究だ（Seyburn et al., 2020）。

　それは，これまですべての研究において，第1章の表1に示したように，つらい出来事を経験したかと問うてデータを取ると，9割以上の方が，なんらかのつらい出来事を経験したと回答されることに起因する。

　アンケート用紙に記入されたつらい出来事に関する自由記述欄の回答内容をエクセルに入力してゆくと，「嫌だと言っていることを何度もされて，やめてと言ったのにやめてくれなくて，最悪だった」「いじめられていた」「恐喝にあった」「彼氏と別れたと言っていたのに嘘をつかれていた」「親から暴力を受けた」など，私たちのアンケート調査に協力してくださる人，ほぼ全員が，何らかの意味で被害者なんだと気づかされる。

　ずっと不思議だと思っていたこととは，もしほぼ全員が被害者だとしたら，加害者はどこにいるんだろうという疑問だ。

　アンケート調査を実施する時，協力者の年齢以外，特に，参加条件など定めていない。

　被害者だけ，ないしは，トラウマを経験した人だけをリクルートしたこともない。

　だとすると，被害者だと自己報告している調査参加者の何割かは，別の状況では加害者でもあったはず，あるいは，今，現在進行形で加害者であるはず，と考えなければ話の筋が通らない。

　つまり，私たちの調査に参加してくださった方の中に，かなりの数，ある状況では「被害者」であっても他の状況では「加害者」である，という人が含まれていたはずだ。

　そしてそれは「加害者」が，ある状況では「被害者」でもあるという，我々の日常理解をそのまま反映しているだけのことであり，驚くべきことではない。

　「被害にあった，つらい目にあった」と自己報告してくださった協力者の方々は，自分が加害者でもあった，という可能性から目を背け，それを否定しているのではなく，ただ単に，これまで私が自分の研究の中で聞いてこなかっただけのことだろう。

　つまり，たとえて言うならば，私は「信頼していた人に裏切られたことがありますか」とだけ聞いて，「信頼していた人を裏切ったことはありますか」と聞いてこなかった。

＊　　　＊　　　＊

　PTG の研究では，そのほとんどすべてが，文字通り「post-traumatic growth」つまり「心的外傷後の成長」というだけあって，「心的外傷」を引き起こすような「つらい出来事や苦しみ（英語では suffering）」をきっかけとしたものに限定している。

　傷ついた人，罹患した人，被災した人，そして被害を受けた人に焦点を当てており，加害者はほとんど手付かずだ。

　実は，加害者としての役割も，被害者としての役割も，同じ一人の人間の中に共存している可能性が高いのに（Jennings et al., 2012）。

　被害者と加害者という役割が重複している現象（Victim-Offender Overlap あるいは Victim-Perpetrator Overlap）の研究は歴史が長く（Barnes & Beaver,

2012)，被害者の多くが加害者でもあるという割合に比べると，加害者の多くが被害者でもあったという割合の方が高いことが知られている（Maldonado-Molina et al., 2010）。

＊　　＊　　＊

先行研究から，他者に怪我を負わせた人など加害者にも，割合は必ずしも高くないものの，PTSD 症状が起きうることは明らかにされている（Chung et al., 2016; Held et al., 2018）し，意図せず結果的に相手に傷を負わせるような経験も抑うつや PTSD，飲酒のリスク要因となりうることが示唆されている（Connorton et al., 2011）のだから，本来，もっと加害者の PTG 研究もあっておかしくない。

PTSD の研究は，それが診断名であり，治療および保険にも関係するし，もっと言えば賠償額算定基準にも関係するのであるから，被害者を対象とした研究のニーズが高くなるのは当然であろう。しかし，診断にも保険にも賠償額にも無関係な PTG がそれに引っ張られる必要はない。

ただ，人を傷つけるなど取り返しのつかないことをしたという文脈では，どうしてもその行為の結果や影響，責任，そして償い等に注意が向くため，加害者一人一人の成長というテーマは，矯正教育や処罰の効果，そして道徳心理学の文脈では十分に議論されてきたかもしれないが，PTG の領域では議論されてこなかった。

この問題意識からスタートした研究プロジェクトを発表したのが Seyburn et al. (2020) だ。

出版までのプロセスを表 19 に示す。

ちなみに，加害者の PTG に関する先行研究が少ないのは事実だが，全くないわけではない。

例えば南アフリカ共和国において刑務所から出所後に半構造化面接を行い，PTG が語られたという質的研究（Guse & Hudson, 2014; Mapham & Hefferon, 2012）があるし，ベルギーの刑務所に収監されている人を対象にした PTG

表 19　Seyburn et al.（2020）の流れ

加害者の PTG 研究を立ち上げた日	2014 年 2 月 3 日
大学の研究倫理委員会に提出した日	2014 年 5 月 7 日
大学の研究倫理委員会の承認を得た日	2014 年 5 月 13 日
データ収集を始めた日	2014 年 10 月 6 日
データ収集が終わった日	2016 年 1 月 19 日
データ入力が終わった日	2016 年 6 月 20 日
データ分析のめどがついた日	2016 年 12 月 19 日
論文を書き始めた日	2017 年 1 月 8 日
論文執筆に挫折した日	2017 年 6 月 3 日
論文をもう一度書き始めた日	2018 年 6 月 24 日
シェルビーのご家族の編集，同意を得た日	2019 年 3 月 1 日
論文を Journal of Loss and Trauma（JLT）に投稿した日	2019 年 4 月 19 日
JLT から初稿に対するコメントが返ってきた日	2019 年 5 月 15 日
二稿を投稿した日	2019 年 7 月 15 日
JLT にアクセプトされた日	2019 年 7 月 15 日

の量的研究（Vanhooren et al., 2008），そして暴力行為の後に PTG が起きうるということも理論的に指摘されている（Blackie et al., 2016）。しかし，いわゆる一般の人を対象として，「人を傷つけた」という出来事に起因する PTG に着目した研究はなかった。そこで，高校生を対象に，「悪いことをして，他者を傷つけてしまった」経験を聞き，それをきっかけとした PTG の実感が，PTG 理論モデルで仮定している認知的要因によって説明されるのかを検証した。

8. 「虫がいい」成長についての研究結果

　人を傷つけておいて，自分の成長を語るとは，そんなに虫のいい話はない，と思われる懸念がある。

　しかし，PTGI 日本語版を作成するためのアンケート調査を行った時のこ

とだ。

　ノースカロライナ大学のオフィスで質問紙に記入してもらった回答をエクセルに入力していた時のことだから，ずいぶんと前になる。

　「人生で最も大変だった，つらかったという出来事」について書いてもらった回答の 1 つに，手がすべって，熱いお茶をおばあちゃんの太ももにかけて火傷させてしまった，ということが書かれてあった。そして，それに引き続く PTGI の項目のところどころに，成長の度合いを示す丸が記入されていた。

　思わずホームシックになるくらい，胸を打った。

　シェルビーやリアと「人を傷つけた出来事をきっかけとする PTG」研究を立ち上げると決めたのは，この時の記憶も大きい。

　私たちはこのプロジェクトを「ハーティン研究」と呼んだ。ハーティンは，「Being Hurt（傷つけられる）」ではなくて，「Hurting Others（他者を傷つける）」を意味する。

　そしてデータを取り，解析した。

＊　　＊　　＊

　その結果を 5 つにまとめる（Seyburn et al., 2020）。

　第一に，平均年齢 17 歳のアメリカ人高校生，合計 431 名にアンケート調査を行ったのだが，そのうち 100 名の方が，「他人を傷つけてしまった」出来事を経験したが，その出来事によって自分がそれまでに信じてきたことが揺さぶられるような認知的体験は全くなかったと回答した。これは，「傷つけられた」方の出来事を聞くその他多くの研究と大きく異なる。PTG 理論に基づくと，客観的な出来事ありきで成長が起きるのではなくて，中核的信念を揺さぶるような，大きい衝撃度を持つ出来事が前提となるので，この時点で 100 名もの方を分析対象から外さねばならなかった。

　第二に，アンケート調査とは言え，協力者の方々に私たちが聞きたいと思っていることをちゃんと理解して回答してもらうために，高校の各学級に出

向き，配布して「どうぞ自分のペースで回答してください」という方式ではなく，一ページ，一ページ，私たちが声に出して教示や項目を読んだ。特に出来事について自由記述してもらうところでは，「自分が誰かに傷つけられた経験ではなくて，誰かを意図的にあるいは意図せずに結果として傷つけた経験」について書いてくださいと強調した。それにもかかわらず，アンケートに対する回答を後から見ると，自由記述欄には，傷つけられた経験について書いている人が案外多く見られた。自分が誰かを「傷つけた」という出来事を思い出して記述するのは，「傷つけられた」場合に比べて，認知的に難しいのかもしれないということを知った。それは，罪悪感や恥，後悔などのために記憶が抑圧されているのかもしれないし，覚えていても書くことに気が進まなかったのかもしれない。あるいは，自分の行動を正当化するために，たとえ人を傷つけるようなことをしたとしても，自分の方が元はと言えば被害者なんだと記憶されており，それが顕在化したのかもしれない。

　第三に，本研究で見出された「加害者」の PTG のレベルは，いわゆる「被害者」である思春期の青年を対象にした研究 (Milam et al., 2004) で得られている PTG とほぼ同じ値であった。10 項目からなる短縮版の PTGI を用いたので，値は 0 点から 50 点を取るが，平均が 26.14（標準偏差 11.20）であった。ただ，失敗したかもしれないと思うのが，「PTGI」という既に出来上がっている尺度を用いて調査したため，「つらいこと」を経験した人に典型的にみられる成長の内容で構成されている PTGI ではカバーできていないような成長の内容，加害者に特化した成長感のようなものがもしあったなら，それについては拾うことができなかった点である。例えば後悔や，憎しみ，リベンジといった気持ちとの向き合い方に，「人間としての成長」と感じられるような変化があったかもしれないが，その点は不明なままである。

　第四に，この研究を始めた時点での問題意識は，「被害者」として PTG を経験している人の中に，別の文脈では，同時並行的に「加害者」でもある（ないしは「加害者」でもあった）という人が含まれているはずだ，PTG を実

感として持っていて，「人との関係にもっと努力するようになった」とか「思いやりを持つようになった」と感じている人の中に，知ってか知らずか，別の文脈で人を傷つけている人がいるはずだ，いたはずだと言うところにあった。本研究では，協力者の75.2%が「人を傷つけたことがある」と回答したが，残念なことに，そのうちの何パーセントが，同時に，自分は被害者でもあると感じているのか，また，その被害者体験からどう変わったと感じているのかを聞けなかった。被害者としてPTGを経験していたかもしれない人の中に，今回「人を傷つけた」という出来事を報告した人がおそらくいたに違いない。それを仮に見ることができていたら，PTGが抱える「行動と認知の一貫性」の問題に切り込めたかもしれない。あるいは，加害者が自分を正当化するために持ち出すコーピングとしてのPTGをあぶりだすことができたかもしれない。しかし，この研究プロジェクトでは「被害者」，「加害者」，さらには「傍観者」や「観衆」といった異なる役割が，同じ人物の中にどう共存するか，それがPTGでどうつなげられるのかという大きなテーマに届かせることはできなかった。

　ただ，現在，私のラボでは「被害者」としてのPTGと，「加害者」としてのPTGが，一人の人間の中でどうつながっているのかを見るための研究プロジェクトとして，データを取っている真っ最中である。オンライン調査であり，コロナ禍における「被害者経験（周りの誰かがコロナに感染しているのに濃厚接触してきて，自分が感染させられた等）」と「加害者経験（自分はコロナを問題だと思っていないのでマスクせずに友人と会っていたら，いつのまにか感染しており，家族にうつしてしまった等）」の両方を含む出来事について，半分の協力者は「被害者経験」及びそれをきっかけとしたPTGに先に答えてから「加害者経験」とそれをきっかけとしたPTGについての質問に回答し，残りの半分の協力者には先に「加害者経験」に回答してもらっている。データがそろうのは2022年なので，解析が楽しみである。

　そして第五に，被害者，被災者など，サバイバーと呼ばれるようなつらい

出来事を経験した人の PTG に焦点を当てて構築されてきた PTG 理論モデルを，「加害者の PTG」理解に応用できるかについて検討した。結論は，まあちょっとは応用できるというものであった。「まあ，ちょっとは」といった曖昧な言い方をする理由は，統計的には有意だが，モデルの決定係数が 16% なので，先行研究が積み上げてきた「つらい思いをしている方の PTG モデル」の決定係数には全然届いていないということが 1 つ。さらに，出来事の主観的なインパクトや意図的な熟考が，本研究でも，PTG にとって有意な予測子であった，つまり，理論モデルの妥当性が部分的には支持されたから，という点がまた 1 つ。しかし，がっちりとはまらなかったのは，例えば，出来事が起きた時のストレス度合いや侵入的熟考，ソーシャルサポートが PTG にとって有意な予測子になっていなかったという点である。確かに，先行研究によって，侵入的熟考が PTG に及ぼす影響はマチマチという面もあるが，ソーシャルサポートは一貫して有意なので，この点，支持されなかったというのがまた 1 つの理由で，「まあ，ちょっとは」という結論になる。

第8章　PTGそして研究は続く

1. 大したことがないことを，大したことにできるのか

　この論文（Seyburn et al., 2020）を一言でまとめるなら，人を傷つけたという出来事からも成長はありえるが，そのことが，自分にとって大きい出来事だったと感じていて，しかもどうしてそれが起きたのかとじっくり熟考した場合に，成長感が強まるということだ。

　何か起きてもそれが自分にとって大したことでなければ，大きい出来事だと認知されていなければ，成長に向かうメカニズムが発動しない。

　起きた出来事について，「あれやこれやと悩み，熟考し，それまでに自分が積み上げてきたものや信じてきたことを今一度問い直す」ことがPTGの実感を推し進めるというのが，数多くの実証的研究で明らかにされているのも，すべて，その起きた出来事が本人にとってなんらかの意味で「大したこと」になったからだ。

　自分が言われたことは忘れないが，自分が人に言ったことはすぐ忘れる，なんて言ったりする。

　日常生活で，「誰かを傷つけた」という自覚がなかったら，そして「誰かを傷つけていること」すら知らなかったら，それと自身の成長をつなげるなんてことはありえず，話にもならない。

　そんな中で，自分のしたことを自覚し，「大きなことだ」と認識し，それ

までに積み上げてきた価値観などを問い直し，かつ，それについて悩み，熟
考するようにもっていくなんてこと，どれくらい外部からの働きかけで可能
となるのだろうか。

＊　　＊　　＊

人を裏切ったり，いじめたりしておいて，それをきっかけに，いろいろな
ことを熟考し，「人に思いやりを持つようになった」，「人間的に成長した」
と言われても，どう受け止めたら良いかわからないというのが正直な感想か
もしれない。

実はこの点，学術雑誌に最初投稿した時，査読者から指摘された。

雑誌の編集委員長からの返信も，どちらかと言うと，リジェクトに近い
「major revision（再投稿）」というニュアンスであった。査読者からの指摘を
まとめた編集委員長のコメントには，この論文が「Journal of Loss and
Trauma」という学術雑誌に掲載することが適切かどうかという，査読者の
疑問にしっかりと答えるよう指示されていたし，また別の査読者からのコメ
ントには，こういった出来事からの成長をPTGの枠組みで研究してしまう
と，PTGを真面目に研究してきた人に失礼ではないか，PTGを，本当につ
らい思いをしている患者の治療や心理療法に生かそうと奮闘している臨床家
に対しても，PTG研究が長年かけて構築してきた信頼を踏みつぶしてしま
うことになるのではないか，とまで書かれていた。

それは，人を傷つけておいて，人間としての成長を語るということが，理
屈というよりは，倫理的に，そして感情的に許せないというか，「何かおか
しい」という感じを抱かせるからかもしれなかった。

そもそも「人を傷つけてしまったことで成長した」という現象を，PTG
の枠組みでとらえて良いのかというコメントもあった。

私たちは，そういったコメントが来ることをある程度は予測していたが，
この査読者と同じように感じる研究者が他にもいるかもしれない以上，論文
は出さない方が良いのかと逡巡した。しかし，上述したように，「Victim-

offender overlap」という現象もあるため，出版する意義はあると思っていた。

　多くの場合，暴力をふるった側は，自分の行為を責められた時に，それを否認し，被害者の側が言うことの信頼性を疑って，攻撃し，むしろ，自分の方が被害者だと主張する傾向があることは，「DARVO（Deny, Attack, Reverse Victim and Offender roles)」としてよく知られている。

　けれども，教育によってそれを変えることのできる可能性もまた示されている（Harsey & Freyd, 2020）。

　これも結局は，「被害者」は「加害者」と別の人間であり，「加害者」が自らを正当化することによって傷つけた相手である「被害者」を，二重にも三重にも，さらに追い詰め傷つける現実を是正しなければならないという立場に立った見方だ。

　それは現実に即しているし，世論にも即しているし，もちろん圧倒的に不利な被害者の人格を守るためにも必要な介入であり研究だ。

　ただ，だからと言って，加害者が自らの行為を正当化しているようにみえる現実を，全て是正すべきだと片付けるのはおかしい。正当化しているようにみえる言動の一部は，もしかしたら PTG を反映しているかもしれず，それを口に出すことすら許されないという状況は変えていく必要があると思っている。

　私たちの研究は，暴力行為を含め，人を傷つけた側の立場に立つ「加害者」が，「被害者」と別の世界の人間ではないこと，「傷つけた」という事実が「自分にとって大きなこと」だと認識される限りにおいて，成長のメカニズムが発動する可能性があるということを示した点に意義がある。

　その時に出したカバーレターと編集委員長からのコメントに対する私たちの返信，査読者からのコメントに対する私たちの返信の一部を図 15 に示す。

図 15　Seyburn et al.（2020）の査読コメントに対する返信（抜粋）
及びその際に用いたカバーレター

July 15, 2019

Dear Dr. Harvey:

Thank you for your decision e-mail dated May 15th. We really appreciate the reviewer's critical comments on our paper, originally titled "Posttraumatic growth after hurting others among teenagers" and your guidance for revision. We appreciate the opportunity to revise and resubmit our paper and possibly publish in *Journal of Loss and Trauma*.

Your comments helped us really think about the possibility of personal growth after hurting others – the topic that seems nearly taboo or inappropriate. However, literature suggests many wrongdoers are also victims at some point. We revised the entire manuscript and modified the title, as well.

Please find our point-by-point responses to the comments below.

As before, I am serving as the corresponding author on this manuscript. My contact information is as follows: Department of Psychology, Oakland University, 654 Pioneer Drive, Rochester, MI, 48309-4482; E-mail: taku@oakland.edu; Phone: (248) 370-2309; Fax: (248) 370-4612
Please contact me if any additional information is needed.

Sincerely,
Kanako Taku, Ph.D.

Associate Professor
Department of Psychology
Oakland University, USA

Authors' Responses to the Comments:

Editor

Comment 1 was about the rationale of growth from reflection of misdeeds

Authors' Response: In this revised manuscript, we attempted to better clarify our research purpose: to examine if finding based on PTG theory could be applied to understand the sense of personal growth adolescents may experience as a result of hurting others. To make this clear we not only changed the title but carefully distinguished a personal growth after hurting others from PTG. In the introduction, we expanded on how PTG theory has been applied to other experiences other than trauma and how causing trauma can be a form of trauma (MacNair, 2015). We also pointed out that this theme has been largely ignored. We also clarified that this is a community sample, and while some of the events reported seem "minor" compared to clinical samples, these are difficulties that affect a large range of adolescents (Costanza, Farrington, & Sorrentino, 2017). To account for using a community sample, we examined a more specific portion of our sample by adding exclusion criteria in order to base our conclusions on adolescents who reported that the event disclosed as most impactful, was indeed impactful.

Comment 2 was about the validity of publishing this paper in a journal concerned with loss and trauma:
Authors' Response: The definition of interpersonal trauma includes the wrongdoing of one person onto another. Much of the trauma research focuses on the victim rather than the wrongdoer and few studies examine outcomes of the wrongdoer while ignoring people who inflict trauma onto another person. As noted above we included literature review regarding causing trauma can be a form of trauma (MacNair, 2015).

Reviewer

Comment 1 was about inappropriateness of connecting growth and hurting others among adolescents:
Authors' Response: While these might be a part of development, they nonetheless can be impactful. Tedeschi et al. (2018) described that PTG is more transformational and dynamic than identity formation that is typically very slow and occurs not only in adolescence, but throughout all of the life span. Because we utilized a community sample, for the revision, we made stricter inclusion criteria by excluding those who reported letting others down as their most impactful event as well as participants who reported that the event did not shake their beliefs about relationships and other people, beliefs about their abilities, strengths, and weaknesses, or expectations about the future. Because there was no inclusion criteria of having to have hurt someone to participate in the study, this after-the-fact inclusion criteria screens for people that didn't really have an event.

Comment 2 was about inappropriateness of discussing adolescents' growth by hurting others in the context of PTG theory:

Authors' Response: We appreciate the comment, but we disagree that this waters down PTG theory. PTG theory demonstrates that events, whether viewed as traumatic by others or not, can lead to personal growth after psychological struggle. When beliefs are shaken and the person engages in cognitive processes needed to alter their beliefs, they may report personal growth. Although it is more common for victims and survivors to seek for help in counseling, wrong-doers also come in to therapy with guilt and shame. Studies have shown that being hurt and hurting others are two sides of the same coin. While an event that is easily defined as traumatic can trigger psychological struggle, suffering, and growth, so can other side of experiences. We understand that the possibility of personal growth after hurting others especially among adolescents may not be understood easily, however, because of that, we believe that researchers should investigate this phenomenon more to foster further discussion in this field.

注：編集委員長から３つのコメントがあり，そのうちの２つを要約して示した。二人の査読者からは合計18のコメントがあり，そのうちの２つを例として要約して示した。我々の返信は要約せずに原文のまま掲載した。

2. シェルビー

この「ハーティン研究（Seyburn et al., 2020）」は，私がこれまでに発表した 61 本の学術論文の中で「特別」だ。

この論文をまとめたことで，人を傷つけたという経験が，自分の中で大きな影響力を持つ出来事に，そもそもなっていなかったら成長には結び付きにくいということを改めて考えさせられたからだ。

正直，研究なんてしなくても，このことはきっとほとんどの人が既に知っていることだろう。

しかし，ラボのメンバーと私にとって，これは深い意味を持つ。

＊　　　＊　　　＊

先行研究が示してきたように，人を傷つけるなど，社会的に見て，責められるべき行為をおかすことと PTSD 症状との間に関連があると言っても，それは，自分自身を責める気持ちや罪悪感が影響を及ぼしているからだし（Pugh et al., 2015），1 つの出来事単独ではなく，それ以前に経験したトラウマの過去が影響していることも大きい（Held et al., 2018）。

ハーバード大学医科大学院のシャロン・デケルらは，縦断研究によって，罪悪感が，PTSD と PTG の双方を引き起こすことを示した（Dekel et al., 2016）。

皮肉なことに，もし PTSD と PTG の両方を引き起こすのなら，成長はなくても困らないと考えるのが常だから，PTSD 症状を少しでも軽くしたいと願うのが生物としては自然であろう。そして，PTSD 症状をコントロールするのに効果的な対処方略として，問題解決方略を取ることができたり，それがたとえ無理でも，楽観性や気晴らしに頼ることができたら，と望むかもしれない。自責感や罪悪感を一時的にでも忘れ，楽になれるなら。

自殺の可能性を含む，罪悪感の負の影響があまりにも大きすぎて，たとえデケルらの論文を読んでも，それで「罪悪感を持ってくれ」とは，なかなか

提言できない。

　デケルらの研究で，「罪悪感が PTG をも引き起こす」ことが統計的に示されたと言って，応用できない現実がある。

　それは，我々の研究で，「人を傷つけた出来事の衝撃度とそれについての熟考が PTG の実感につながる」ことを示したからと言って，ただちに応用できないのと同じである。

　人を傷つけたという出来事を「大したこと」だと認識してくれなければ，手詰まりになってしまう。

　傷つけた側は，傷つけられた側よりも，その行為に正当な理由があったと信じているし，その行為自体それほどひどいことだったとは思わない傾向が高いことが示されている（Cameron et al., 2002）。

　被害者（だと感じている人）の方がおそらくずっと多い現実において，私たちが論文で発表した結論，すなわち「人を傷つけたという出来事からも成長はありえるが，そのことが，自分にとって大きい出来事だったと感じていなければ成長につながりにくい」に対して，「なるほど！言ってもらって良かった」，「そういう研究を発表してもらって，人間のさらなる理解に役に立つ」という人は，ほとんどいないだろう。

　加害者の心を支える人たちは，そこに人間としての希望や更生の可能性を見るかもしれないが。

　もし加害者が効果的なコーピングを用いて，すみやかに自らの負の感情に対処してしまうと，被害者はもちろんのこと，被害者に同一視しやすい人は，「何も響いていない」，「あの人は結局何も変わっていない」という感覚をもつことになる。特にレジリエンスが高い加害者に対しては。

＊　　＊　　＊

　論文（Seyburn et al., 2020）の結果について，出来事の主観的な衝撃度と熟考が PTG につながっていたと話した時，娘を交通事故で亡くしたご両親がおっしゃった。

　ドライバーは，あれが不可抗力の交通事故であり，法定外速度で運転していたことは認めるものの，自分に責任があるわけではないと繰り返している。我が身を振り返ることも，痛みを背負うこともない。遺族である我々に謝罪の言葉もない。こちらはこれから残りの人生，娘のいない日々を生きていかなければならないのに，ドライバーも，ドライバーの家族も，普通に生活している。

　主観的に「大変なことだ」と認知された出来事によって，それまでに培ってきた価値観や信念が揺さぶられて PTG の道がスタートすると言うのなら，どうすればこのドライバーにとって，PTG の道がスタートするのか。信念を問い直すこともなければ，揺さぶられたという片りんもない。二人も亡くなっているのに。それでもドライバーの信念を揺さぶるに足りないのなら，絶望しかない。

＊　　＊　　＊

　実はこれは，この論文（Seyburn et al., 2020）の第一著者であるシェルビー・シーバーン（Shelby Seyburn）のご両親，マーク・シーバーンとアリサ・シーバーンの言葉である。

　2017 年 6 月 3 日，論文が出る前に，シェルビーは亡くなった。

　この論文で用いた「ハーティン研究」のデータは，シェルビーが研究室のメンバーと一緒に，自分が卒業した高校などを回って対面のアンケート調査で集めたものだ。

　論文の「問題と目的」の一部も，「方法」の一部も彼女が書いていた。

　しかし，分析と結果，考察を書くことがないまま他界した。

　Journal of Loss and Trauma の編集委員長は，第一著者に彼女の名前を置きたいという私たちの気持ちを尊重してくださった。私たちは，これからずっと，誰かがこの論文を「Seyburn et al. (2020)」と引用してくれることで PTG 研究に没頭していた彼女が生き続けるという思いで，この論文を仕上げた。

それが，本節，冒頭の「特別」の意味だ。

＊　　＊　　＊

シェルビーのご両親は，自分たちの専門が心理学とは無関係であるにもかかわらず，論文の初稿に目を通し，考察の一部を執筆してくださった。「One challenging question is to understand the mechanisms of humans who choose not to reexamine their core beliefs, or who resist doing so.（中略）Future research should address and identify factors that could trigger wrongdoers to experience transformative changes, as PTG may facilitate desistance：自分が信じてきたことを問い直さない人，問い直すことに抗っている人の心の動きを理解することは，大変に難しいけれど今後大切な課題であろう。（中略）犯罪や非行からの立ち直りにとって PTG が役に立つかもしれないから，罪を犯した人が変われるような要因を一つ一つ見つけてゆく研究が期待される」と書いたご両親。ただでさえ，娘が書き始めた論文を仕上げるというのは酷な仕事なのに，このテーマ，「人を傷つけた体験がもたらす成長」。シェルビーのご家族には一層きついものだったと思う。しかし，シェルビーがやりたかったことだ，という信念を胸に，ご両親はこの論文に目を通し，加筆してくださった。

＊　　＊　　＊

シェルビーは，2015 年の 1 月，大学 2 回生の後期でたまたま私の統計の授業を取り，その年，ラボに入った。

研究テーマは「PTG とレジリエンスの違い，そしてソーシャルサポートがそれぞれに及ぼす異なる影響」。

それに加えて，ラボ全体のプロジェクトとしてかかわっていたのが，「ハーティン研究」だった。大学 3 回生，4 回生と卒業までの 2 年間を研究室で過ごし，研究室のリーダーとしての役割を全うした。第一著者として 6 本，共著者として 5 本，合計 11 本の学会発表を行っていた。

2017 年の 4 月に大学を卒業し，これまでに集めてきたデータや学会発表を，

学術論文としてまとめ投稿しようと話していた矢先のことだった。

　卒業式後たったの1か月ちょっと。

　土曜日の午前中，友達とピクニックに行く途中の交通事故だった。ハイウェイでの速度超過が主な原因であり，シェルビーだけでなく，シェルビーの親友，シドニーも同時に亡くなった。シェルビーのボーイフレンドもその車に乗っており，彼は助かった。そして彼の親友がドライバーだった。ドライバーも助かった。

　シェルビーのご両親は，シェルビーが毎日通ってきていたPTGの研究室を見たいとおっしゃり，大学に来られた。

　どこに座っていたのか，どのパソコンを使っていたのか，どういう作業をしていたのかを見て，泣き崩れられた。

　研究室のメンバーは何度も集まり，「シェルビーはソーシャルサポートの研究をしていた。だから私たちもサポートをし合う」などと気丈にふるまう日もあれば，動揺や悲しみがひどく，ただイライラしたりして，何もしない日も続いた。皆，それぞれ，シェルビーの死を受け止めようと思っていたのではないかと思う。

　当日，シェルビーの親友の死が，最初にインターネットのニュースで報道されたため，それを見たラボのメンバーの中には，すぐにシェルビーに「大丈夫？」と電話したりメッセージを送ったりした人もいた。当然その電話はつながらず，後になって，シェルビーも同じ車にいたことを知り，しかも同時に亡くなっていたことを知り，動揺は本当にひどいものであった。

　私は，その前の週まで，シェルビーとやりとりしていたメールを見て，なぜもっと早い段階で彼女が目的を達成できるようにサポートできなかったのか，なぜ何の根拠もなく卒業してからゆっくりやれば大丈夫だと思っていたのか，なぜまだ22歳のシェルビーがこれから研究者として羽ばたいていくはずだったのに，自分より先に逝くのかと。

　考える。

後から後から，考えはわいては消える。

＊　　　＊　　　＊

その彼女の死から 1 か月後，シェルビーのご両親は「シェルビー・シーバーン基金」を設立し，PTG とレジリエンスの研究及び臨床を支援し続けるとおっしゃった（https://shelbystrong.life/）。

まだ，メンバーも私も，大きなリュックを背負って黒のレギンスを履いている黒髪の学生を見るたびに，もしかしてシェルビーかと現実を受け止められずにいる時期に，ご両親は，PTG とレジリエンスの研究がシェルビーの生前の生きがいだったから，皆がそれを続けることができるよう，そして自分たちと同じような苦しみを味わっている人たちが PTG の道を歩き出すことができるよう，支援をしたいとおっしゃった。

支援の内容は 3 つ。

1 つ目はシェルビーもかかわっていた「PTG 心理教育アプローチ」の支援。2012 年から私たちの研究室では，2 人ないしは 3 人ずつ，メンバーが小グループを作り，地域の高校にアンケート調査に訪れては，調査後，PTG について心理教育を行ってきている。一般の高校生を対象としてクラスごとに行う一方で，十代で親になった人をも対象に小人数の PTG プログラムも実施している。一般の高校生を対象にするプログラムは，授業の一環であり，かつ 1 回のみの短いプログラムということもあり，自発的に参加したいと言われた方にのみ参加いただいているが，十代で親になった人たちを対象としたプログラムは 5 週間と長く，かつ，経済的に困窮している場合が多い。そのため，研究を絡めることで，謝礼を支払っており，シェルビー基金はその金銭的支援をしてくださっている。

2 つ目はシェルビーが学部生でありながら，APA（アメリカ心理学会）など大きな国際学会に参加して研究発表をしたことが自信になっていた，とても嬉しそうだったと，ご両親が思っていらっしゃることから派生して，心理学部の学生が学会に行くための旅費，交通費，宿泊費，参加費などをカバーし

てくださっている。年に2回，学部生と院生から応募を受け付け，学会参加
の動機や研究内容をシェルビーのご両親が見て，支援の額を決めておられる。
今はコロナ禍なので，学会はオンラインばかりだが，それでも参加費はかか
る。既に50名以上の学生が金銭的な支援を受けた。

　3つ目はシェルビーがライフワークにしようと思っていた「PTGとレジ
リエンスに関する研究」の支援である。そのために，シェルビーのお母さん
は，なんと，2020年の後期，「正規の学生」として大学に入学した上で，私
が受け持つPTGのセミナーの授業を受講された。PTGについての理論や先
行研究について，他19名の学生に混ざって討論に参加し，シェルビーが研
究していたことをかみしめておられるかのように見えた。たった数年前には
シェルビーが座っていた同じ建物の教室に，お母さんが座っているのを見て，
こちらはまるでデジャブのような感覚でもあった。そして現在は，子どもを
亡くした遺族の自助グループのメンバーと共に，ひざ掛け毛布を手編みで作
っては必要な人に配布する，という毎日だとおっしゃっている。

　以上3つを実施するために，シェルビー基金のメンバーは年に2度ほど大
きな企画を準備し，寄付を募っている。企画は，エクササイズに燃えていた
シェルビーの遺志を継いで，身体を動かすものが多く，私もそれのおかげで
キックボクシングに参加したり，学生とテニスをしたりするようになった。

　そうして4年目が過ぎた。

　シェルビーと一緒に研究をしていた最後の学生がこの4月に卒業し，シェ
ルビーを直接知る人間が研究室の中で私だけになった。

3. 保身

　交通事故では，加害者側のドライバーが保身に走ることは決して珍しくな
い。

　というよりも，「加害者」になった人，「加害者」になってしまった人の多

くは，その直前まで，他の誰ともなんら変わらない生活を送っていたはずだ。

　シェルビーとシドニーが亡くなったのはおまえのせいじゃないよと，支えてくれる友人たちと，事故以前とは一見変わらない生活を送っているかに見えるドライバーの様子は，シェルビーとシドニー，双方のご家族にとって耐えがたい苦痛を引き起こしている。

　シェルビーのお母さんは，私に，シェルビーが夢に出てきた。ドライバーを許してと言っていた，と震える声でおっしゃった。

　そして私は，これまでの研究生活で，ずっと PTG の道のりを説明しようとしてきて，同じ壁に突き当たった。

　PTG 理論モデルのスタートである，「出来事によってそれまで信じてきたことが根底から崩れ，問い直しを迫られる」という前提にのってこない場合，無力感を抱く以外にどうしようもないのか，という問いだ。

　基本に返るなら，PTG の実感は「出来事」をきっかけとして生じるわけではない。「出来事」に引き続く，認知的で情動的，かつ主観的な「経験」として生じる。

　例えば，有罪判決を受けた加害者の PTG を研究した論文がある（Mapham & Hefferon, 2012）。

　犯罪を犯した人が面接で語った内容には，家族に対する感謝や新たな活動への参加など，被害者の方々が面接で語る PTG の内容とよく似たものが含まれている。しかし，重要な点は，少なくともこの研究（Mapham & Hefferon, 2012）では，犯罪を犯したことが直接のきっかけになってそのように変わったと実感されているのではなくて，再犯を防ぐためのプログラムに参加したことがきっかけになって，PTG が実感されていたと報告されている点だ。

　しかも，面接に参加した方のほとんどが，犯罪行為に対して，自分に責任があると自覚していた。

　これなら少なからず PTG の理論モデルにのってくる。

＊　　＊　　＊

　しかし，傷つけた場合に限らず，どれだけストレスフルな出来事を経験しても，自分が信じてきたことを問い直さない場合も多くみられる。

　問い直す必要がない場合もあるし，レジリエンス，つまり回復力が高い場合もあるだろう。はたまた，抵抗と言う名の保身と呼ぶこともできるかもしれない。

　何があっても大きくは揺さぶられない安定感は，そのまま強さでもある。

　自分が信じてきたことを，もう一度根底から疑ってみるのではなく，ありのまま肯定するという姿勢を保つことで揺さぶられない方の道を選ぶという生き方。あるいはなるべく柔軟に物事を見ることで肩の力を抜いて楽に生きる生き方。積み上げてきたものがすべて崩れて目の前が真っ暗になるような，絶望しかないような体験に，もっていかずにすむ生き方。

＊　　＊　　＊

　臨床場面なら，安心して内界を探索できるように，これまで信じてきたことを問い直しても大丈夫だと，伴走してくれるセラピストがいるだろう。臨床の外でも，何かそういった要因がありえるのか。

　大変な出来事を経験した時，それを真正面から受け止めて，根底から揺さぶられる必要はなく，器用にと言うと語弊があるかもしれないが，その時持てる資源をうまく活用して，柔軟に対処できたなら，たとえトラウマと呼ばれるような出来事を経験せざるを得なかったとしても，人は，人生を，多少は楽に，健康的に生きることができるのかもしれない。

　そういう生き方が，今，1つのわりと理想的なありようとして描かれることが多い。

　柔軟に，弾力性をもって，大きく崩れない生き方。

　「そんなことがこの自分に絶対起きるはずがない」と，強く思い込んで，本来不確実なことを信頼しきって積み上げてきたからこそ，ある出来事が起きた時に根底から揺さぶられる経験となり，それが皮肉なことに人間としての成長につながるというのがPTGの理論モデルである。

　しかし，もしそう思い込んでいなければ，いや，たとえ思い込んでいたとしても根底から揺さぶられることなく柔軟に対処して前に進んでいければ，「もがき」は不要，それをきっかけとした「人間としての成長」の実感も特に必要なかろう。

　PTG に意義はあるのか。

　現実は，PTG よりも，その引き金となる出来事がなるべく起きないようにするための努力の方がずっと重要性を持つ。

4. 医療ミスをきっかけとした PTG

　たとえ間接的にでも，PTG が，その後の生活の質（Quality of Life）に影響しうるというデータがあろうと（Eckleberry-Hunt et al., 2017），そんなことより，その引き金となる出来事がなるべく起きないように尽力するための研究の方に意義がある，それを突き付けられたのが，医学部のメンバーとの共同研究だ。

　医師の燃え尽き症候群（バーンアウト）は長年にわたり問題となっている。私が勤務する大学の医学部では，医大生がよりレジリエントな特性を持てるようにと様々なプログラムを考案しており，私も 2010 年頃から共同研究に加わっている。

　レジリエントな性格，家族からのサポート，そして PTG という 3 つが，医師のバーンアウトに，予防的な効果を持っている可能性を示したのが最初であった（Taku, 2014）。

　その後も，医学部との共同研究を続け，医療の仕事と家庭におけるプライベートな時間のバランスを保つことが，医師にとっての精神的健康や幸福感に影響すること（Eckleberry-Hunt et al., 2016），それがまた，患者に対する治療の質にも影響していることを示してきた（Eckleberry-Hunt et al., 2017）。

　これらの共同研究を行う中で，ストレスが急激に悪化する状況への対処と

して，医療ミス及び医療事故に対する心理面からのアプローチに関する研究にかかわることになった。医療ミス及び医療事故が起きた時のプロトコールは明瞭に定められているが，患者および家族，同僚やスーパーバイザーに必ずしも開示しないレベルで，「もしかしたら防げたかもしれないし，防げなかったかもしれない」という出来事は日々起き，それが心身に及ぼす悪影響がさらに次のミスにつながることが指摘されていた。

そういったミスや医療事故から，医療過誤まで含めて，医療者本人が，自分のこれまでのキャリアの中で，「最も深刻だった」ととらえている出来事に注目すれば，もしかして，それが医療への向き合い方や医師，看護師としての仕事を見直すきっかけとなり，PTG に結びつくのではないかと仮説を立て，調査を計画した（Dominick et al., 2021）。

この調査は，コロナ禍の前であったが，万が一，筆跡から本人が特定されてしまうことがないようにとオンラインで実施した。医療ミスや医療事故はひとたび具体的な情報と共に公に報告されると，その影響は計り知れない。したがって，本研究では，性別，人種，年齢，経験年数，診療科や専門領域などのデモグラフィック変数を組み合わせることによって本人が特定される可能性も絶対に排除する必要があった。そこで，質問項目はなるべく大きなくくりにして（例えば，5 つくらいの診療科を書いて残りは「その他」にするなど），すべての質問項目には「回答したくない」という選択肢ももうけた。

合計，296 名。157 名の医師そして 139 名の看護師から回答を得た。調査に協力してくださった医師の 82.8%，看護師の 49.6% が，医療事故ないしは医療ミスにかかわったと報告した。具体的な内訳を表 20 に示す。

5. 研究結果

結果を 3 つにまとめる。

第一に，これまでの先行研究から，私はかなり自信をもって，「出来事の

表 20　医療事故及び医療ミスとして報告された内容

	医師 (157 名)		看護師 (139 名)	
	人数	%	人数	%
治療中に意図せず患者に傷を負わせた	36	22.9%	5	3.6%
診断を誤った	30	19.1%	0	0.0%
検査結果を正しく解釈しなかったあるいは見落とした	24	15.3%	11	7.9%
医療過誤を起こしたチームの一員であった	21	13.4%	13	9.4%
間違った治療法，投薬や予防接種を処方・実施した	15	9.6%	22	15.8%
その他（間違った検査を指示した，間違った検査結果を患者に 　渡した，間違った情報を入力し別の治療につなげてしまった）	4	2.5%	17	12.2%
上記のようなミスや事故は経験しなかった	27	17.2%	71	51.1%

主観的な衝撃度」がPTGにとって重要であるに違いないと思っていた。衝撃を全く感じていないケース，したがって客観的には「大変な出来事」を経験しても本人としては「たいしたことではなかった」と思っている人に，衝撃を受けてもらうなんてことができるのかと悩んでいたくらいである。それも，信念の揺さぶりがPTGに及ぼす影響について数多くのエビデンスから確信を持っていたからである（Mazor et al., 2020）。しかし，この医師を対象としたデータにおいて，医療ミスをきっかけとしたPTGは，出来事の衝撃度と何の関連も示していなかった。私自身，思わず，欠損値の処理などに何か間違いがあったのではないかとデータを見直したくらいに驚いた。しかも，データを見ると，彼らが衝撃を受けていてもそれを感じることができないほど忙殺されていたり，確固とした自己を確立していたから，というわけでもなかった。なぜなら，出来事が及ぼした主観的な衝撃度も，当時のストレス度合いを振り返って評定してもらった得点も，高低しっかり分布しており，他の研究と同様の個人差を示していたから。したがって，衝撃度に偏りがあるなどといった理由ではなくて，衝撃度，つまり，これまでに抱いてきた信念がその出来事によって揺さぶられたからといってPTGが自覚されているとは限らないという点が特徴的なのである。

　例えば不育症の場合，流産または死産が自分の固定観念を揺さぶるような衝撃を持っていたと自覚していればしているほどPTGも高く報告される（Freedle & Kashubeck-West, in press）。これがPTG理論モデルで繰り返し実証されてきた内容である。ちなみに，今回の研究でも，看護師のデータでは，衝撃度が高ければ高いほどPTGも高かった。

　熟考もそうである。不育症の女性を対象とした研究でも，我々の看護師のデータでも意図的に出来事について考え込むことがあればあるほどPTGの実感が高かった。しかし，医師のデータでは，両者の間に関連がみられなかった。

　したがって，私がこれまでに依拠してきたPTGの理論モデルでは，医療事故及び医療ミスをきっかけとした医師のPTGのメカニズムは説明できなさそうだということがわかったわけだ。もちろんがっかりしたが，それ以上に，PTGの実感を引き起こす要因が，出来事次第，そして認知プロセス次第だという可能性について再考せざるを得ないと感じた。

　第二に，本研究では，先行研究がこれまでに焦点を当ててきたストレスフルな出来事，例えば死別や交通事故，自然災害，あるいは命にかかわる病気と診断を受けること，などとは異なり，「医療ミス及び医療事故」をターゲットにしたのだから，それに直結する変数にも着目していた。例えば，それが起きたのは，自分に主な責任があると感じているかどうかや，そのことを同僚と話したかどうか，その事実を患者及び患者の家族は知っているか，などだ。その結果，看護師の場合には，医療事故や医療ミスが起きた時にどう対処すればよいかを相談できるスーパーバイザーがいたり，ロールモデルになるような同僚がいた場合にはPTGの自覚が高いという関連がみられた。しかし，これまた医師の場合には，なんら関連が見られなかった。

　第三に，そもそも論として，本研究では，10項目からなる「短縮版PTGI」を用いてPTGの自覚を聞いたのだが，全体の平均はこれまでになく低いものであった。得点は，「そのような変化を全く経験していない」を表す0か

ら 5「そのような変化をかなり強く経験した」の間をとるが，全体で平均が
1.18，標準偏差が 1.26 であった。一般人を対象として，家族の死や自然災害，
事故等，非常にストレスの高い出来事をきっかけとした PTG を問うと，ほ
とんどの場合，平均値は 2 から 3 の間を取る。しかし，この研究では 3 割以
上の方が，全項目で「0」と回答していた。項目別にみてみると，医療事故
ないしは医療ミスをきっかけに，その後，困難にうまく対処できるようにな
ったという変化は，多少なりとも，他よりはよく自覚されていた（医師で平
均が 1.58，標準偏差が 1.50；看護師で平均が 2.09，標準偏差が 1.69）。しかし，「そ
の出来事のおかげとも言えるような新しい選択肢が見つかったかどうか」と
いった PTG に関しては，ほとんどの人が「0」，そういう変化は全くなかっ
たと回答されていた（医師で平均が 0.55，標準偏差が 1.11；看護師で平均が 1.12，
標準偏差が 1.51）。

　この問いに関して仮に，医療ミスを経験したことで何か別のキャリアがみ
つかったかと聞かれていると解釈したのであれば，医療ミスによって，実際
に職業を変えた人は，この調査に参加しているはずがないのだから，PTG
の得点が低くなるのも無理はない。けれども，参加してくれた医師や看護師
の多くがそのように解釈したとは考えにくい。なぜなら，医療従事者を対象
とした先行研究では，この内容の PTG も含めて，決して低くない値が報告
されているからだ。例えば，イスラエルの研究者，オリット（Orit Taubman-
Ben-Ari）らのチームは，小児がんユニット，小児集中治療部門，そして小児
内科の医師及び看護師を対象として，患者の死をきっかけとした PTG とそ
の予測因子を発表している（Taubman-Ben-Ari & Weintroub, 2008）。彼らが報
告した PTG の値を見てみると，医師の平均が 2.58（標準偏差は 0.68），看護師
の平均は 3.17（標準偏差は 0.71）である。

　まとめると，医療事故や医療ミスをきっかけとした PTG は，特に医師に
おいて自覚されにくい。それでも，自覚している人が全くいないわけではな
いのだからと，そのメカニズムを追求しようとしても，既存の PTG モデル

が示してきたような要因はほとんど役に立たないことがわかった（Pado et al., 2021）。

このデータを分析しながら，PTG を考える上で，何がその実感を後押ししてくれるのかという視点で考えをまとめようとしても限界があり，むしろ何がその実感を妨げるのかということをもっと考えなければいけないのかもしれないと感じた。

＊　＊　＊

それにしても，ここに挙げたような結果について，共同研究者と話をしたり研究発表をすると，起きてしまった医療ミスが患者に及ぼした影響や，医療者本人がその後どうしたかが気になるようで，それに関する質問を受けることが多い。

医療者本人の PTG にはあまり関心を持ってもらえない，という実感だ。

むしろ，医療ミスや医療事故を，医療者本人の成長感につなげてしまうことが，あたかも罪悪感を引き起こすかのように，あるいは本質とかけ離れていると言わんばかりに，「そんなことよりも」と PTG は脇に追いやられる。

たとえ，歴史的に見て過去の医療ミスや医療事故があったからこそ，全体の医療がシステムとして発展してきた部分が現実にはあったとしても，個々のケースを見れば，その犠牲を払わずに済んだ方法があったのかもしれない，という現実は残る。

医療事故ないしは医療ミスによって予後が悪化した患者やその家族，取り返しのつかない事態に陥った患者や家族，そのために命を失った患者の家族は，医療者の PTG をどう受け止めるだろうか。

医療者が，そのことをきっかけとして成長したという実感を持ったことをもし知りえたならば，同じ人間として何か感じる部分があるだろうか。

せめて医療者がそのことを自分の成長につなげてくれているのならば，このことも無駄にはならなかったなどと思うだろうか。

現実にはそうそうありえないようなことだというのを感じ取っているから，

医療者の PTG が低くおさえられたという側面もあるかもしれない。

　医療者の成長云々より，ただ時間を戻してほしいという叶わない気持ちの持って行き場がなくて苦しむ人が多い現実を見ると，結局のところ，PTG よりも，ミスを引き起こした医療者が，それ相応の社会的制裁を受け，同様の医療事故や医療ミスが起きないようにどれくらい具体的に貢献したか，貢献しようと尽力しているかの方がはるかに重要なのだろう。

　たとえ，これまでの研究で，医師としてのアイデンティティを支えてくれるような成長の手ごたえが，職務にまつわるバーンアウトを予防し，患者に対するケアにも良好な影響を与える面があったとしても，医療事故や医療ミスをきっかけとした PTG を社会が受け入れるようになるまで時間を要するだろう。

　ただ，「被害者」が存在するからと言って，自動的に「加害者」が存在するとは限らない。

　不可抗力という事態がある以上。

　不可抗力，自分の力だけではどうすることもできない事態。

6.　新型コロナをきっかけとした研究の中間報告

　不可抗力と言えば新型コロナだ。

　いや，一人一人にできることがあるだろう。

　しかし，私が今いる環境では，全体のために最善の行動を取ろうと尽力している大多数に負けず劣らず，自らを被害者と信じ，何が何でも従わないという人が少なくない。

　したくもないマスクをするよう言われ，自由が奪われたと感じている多くの人たちは，コロナ禍が始まる以前の生活をキープして何の問題もない，ライフスタイルを変える必要はないと信じ，生活を送っている。

　学歴が上がるにつれ民主党の割合が増えるという調査結果があるように，

大学という場では共和党支持者が肩身の狭い思いをする傾向が高い。教員としては，なるべくそれを防ごう，授業でも細心の注意を払っているつもりだが，簡単ではない。

＊　　＊　　＊

2020年4月に開始した「新型コロナをきっかけとしたPTGの縦断研究」プロジェクトは，第二回目をその1か月後である5月に行った。第三回目を6か月後の10月に終え，1年後である第四回目を2021年4月に終えた。

第三回目と第四回目のデータはまだ整理が終わっていないが，第一回目と第二回目の調査を終えた時点での結果を論文化した（Dominick et al., in press）。アクセプトされるまでの流れを表21にまとめる。

2回の調査に協力してくださったのは合計420名。平均年齢は32.5歳である。新型コロナで亡くなった方を直接知っているかという問いには，第一回

表21　Dominick et al. (in press) の流れ

コロナ禍のPTG研究を立ち上げた日	2020年3月5日
大学の研究倫理委員会に提出した日	2020年3月27日
大学の研究倫理委員会の承認を得た日	2020年3月31日
データ収集を始めた日	2020年4月2日
データ収集第一回目が終わった日	2020年4月17日
データ収集第二回目（追跡1か月後）が終わった日	2020年5月16日
2時点のデータ分析のめどがたった日	2020年7月9日
論文を書き始めた日	2020年7月11日
論文をジャーナルAに投稿した日	2020年7月31日
データ収集第三回目（追跡6か月後）が終わった日	2020年10月18日
論文がジャーナルAからリジェクトの通知を受けた日	2021年1月4日
論文をJournal of Loss and Trauma（JLT）に投稿した日	2021年1月31日
JLTから初稿に対するコメントが返ってきた日	2021年3月1日
二稿を投稿した日	2021年4月16日
JLTにアクセプトされた日	2021年4月17日
データ収集第四回目（追跡1年後）が終わった日	2021年4月23日

目の調査で 13％の方が，第二回目には 17％ の方がイエスと回答した。

　メインの結果を 3 つにまとめる。

　1 つ目。PTG は低かった。先に，医療ミスからの PTG が，平均 1.18（標準偏差 1.26）と過去に例がないくらい低かったと書いたが，今回はそこまでではないものの，やはり低かった。第一回目の調査でコロナ禍をきっかけとした PTG が 1.73（標準偏差 1.10），第二回目の調査では PTG が平均 1.59（標準偏差 1.03）であった。通常，2 から 3 の間を平均値が取ることを考えれば，やはり低い。同じく，新型コロナ禍の直後である 2020 年 4 月に，看護師を対象として，PTGI を用いた研究が台湾で行われたがそこでも PTG はかなり低い（Chen et al., 2020）。チェンらは，2008 年に中国で起きた四川大地震に引き続く PTG を研究した論文（Yu et al., 2010）にならって PTG を解釈しようとしているが，PTGI が低得点だったので基準を変えざるを得なかったことが見て取れる。これ以外にも私の所にはコロナ禍における PTG 調査の結果がいくつか届いているがそのすべてで点数が低い。

　その理由として私は今のところ 3 つ考えている。第一に，コロナ禍がまだ全く過去のことになっていないばかりでなく，先の見通しも立っていないということが挙げられよう。PTG は，たとえおおざっぱにでも，ある出来事の前と後を区切ることができれば，実感が高まる。コロナ禍は，人類全体の歴史を見れば，一過性の出来事にすぎないかもしれないが，今を生きる私たちにとっては，当面，共生以外の道はなく，「後」の状態になり切れていないことが挙げられよう。第二に，調査したのはコロナ禍が始まってまだ数週間というタイミングだ。PTG 研究の多くはトラウマから少なくとも 3 か月はたった時点で行われることが多い。まだコロナ禍が自分の生活やこれまで当然だと思ってきたことに及ぼす影響について熟考する時間がなかった可能性が挙げられよう。第三に，ボナノらが指摘するように人類の多くはこういった未曽有の事態に対して，案外レジリエントである（Chen & Bonanno, 2020）。自分だけでなく社会全体がこの危機にさらされている中で，ほどよく適応し

ていける場合，自覚しうるような成長感はぴんとこない可能性が挙げられる。

　2つ目。医療ミスのPTG研究結果とは異なり，コロナの衝撃度，つまり「まさか，こういうことが起こるとは」と，それまでに保持してきた信念が揺さぶられたと感じている人ほどPTGは高かった。それは，第一回目の調査における「中核的信念尺度」得点から，第二回目の調査におけるPTGの得点に対する標準変化域係数が.43，95%信頼区間［.29, .51］という結果に見ることができる。そして興味深いのは，この揺さぶり具合に影響を及ぼした要因が，新型コロナにかかった人が近くにいるという状況と，フェイスブックやツイッターをはじめとするソーシャルメディアに対するアクセス頻度にあった点だ。インターネット上で，毎日累積してゆく新型コロナ感染者数そして死者の数，それに対する大統領や関係者の談話，そしてそれらに対する友人や家族のつぶやき，反応。そして，実際に知り合いが感染したという事実が，それまでに持っていた信念に影響を及ぼし，それがPTGの実感につながることが明らかにされた。ただしこの結果は，PTGが短期的には防衛反応としての機能を有する可能性も示しているかもしれない。第5章でTMTについて述べたように，死の運命について否が応でも考えさせられるような情報に曝され，それが既に2020年5月の時点でのPTGに影響しているのは興味深い。

　3つ目。第2章で述べたように，本研究のメインの目的は，ソーシャルディスタンスを含め，人と直接会えなくなった状態でのソーシャルサポートがPTGに及ぼす影響を見ることであった。特に，ペットがいる人に焦点を当てて，ペットとの時間や愛着，そして周りにサポートしてくれる人がいるか，という両方がPTGに及ぼす影響を検討した。仮説は支持された。4月の時点のペットとの愛着とサポートが，5月時点のPTGにプラスの影響を与えていた。ただしこれら2つの要因がPTGに及ぼした影響は，先の「信念の揺さぶり」に比べれば弱いものであった。

　したがって中間報告としては，3月に始まったコロナ禍，4月，5月の時

点では PTG がまだまだ低い。しかしその個人差には，信念の揺さぶりやソーシャルサポートといった，PTG 理論モデルがこれまでに示してきたような要因が影響を及ぼしていることがわかった。

　そして今，第三回目のデータを解析しながら，第四回目のデータの整理をしている。

　第四回目の調査では，ワクチン接種についての項目と政府に対する信頼や態度の変化についての項目も追加した。

　ラボのメンバーはメディアからのインタビューにも応じ始めている。

　私たちのラボ以外にも，多くの研究者がコロナ禍における PTG について研究している。今後どんどん結果が出てくるであろう。

7. なぜ PTG

　PTG 研究では，医療ミスの研究結果が例外で，それ以外はほぼ一貫して出来事の衝撃度が影響力を持っている。

　では，なぜ衝撃を受けるのか，なぜトラウマによって，それまでに信じてきたことが揺さぶられ，構築してきたものが崩されたと感じるのか，と考えると，それには，本人の性格や感じやすさ，その時の環境などが考えられるが，共通して言えるのは，その「何か」が起きないことを本心で望んでいた，ということが挙げられるだろう。

　今，横にいる人が自分の信頼を裏切るはずがない。これまで健康にやってきた自分が大きな病気になるはずがない。行ってきますと出て行った人はただいまと帰るに違いないと。

　ではもし，何も期待せず，確固とした信念を持っていなければどうだろうか。

　何かあっても，それで大きく崩れたり揺さぶられたりすることがなく，あるがままを受け入れるありよう。

達観。

1つのトラウマ予防だろう。

では，達観したら，PTG はあるのだろうか。

私には，その柔軟性や懐の深さ，臨機応変なしなやかさはレジリエンスをイメージさせ，PTG とはほど遠い。

そもそも，英語で言うところの「レジリエント」というのは，例えば「サイレント（静かな）」とか，「コンビニエント（便利な）」のように形容詞である。レジリエントな状態があって，レジリエンスという名詞がある。

一方の PTG の Growth は「成長」という名詞であり，それには「Grow（成長する）」という動詞がある。動きを伴う言葉だ。

そこから連想を膨らませると，PTG には，生まれ変わりのイメージがあると思う。否応なしに自分の生の一部が失われてしまうような経験をしたら，世界も自分ももう二度とそれ以前には戻れない。その状況で，比喩的には，そこでいったん自分の一部が死んでしまうような経験となるから，連続性がいったん途切れるのではなかろうか。

一人の人生は最初から最後まで一本の連続線上にあり，昨日があって今日があり明日があるというのが前提だ。トラウマの翌日，翌々日というように，生き残った人は毎日を生きていくしかない。その適応の過程がレジリエントであろう。

しかし，人生が一本の連続線上になかったら，あそこで一回死んでいたらどうだろう。

がーんと頭を殴られ，目の前が真っ暗になる。

途切れた人生は，前と後で区切られ，その後の道を生きる自分は，時間がたってやっと，前の道を懐かしむことはできてもその道には絶対に戻れない。

ではなぜ，否応なしに区切られたと感じるのか，自分の生の一部が失われてしまったと感じるのか。それは，その「前の道」で，何かを大事にし，誰かを慈しみ，執着したからではなかろうか。

それが最初からなければ，痛みを味わう可能性もゼロに近づいたであろう。「つらいこと」が起きたそもそもの理由に，愛情があったはずだ。

＊　　＊　　＊

生物学的に見ると，ひとたびトラウマを経験した集団は，大抵の場合，傷つき淘汰されるか，そうでなければリソースを生かして回復し持ちこたえる。一方，トラウマを経験せずに済んだ集団は幸運である。

だから，人間はつらいことなんてなければない方がいいに決まっていると，骨の髄までプログラムされている。

あまりに理不尽で正当化の余地はないのだから，つらいことを経験した人はかわいそうだという刷り込みだ。

でもそれは思い込みだと言いたい。

＊　　＊　　＊

今の世の中，トラウマには PTG も含め，ポジティブな側面もあるのだし，トラウマを経験した人全員が PTSD を発症するわけではない。回復する力，つまり，レジリエンスを備えている人も多い。自分という一人の人間を大切に思える心，つまり自尊感情を育みながら，誰もが多かれ少なかれ持っているレジリエンスを伸ばしていこうという方向になりつつある。

社会全体の過半数くらいがその方向を理想として動いていくのはいいとしても，社会全体がそれを目指して動いていくのは危険ではなかろうか。皆が，レジリエントになることを目指したら，必ずそこからこぼれる人，そのスタイルに合わない人が出てくるだろうから。

健康な人を見て，寂しいなと感じる人がいるように。

私は PTG の研究をしながら，「こんな研究をしていて何か意味があるんだろうか」と内なる声が聞こえてきた時は，「嵐」のあとを生きる人たち（上岡・大嶋, 2010）を思う。「よくなることについてはあまり考えないで，とにかくここまで生きてこられたことにご苦労様と言って，もう少し生きてみよう」という彼女たちに励まされている。

8. PTG はただの G にはならなくていい

ここで，PTG は，「PT（Post-traumatic：トラウマの後）」という条件なしでは成立しないと結論付けたい。

もし，「PTG」が，いつまでたっても，ただの「G」になれないことをもって，いまだトラウマから解放されていない，人間としては真の成長に至っていない，という解釈があるならば，それは甘んじて受け，それでもオッケーと言いたい。

良心の呵責など，トラウマの呪縛があるならば，生涯，それから解放されないままずっと，後の道を PTG で生きていくのが，ある人にとっては唯一の選択肢になるはずだから。

そして選択肢の 1 つであるからには，心理臨床にかかわる人は全員，PTG について知っておくべきだ。

「知っておいて損はない」ではなく，知っておかねばならない。

いくら心理臨床にかかわる専門家自身が疲弊しているからと言って，トラウマを経験した人には PTG もあると，自分自身の心の支えや希望として PTG を知っておく程度では物足りないと言いたい。

そうではなくて，PTG は，人間の多様性を理解する上で，目の前のクライエントが自然に流れつく選択肢かもしれないから，ある人にとってはごく普通の「後の道」にすぎないからこそ，知っておかねばならない。

もちろん，吟味せずそれに飛びつくことに危険があるのは異論なかろう。多くの臨床家はそれに対して敏感だ。

ただ，それと同じように，PTG を絵空事だと，臨床家の側が価値づけることにもまた危険があることを指摘しておきたい。

PTG の道を歩むクライエントにその守りの姿勢があやまって伝わるかもしれない。

9. PTG という権利

　本書でさんざん挙げてきた実証的な研究では，「今，ここで」の成長の実感が，過去の何に帰属するのか，トラウマに対する認知が，その時のパーソナリティや感情にどう影響を受けているのか，もちろん分析対象となる。

　しかし，実際には，「もし，それが起きなかったら」という仮定は成立しないのだから，トラウマがなくても，今，その人はそのようだったかもしれないし，違うかもしれない。

　誰にもわからない。

　トラウマがあった場合となかった場合の，二通りの人生を生きることはできない。

　一度しかない自分の人生において，そのことはもう起きてしまい，道は途切れてしまったのだから，PTG という選択肢しかない人にとっては，残りの人生ずっと PTG だろう。

　トラウマになったほどまでに，何かを慈しんだこと，慈しむものに出会ったことは，誇りに値するはずだ。

　トラウマを引きずる権利。

　トラウマを経験した人が，トラウマと共に生き，成長する権利。

　PTG という権利を私は支持する。

　わらをもすがる人に保護本能がうずくとしても，その人が成長という権利を行使できるように，共に生きること。

＊　　＊　　＊

　最後に，PTG は，そこにメリットが見え隠れすると，人間の弱さをあぶりだすきっかけとなることを指摘しておきたい。

　ひとたび，誰かに向けて言葉にしたことで，「聞いてもらえた」と安堵感を得たり，自己の存在が確認できたり。

PTG を実感したことで，強烈な不安や悲しみが一時的にリセットされたり，何かが全くの無駄だったわけではないと思えたり。

何かそこにメリットが生まれると，それが自分だけでなく，他人にも，PTG を邪推させる。

たまたまでも，PTG が何らかの恩恵をもたらすと，それはいろんなことを自分に都合の良いようにしておきたいという人間の本性を思い出させるかもしれない。人よりも有利に立っていたいという人間の本性と連結し，誰かの攻撃性を刺激したり，逆恨みを引き起こすかもしれない。自らが持つ残酷な面や醜い面を見せては，PTG との間でバランスを取ろうとするかもしれない。

斜めに見ては元に戻り，希望を胸に直視しては目をつむり。

けれども，人の心理や行動のすべてに理由があるとは限らない。

損も得もなくても，ただ何かを「する」こともある。

何のメリットがなくても，ただトラウマに引き続いて，その後の道を生きているだけでも，人間として成長していることがあり，そんなトラウマには人間を超えた力があると合掌して本書を終える。

あとがき

　1980 年代から始まったトラウマ研究に端を発して，1990 年代には，トラウマを経験してもなお成長を実感する人がいる。病理だけでなく，そういう現象にももっと目を向けよう，PTG と名づけて，それを経験した人から多くを学ぼうと研究のスタートが切られた。

　2000 年代，世界中のありとあらゆるストレスやトラウマを経験した人から続々と PTG の報告が上がり，その個人差を説明するための理論や研究が次々と発表される一方で，逆にあまりにもそういう報告が多すぎて本当にそれ全部が真の PTG なのかと，疑問の声が上がり始めた。

　2010 年代，PTG の報告が実際の変化と合致していない証拠，どうも PTG を経験しても予後がよくない証拠が出てきて，PTG の研究に意味があるのかと，研究のスピードは停滞した。

　そして 2020 年。新型コロナ。

　2021 年 6 月時点で，PTG に関する出版物は 3000 を少し超えたところだ。私の研究室はそのうち 100 ほどにかかわっている。

　PTG 研究の一端を担ってきたからこそ言えるのは，今の世の中，PTG どころではないという現実だ。

　PTG を研究しても，それだけでは，今この社会で問題になっていることの解決にはつながらない。

　コロナ禍の言葉を応用させてもらうなら，PTG 研究はエッセンシャルではないということだ。

　人類の脅威に立ち向かい，生死にかかわる課題を研究したり，現場で臨床実践を続けるエッセンシャルの人々に敬意を表し，私は，今日も研究，教育，社会活動をできる範囲で続ける。それに魅了された者として。

引用文献

Adams, H. L. (2015). Insights into process of posttraumatic growth through narrative analysis of chronic illness stories. *Qualitative Psychology, 2,* 111-129. doi: 10.1037/qup0000025

Allbaugh, L. J., Wright, M. O., & Folger, S. F. (2016). The role of repetitive thought in determing posttraumatic growth and distress following interpersonal trauma. *Anxiety, Stress, & Coping, 29,* 21-37. doi: 10.1080/10615806.2015.1015422

Anderson, D., Prioleau, P., Taku, K., Naruse, Y., Sekine, H., Maeda, M., Yabe, H., Katz, C., & Yanagisawa, R. (2016). Post-traumatic stress and growth among medical student volunteers after the March 2011 disaster in Fukushima, Japan: Implications for student involvement with future disasters. *Psychiatric Quarterly, 87,* 241-251. doi: 10.1007/s11126-015-9381-3

Andrades, M., García, F. E., Reyes-Reyes, A., Martínez-Arias, R., & Calonge, I. (2016). Psychometric properties of the Posttraumatic Growth Inventory for Children in Chilean population affected by the earthquake of 2010. *American Journal of Orthopsychiatry, 86,* 686-692. doi: 10.1037/ort0000182

Armeli, S., Gunthert, K. C., & Cohen, L. H. (2001). Stressor appraisals, coping, and post-event outcomes: The dimensionality and antecedents of stress-related growth. *Journal of Social and Clinical Psychology, 20,* 366-395. doi: 10.1521/jscp.20.3.366.22304

Arpawong, T. E., Richeimer, S. H., Weinstein, F., Elghamrawy, A., & Milam, J. E. (2013). Posttraumatic growth, quality of life, and treatment symptoms among cancer chemotherapy outpatients. *Health Psychology, 32,* 397-408. doi: 10.1037/a0028223

Baker, J. M., Kelly, C., Calhoun, L. G., Cann, A., & Tedeschi, R. G. (2008). An examination of posttraumatic growth and posttraumatic depreciation: Two exploratory studies. *Journal of Loss and Trauma, 13,* 450-465. doi: 10.1080/15325020802171367

Barnes, J. C., & Beaver, K. M. (2012). Extending research on the victim-offender overlap: Evidence from a genetically informative anlysis. *Journal of Interpersonal Violence, 17,* 3299-3321. doi: 10.1177/0886260512441259

Barr, P. (2011). Posttraumatic growth in parents of infants hospitalized in a neonatal intensive care unit. *Journal of Loss and Trauma, 16,* 117-134. doi: 10.1080/153250 24.2010.519265

Barrington, A., & Shakespeare-Finch, J. (2013). Posttraumatic growth and posttraumatic depreciation as predictors of psychologicaladjustment. *Journal of Loss and Trauma, 18,* 429-443. doi: 10.1080/15325-24.2012.714210

Bartl, H., Hagl, M., Kotoučová, M., Pfoh, G., & Rosner, R. (2018). Does prolonged grief treatment foster posttraumatic growth? Secondary results from a treatment study with long-term follow-up and mediation analysis. *Psychology and Psychotherapy: Theory, Research and Practice, 91,* 27-41. doi: 10.1111/papt.12140

Bensimon, M. (2012). Elaboration on the association between trauma, PTSD and posttraumatic growth: The role of trait resilience. *Personality and Individual Differences, 52,* 782-787. doi: 10.1016.j.paid.2012.01.011

Berntsen, D., & Rubin, D. C. (2006). The centrality of event scale: A measure of integrating a trauma into one's identity and its relation to post-traumatic stress disorder symptoms. *Behaviour Research and Therapy, 44,* 219-231. doi: 10.1016/ j.brat.2005.01.009

Blackie, L. E. R., Roepke, A. M., Hitchcott, N., & Joseph, S. (2016). Can people experience posttraumatic growth after committing violent acts? *Peace and Conflict: Journal of Peace Psychology, 22,* 409-412. doi: 10.1037/pac0000218

Block, J., & Block, J. H. (2006). Venturing a 30-year longitudinal study. *American Psychologist, 61,* 315-327. doi: 10.1037/0003-066X.61.4.315

Boals, A., & Schuler, K. L. (2018). Reducing reports of illusory posttraumatic growth: A revised version of the stress-related growth scale (SRGS-R). *Psychological Trauma: Theory, Research, Practice, and Policy, 10,* 190-198. doi: 10.1037/ tra0000267

Boehm-Tabib, E., & Gelkopf, M. (2021). Posttraumatic growth: A deceptive illusion or a coping pattern that facilitates functioning? *Psychological Trauma: Theory, Research, Practice, and Policy, 13,* 193-201. doi: 10.1037/tra00000960

Boerner, M., Joseph, S., & Murphy, D. (2017). Reports of post-traumatic growth and well-being: Moderating effect of defense style. Journal of Social and Clinical Psychology, 36, 723-737. doi: 10.1521/jscp.2017.36.9.723

Bonanno, G. A., Romero, S. A., & Klein, S. I. (2015). The temporal elements of psychological resilience: An integrative framework for the study of individuals, families, and communities. *Psychological Inquiry, 26,* 139-169. doi: 10.1080/ 1047840X.2015.992677

Butler, L. D. (2007). Growing pains: Commentary on the field of posttraumatic growth and Hobfoll and colleagues' recent contributions to it. *Applied Psychology: An International Review, 56,* 367-378. doi: 10.1111/j.1464-0597.2007.00293.x

Calhoun, L. G., Cann, A., & Tedeschi, R. G. (2010). The posttraumatic growth model: Sociocultural considerations. In T. Weiss & R. Berger (Eds.), *Posttraumatic growth and culturally competent practice: Lessons learned from around the globe* (pp.1-14). Hoboken, NJ: John Wiley & Sons, Inc.

Calhoun, L. G., & Tedeschi, R. G. (1989-1990). Positive aspects of critical life problems: Recollections of grief. *Omega, 20,* 265-262. doi: 10.2190/QDY6-6PQC-KQWV-5U7K

Calhoun, L. G., & Tedeschi, R. G. (1998). Posttraumatic growth: Future directions. In R. G. Tedeschi, C. L. Park, & L. G. Calhoun (Eds.), *Posttraumatic growth: Positive changes in the aftermath of crisis* (pp.215-238). Mahwah, NJ: Lawrence Erlbaum Associates, Inc.

Calhoun, L. G., & Tedeschi, R. G. (2006). The foundations of posttraumatic growth: An expanded framework. In L. C. Calhoun, & R. G. Tedeschi (Eds.), Handbook of posttraumatic growth: Research and practice (pp.3-23). Mahwah, NJ: Lawrence Erlbaum Associates, Inc.

Cameron, J. J., Ross, M., & Holmes, J. G. (2002). Loving the one you hurt: Positive effects of recounting a transgression against an intimate partner. *Journal of Experimental Social Psychology, 38,* 307-314. doi: 10.1006/jesp.2001.1506

Cann, A., Calhoun, L. G., Tedeschi, R. G., & Solomon, D. T. (2010). Posttraumatic growth and depreciation as independent experiences and predictors of well-being. *Journal of Loss and Trauma, 15,* 151-166. doi: 10.1080/15325020903375826

Cann, A., Calhoun, L. G., Tedeschi, R. G., Taku, K., & Vishnevsky, T. (2010). A short form of the Posttraumatic Growth Inventory. *Anxiety, Stress, & Coping, 23,* 127-137. doi: 10.1080/10615800903094273

Cann, A., Calhoun, L. G., Tedeschi, R. G., Triplett, K. N., Vishnevsky, T., & Lindstrom, C. M. (2011). Assessing posttraumatic cognitive processes: The Event Related Rumination Inventory. *Anxiety, Stress, & Coping, 24,* 137-156. doi: 10.1080/106158 06.2010.529901

Chen, R., Sun, C., Chen, J. J., Jen, H. J., Kang, X. L., Kao, C. C., & Chou, K. R. (2020). A large-scale survey on trauma, burnout, and posttraumatic growth among nurses during the COVID-19 pandemic. *International Journal of Mental Health Nursing.* doi: 10.1111/inm.12796

Chen, S., & Bonanno, G. A. (2020). Psychological adjustment during the global outbreak of COVID-19: A resilience perspective. *Psychological Trauma: Theory, Research, Practice, and Policy, 12,* S51-S54. doi: 10.1037/tra0000685

Cheng, C. H. K., Ho, S. M. Y., & Rochelle, T. L. (2017). Examining the psychometric properties of the Chinese post-traumatic growth inventory for patients suffering from chronic diseases. *Journal of Health Psychology, 22,* 874-885. doi: 10.1177/135 9105315617330

Chopko, B. A., & Schwartz, R. C. (2009). The relation between mindfulness and posttraumatic growth: A study of first responders to trauma-inducing incidents. *Journal of Mental Health Counseling, 31,* 363-376.

Chung, M. C., Di, X., & Wan, K. H. (2016). Pasttrauma, alexithymia, and posttraumatic stress among perpetrators of violent crime. *Traumatology, 22,* 104-112. doi: 10.1037/trm0000066

Connorton, E., Miller, M., Perry, M. J., & Hemenway, D. (2011). Mental health and unintentional injurers: Results from the national co-morbidity survey replication. *Injury Prevention, 17,* 171-175. doi: 10.1136/ip.2010.028464

Costa, R. V., & Pakenham, K. I. (2012). Associations between benefit finding and adjustment outcomes in thyroid cancer. *Psycho-Oncology, 21,* 737-744. doi: 10.1002/pon.1960

Coyne, J. C., & Tennen, H. (2010). Positive psychology in cancer care: Bad science, exaggerated claims, and unproven medicine. *Annals of Behavioral Medicine, 39,* 16-26. doi: 10.1007/s12160-009-9154-z

Cozzolino, P. J. (2006). Death contemplation, growth, and defense: Converging evidence of dual-existential systems? *Psychologiacl Inquiry, 17,* 278-287. doi: 10.1080/10478400701366944

Cozzolino, P. J., Staples, A. D., Meyers, L. S., & Samboceti, J. (2004). Greed, death, and values: From terror management to transcendence management theory. *Personality and Social Psychology Bulletin, 30,* 278-292. doi: 10.1177/0146167203260716

Cryder, C. H., Kilmer, R. P., Tedeschi, R. G., & Calhoun, L. G. (2006). An exploratory study of posttraumatic growth in children following a natural disaster. *American Journal of Orthopsychiatry, 76,* 65-69. doi: 10.1037/0002-9432.76.1.65

Davis, C. G., & McKearney, J. M. (2003). How do people grow from their experience with trauma or loss? *Journal of Social and Clinical Psychology, 22,* 477-492. doi: 10.1521/jscp.22.5.477.22928

Dekel, S., Mamon, D., Solomon, Z., Lanman, O., & Dishy, G. (2016). Can guilt lead to psychological growth following trauma exposure? *Psychiatry Research, 236,* 196-198. doi: 10.16/j.psychres.2016.01.011

DeViva, J. C., Sheerin, C. M., Southwick, S. M., Roy, A. M., Pietrzak, R. H., & Harpaz-Rotem, I. (2016). Correlates of VA mental health treatment utilization among OEF/OIF/OND veterans: Resilience, stigma, social support, personality, and beliefs about treatment. *Psychological Trauma: Theory, Research, Practice, and Policy, 8,* 310-318. doi: 10.1037/tra0000075

Dominick, W. (2020). *The impact of dolphins on children's mental health: Longitudinal analyses of three interaction programs* [Doctoral dissertation, Oakland University]. ProQuest Dissertations Publishing.

Dominick, W., Elam, T., Fraus, K., & Taku, K. (in press). Non-traditional social support, core belief disruption, and posttraumatic growth during COVID-19. *Journal of Loss and Trauma.* doi: 10.1080/15325024.2021.1932968

Dominick, W., Mulhem, E., & Taku, K. (2021). Posttraumatic growth and resiliency associated with medical mishaps in residents. In M. Shabahang, M. Hunsinger, & B, Lang (Eds.), *Promoting resiliency and wellness among physician residents.* Cognella Academic Publishing.

Dominick, W., Walenski-Geml, A., & Taku, K. (2020). The impact of pets on posttraumatic growth and stress symptoms in adolescents. *Anthrozoös, 33,* 547-560. doi: 10.1080/08927936.2020.1771059

Duan, W., Guo, P., & Gan, P. (2015). Relationships among trait resilience, virtues, post-traumatic stress disorder, and post-traumatic growth. *PLOS ONE,* doi: 10.1371/journal.pone.0125707

Eckleberry-Hunt, J., Kirkpatrick, H., Taku, K., & Hunt, R. (2017). Self-report study of predictors of physician wellness, burnout, and quality of patient care. *Southen Medical Journal, 110,* 244-248. doi: 10.14423/SMJ.0000000000000629

Eckleberry-Hunt, J., Kirkpatrick, H., Taku, K., Hunt, R., & Vasappa, R. (2016). Relation between physicians' work lives and happiness. *Southern Medical Journal, 109,* 207-212. doi: 10.14423/SMJ.0000000000000437

Eisma, M. C., Lenferink, L. I. M., Stroebe, M. S., Boelen, P. A., & Schut, H. A. W. (2019). No pain, no gain: Cross-lagged analyses of posttraumatic growth and anxiety, depression, posttraumatic stress and prolonged grief symptoms after loss. *Anxiety, Stress, & Coping, 32,* 231-243. doi: 10.1080/10615806.2019.1584293

Eliott, D. M. (1992). The Traumatic Events Survey (TES). Unpublished test. University of California, Los Angeles, School of Medicine.

Eliott, D. M. (1997). Traumatic events: Prevalence and delayed recall in the general population. *Journal of Consulting and Clinical Psychology, 65,* 811-820. doi: 10.1037/0022-006X.65.5.811

Ellis, B. J., Bianchi, J., Griskevicius, V., & Frankenhuis, W. E. (2017). Beyond risk and protective factors: An adaptation-based approach to resilience. *Perspectives on Psychological Science, 12,* 561-587. doi: 10.1177/1745691617693054

Exenberger, S., Ramalingam, P., & Höfer, S. (2016). Exploring posttraumatic growth in Tamil children affected by the Indian Ocean tsunami in 2004. *International Journal of Psychology.* doi: 10.1002/ijop.12395

Forgeard, M. J. C.(2013). Perceiving benefits after adversity: The relationship between self-reported posttraumatic growth and creativity. *Psychology of Aesthetics, Creativity, and the Arts, 7,* 245-264. doi: 10.1037/a0031223

Fraus, K., Dominick, W., Walenski, A., & Taku, K. (2021). The impact of multiple stressful life events on posttraumatic growth in adolescence. *Unpublished manuscript submitted for publication.*

Frazier, P., Tennen, H., Gavian, M., Park, C., Tomich, P., & Tashiro, T. (2009). Does self-reported posttraumatic growth reflect genuine positive change? *Psychological Science, 20,* 912-919. doi: 10.1111/j.1467-9280.2009.02381.x

Freedle, A., & Kashubeck-West, S. (in press). Core belief challenge, rumination, and posttraumatic growth in women following pregnancy loss. *Psychological Trauma: Theory, Research, Practice, and Policy.* doi: 10.1037/tra0000952

Glad, K. A., Jensen, T. K., Holt, T., & Ormhaug, S. M. (2013). Exploring self-perceived growth in a clinical sample of severely traumatized youth. *Child Abuse & Neglect, 37,* 331-342. doi: 10.1016/j.chiabu.2013.02.007

Goorin, L. (2012). That's not what your friends say: Does self-reported posttraumatic growth translate into friend ratings of improvement? Available from APA PsycINFO. 1036894263; 2012-99120-211. Retrieved from https://search-proquest-com.huaryu.kl.oakland.edu/docview/1036894263?accountid=12924.Dissertation for Columbia University.

Grace, J. J., Kinsella, E. L., Muldoon, O. T., & Fortune, D. G. (2015). Post-traumatic growth following acquired brain injury: A systematic review and meta-analysis. *Frontiers in Psychology, 6,* 1162. doi: 10.3389/fpsyg.2015.01162.

Greenberg, J., Solomon, S., Pyszczynski, T., Rosenblatt, A., Burling, J., Lyon, D., Simon, L., & Pinel, E. (1992). Why do people need self-esteem? Covering evidence that self-esteem serves as anxiety-buffering function. *Journal of Personality and*

Social Psychology, 63, 913-922. doi: 10.1037/0022-3514.63.6.913

Gregory, J. L., & Prana, H. (2013). Posttraumatic growth in Côte d'Ivoire refugees using the companion recovery model. *Traumatology, 19,* 223-232. doi: 10.1177/15 34765612471146

Gul, E., & Karanci, A. N. (2017). What determines posttraumatic stress and growth following various traumatic events? A study in a Turkish community sample. *Journal of Traumatic Stress, 30,* 54-62. doi: 10.1002/jts.22161

Guse, T., & Hudson, D. (2014). Psychological strengths and posttraumatic growth in the successful reintegration of South African ex-offenders. *International Journal of Offender Therapy and Comparative Criminology, 58,* 1449-1465. doi: 10.1177/ 0306624X13502299

Groarke, A., Curtis, R., Groarke, J. M., Hogan, M. J., Gibbons, A., & Kerin, M. (2017). Post-traumatic growth in breast cancer: How and when do distress and stress contribute? *Psycho-Oncology, 26,* 967-974. doi: 10.1002/pon.4243

Hagenaars, M. A., & van Minnen, A. (2010). Posttraumatic growth in exposure therapy for PTSD. *Journal of Traumatic Stress, 23,* 504-508. doi: 10.1002/jts.20551

Hall, B. J., Hobfoll, S. E., Canetti, D., Johnson, R. J., & Galea, S. (2009). The defensive nature of benefit finding during ongoing terrorism: An examination of a national sample of Israeli Jews. *Journal of Social and Clinical Psychology, 28,* 993-1021. doi: 10.1521/jscp.2009.28.8.993

Hall, B. J., Hobfoll, S. E., Palmieri, P. A., Canetti-Nisim, D., Shapira, O., Johnson, R. J., & Galea, S. (2008). The psychological impact of impending forced settler disengagement in Gaza: Trauma and posttraumatic growth. *Journal of Traumatic Stress, 21,* 22-29. doi: 10.1002/jts.20301

Hall, B. J., Rattigan, S., Walter, K. H., & Hobfoll, S. E. (2006). Conservation of resources theory and trauma: An evaluation of new and existing principles. In P. Buchwald (Ed.), *Stress and anxiety – application to health, community, work place, and education* (pp. 230-250). Cambridge Scholar Press Ltd.

Hall, J. M., Roman, M. W., Thomas, S. P., Travis, C. B., Powell, J., Tennison, C. R., Moyers, K., Shoffner, D. H., Bolton, K. M., Broyles, T., Martin, T., & McArthur, P. M. (2009). Thriving as becoming resolute in narratives of women surviving childhood maltreatment. *American Journal of Orthopsychiatry, 79,* 375-386. doi: 10.1037/a0016531

Hanley, A. W., Garland, E. L., & Tedeschi, R. G. (2017). Relating dispositional mindfulness, contemplative practice, and positive reappraisal with posttraumatic cognitive coping, stress, and growth. *Psychological Trauma: Theory, Research, Practice, and Policy, 9,* 526-536. doi: 10.1037/tra00000208

Harsey, S., & Freyd, J. J. (2020). Deny, attack, and reverse victim and offender (DARVO): What is the influence on perceived perpetrator and victim credibility? *Journal of Aggression, maltreatment & trauma.* doi: 10.1080/10926771.2020.1774695

Hayes, S. C., Pistorello, J., & Levin, M. E. (2012). Acceptance and commitment therapy as a unified model of behavior change. *The Counseling Psychologist, 40,* 976-1002. doi: 10.1177/0011000012460836

Hefferon, K., Grealy, M., & Mutrie, N. (2010). Transforming from cocoon to butterfly: The potential role of the body in the process of posttraumatic growth. *Journla of Humanistic Psychology, 50,* 224-247. doi: 10.1177/0022167809341996

Held, P., Boley, R. A., Karnik, N. S., Pollack, M. H., & Zalta, A. K. (2018). Characteristics of veterans and military service mebmers who endorse causing harm, injury, or death to others in the military. *Psychological Trauma: Theory, Research, Practice, and Policy, 10,* 352-359. doi: 10.1037/tra0000294

Higginson, S., & Mansell, W. (2008). What is the mechanism of psychological change? A qualitative analysis of six individuals who experienced personal change and recovery. *Psychology and Psychotherapy: Theory, Research and Practice, 81,* 309-328. doi: 10.1348/147608308X320125

開浩一（2016）．成長の旅路を伴走する．宅香菜子（編）PTG の可能性と課題．金子書房．20-34.

Hirooka, K., Fukahori, H., Taku, K., Izawa, S., & Ogawa, A. (2018). Posttraumatic growth in bereaved family members of patients with cancer: A qualitative analysis. *Supportive Care in Cancer, 27,* 1417-1424. doi: 10.1007/s00520-018-4440-6

Hirooka, K., Fukahori, H., Taku, K., & Togari, T. (2018). Examining posttraumatic growth among bereaved family members of patients with cancer who received palliative care at home. *American Journal of Hospice and Palliative Care, 35,* 211-217. doi: 10.1177/1049909117703358

Hirooka, K., Fukahori, H., Taku, K., Togari, T., & Ogawa, A. (2017). Quality of death, rumination and posttraumatic growth among bereaved family members of cancer patients in home palliative care. *Psycho-Oncology, 26,* 2168-2174. doi: 10.1002/pon.4446

Ho, S. M. Y., & Bai, Y. (2010). Posttraumatic growth in Chinese culture. In T. Weiss & R. Berger (Eds.), Posttraumatic growth and culturally competent practice: Lessons learned from around the globe (p.147-156). Hoboken, N. J.: John Wiley &

Sons.

Ho, S. M. Y., Chan, C. W., & Ho, R. T. H. (2004). Posttraumatic growth in Chinese cancer survivors. *Psycho-Oncology, 13,* 377-389. doi: 10.1002/pon.758

Ho, S. M. Y., Chih-Tao, C., Shih-Ming, S., Taku, K., & Tedeschi, R. G. (in press). The Chinese version of post-traumatic growth and depreciation inventory – expanded version (PTGDI-X) for cancer survivors. *Supportive Care in Cancer.* doi: 10.21203/rs.3.rs-200860/v1

Ho, S. M. Y., Law, L. S. C., Wang, G. L., Shi, S. M., Hsu, S. H., & Hou, Y. C. (2013). Psychometric analysis of the Chinese version of the Posttraumatic Growth Inventory with cancer patients in Hong Kong and Taiwan. *Psycho-Oncology, 22,* 715-719. doi: 10.1002/pon.3024

Hobfoll, S. E. (1989). Conservation of resources: A new attempt at conceptualizing stress. *American Psychologist, 44,* 513-524. doi: 10.1037/0003-066X.44.3.513

Hobfoll, S. E., Hall, B. J., Canetti-Nisim, D., Galea, S., Johnson, R. J., & Palmieri, P. A. (2007). Refining our understanding of traumatic growth in the face of terrorism: Moving from meaning cognitions to doing what is meaningful. *Applied Psychology: An International Review, 56,* 345-366. doi: 10.1111/j.1464-0597.2007.00292.x

Hobfoll, S. E., Palmieri, P. A., Johnson, R. J., Canett-Nisim, D., Hall, B. J., & Galea, S. (2009). Trajectories of resilience, resistance, and distress during ongoing terrorism: The case of Jews and Arabs in Israel. *Journal of Consulting and clinical Psychology, 77,* 138-148. doi: 10.1037/a0014360

Hooper, L. M., Marotta, S. A., & Lanthier, R. P. (2008). Predictors of growth and distress following childhood parentification: A retrospective exploratory study. *Journal of Child and Family Studies, 17,* 693-705. doi: 10.1007/s10826-007-9184-8

Horgan, O., Holcombe, C., & Salmon, P. (2011). Experiencing positive change after a diagnosis of breast cancer: A grounded theory analysis. *Psycho-Oncology, 20,* 1116-1125. doi: 10.1002/pon.1825

堀江貴文 (2016). 我が闘争. 幻冬舎

堀洋道（監修）松井豊・宮本聡介（編）(2011). 心理測定尺度集第 6 巻. 日本語版外傷後の成長尺度（Japanese version of Posttraumatic Growth Inventory: PTGI-J），155-159. サイエンス社.

Howells, K., & Fletcher, D. (2016). Adversarial growth in Olympic swimmers: Constructive reality or illusory self-deception? *Journal of Sport & Exercise Psychology, 38,* 173-186. doi: 10.1123/jsep.2015-0159

Husson, O., Zebrack, B., Block, R., Embry, L., Aguilar, C., Hayes-Lattin, B., & Cole, S.

(2017). Posttraumatic growth and well-being among adolescents and young adults (AYAs) with cancer: A longitudinal study. *Supportive Care in Cancer, 25,* 2881-2890. doi: 10.1007/s00520-017-3707-7

Ihle, E. C., Ritsher, J. B., & Kanas, N. (2006). Positive psychological outcomes of spaceflight: An empirical study. *Aviation, Space, and Environmental Medicine, 77,* 93-102.

Infurna, F. J., & Jayawickreme, E. (2019). Fixing the growth illusion: New directions for research in reseilience and posttraumatic growth. *Current Directions in Psychological Science, 28,* 152-158. doi: 10.1177/0963721419827017

岩淵さくら・宅香菜子・藤原忠雄（2018）．東日本大震災被災地の中学生における PTG（心的外傷後成長）のストレス反応軽減効果の検討．学校メンタルヘルス，*21,* 1-9.

Janoff-Bulman, R. (1992). *Shattered assumptions: Towards a new psychology of trauma.* New York, NY: Free Press.

Jennings, W. G., Piquero, A. R., & Reingle, J. M. (2012). On the overlap between victimization and offending: A review of the literature. *Aggression and Violent Behavior, 17,* 16-26. doi: 10.1016/j.AVB.2011.09.003

Jieling, C., & Xinchun, W. (2017). Post-traumatic stress symptoms and post-traumatic growth among children and adolescents following an earthquake: A latent profile analysis. *Child and Adolescent Mental Health, 22,* 23-29. doi: 10.1111/camh.12175

Jirek, S. L., & Saunders, D. G. (2018). Cumulative adversity as a correlate of posttraumatic growth: The effects of multiple traumas, discrimination, and sexual harassment. *Journal of Aggression, Maltreatment & Trauma, 27,* 612-630. doi: 10.1080/10926771.2017.1420720

Johnson, S. F., & Boals, A. (2015). Refining our ability to measure posttraumatic growth. *Psychological Trauma: Theory, Research, Practice, and Policy, 7,* 422-429. doi: 10.1037/tra0000013

Johnson, R. J., Canetti, D., Palmieri, P. A., Galea, S., varley, J., & Hobfoll, S. E. (2009). A prospective study of risk and resilience factor associated with posttraumatic stress symptoms and depression symptoms among Jews and Arabs exposed to repeated acts of terrorism in Israel. *Psychological Trauma: Theory, Research, Practice, and Policy, 1,* 291-311. doi: 10.1037/a0017586

Joseph, S. (2011). Religiosity and posttraumatic growth: A note concerning the problems of confounding in their measurement and the inclusion of religiosity within the definition of posttraumatic growth. *Mental Health, Religion, &*

Culture, 14, 843-845. doi: 10.1080/13674676.2011.609162

Joseph, S., Linley, P. A., Andrews, L., Harris, G., Howle, B., Woodward, C., & Shevlin, M. (2005). Assessing positive and negative changes in the aftermath of adversity: Psychometric evaluation of the changes in outlook questionnaire. *Psychological Assessment, 17,* 70-80. doi: 10.1037/1040-3590.17.1.70

Joseph, S., Maltby, J., Wood, A. M., Stockton, H., Hunt, N., & Regel, S. (2012). The psychological well-being – Post-traumatic changes questionnaire (PWB-PTCQ): Reliability and validity. *Psychologicalc Trauma: Theory, Research, Practice, and Policy, 4,* 420-428. doi: 10.1037/a0024740

Joseph, S., Williams, R., & Yule, W. (1993). Changes in outlook following disaster: The preliminary development of a measure to assess positive and negative responses. *Journal of Traumatic Stress, 6,* 271-279. doi: 10.1007/BF00974121

Kamibeppu, K., Sato, I., Honda, M., Ozono, S., Sakamoto, N., Iwai, T., Okamura, J., Asami, K., Maeda, N., Inada, H., Kakee, N., Horibe, K., & Ishida, Y. (2010). Mental health among young adult survivors of childhood cancer and their siblings including posttraumatic growth. *Journal of Cancer Survivorship, 4,* 303-312. doi: 10.1007/s11764-010-0124-z

上岡陽江・大嶋栄子（2010）．その後の不自由―「嵐」のあとを生きる人たち．医学書院

Karanci, A. N., Işikli, S., Aker, A. T., Gül, E. I., Erkan, B. B., Özkol, H., & Güzel, H. Y. (2012). Personality, posttraumatic stress and trayma type: Factors contributing to posttraumatic growth and its domains in a Turkish community sample. *European Journal of Psychotraumatology, 3,* 17303. doi: 10.3402/ejpt.v3i0.17303

Kashyap, S., & Hussain, D. (2018). Cross-cultural challenges to the construct "posttraumatic growth." *Journal of Loss and Trauma, 23,* 51-69. doi: 10.1080/15325024.2017.1422234

Kaye-Kauderer, H. P., Levine, J., Takeguchi, Y., Machida, M., Sekine, H., Taku, K., Yanagisawa, R., & Katz, C. (2019). Post-traumatic growth and resilience among medical students after the March 2011 disaster in Fukushima, Japan. *Psychiatric Quarterly, 90,* 507-518. doi: 10.1007/s11126-019-09646-z

Kehl, D., Knuth, D., Hulse, L., & Schmidt, S. (2015). Predictors of postevent distress and growth among firefighters after work-related emergencies – A cross-national study. *Psychological Trauma: Theory, Research, Practice, and Policy, 7,* 203-211. doi: 10.1037/a0037954

Khechuashvili, L. (2016). Investigation of psychometric properties of the Georgian version of Posttraumatic Growth Inventory. *Journal of Loss and Trauma, 21,* 522-532. doi: 10.1080/15325024.2016.1157409

Kilmer, R. P., & Gil-Rivas, V. (2010). Exploring posttraumatic growth in children impacted by Hurricane Katrina: Correlates of the phenomenon and developmental considerations. *Child Development, 81,* 1211-1227. doi: 10.1111/j.1467-8624.2010. 01463.x

Kilmer, R. P., Gil-Rivas, V., Tedeschi, R. G., Cann, A., Calhoun, L. G., Buchanan, T., & Taku, K. (2009). Use of the revised Posttraumatic Growth Inventory for Children (PTGI-C-R). *Journal of Traumatic Stress, 22,* 248-253. doi: 10.1002/jts.20410

Kleim, B., & Ehlers, A. (2009). Evidence for a curvilinear relationship between posttraumatic growth and posttrauma depression and PTSD in assault survivors. *Journal of Traumatic Stress, 22,* 45-52. doi: 10.1002/jts.20378

Klein, N., & O'Brien, E. (2018). People use less information than they think to make up their minds. *PNAS, 115,* 13222-13227. doi: 10.1073/pnas.1805327115

Klein, R. A., Cook, C. L., Ebersole, C. R., Vitiello, C., Nosek, B. A., Chartier, C. R., ⋯, & Ratliff, K. A. (2019, December 11). Many Labs 4: Failure to replicate mortality salience effect with and without original author involvement. https://doi. org/10.31234/osf.io/vef2c

Kroemeke, A., Bargiel-Matusiewicz, K., & Kalamarz, M. (2017). Mixed psychological changes following mastectomy: Unique predictors and heterogeneity of post-traumatic growth and post-traumatic depreciation. *Frontiers in Psychology, 8,* 1245. doi: 10.3389/fpsyg.2017.01245

Kuenemund, A., Zwick, S., Rief, W., & Exner, C. (2016). (Re-)defining the self - Enhanced posttraumatic growth and event centrality in stroke survivors: A mixed-method approach and control comparison study. *Journal of Health Psychology, 21,* 679-689. doi: 10.1177/1359105314535457

Kunz, S., Joseph, S., Geyh, S., & Peter, C. (2017). Posttraumatic growth and adjustment to spinal cord injury: Moderated by posttraumatic depreciation? *Psyhcological Trauma: Theory, Research, Practice, and Policy, 9,* 434-444. doi: 10.1037/tra00000164

Lazarusu, R. S., & Folkman, S. (1984). Stress, appraisal and coping. New York: Springer. 本宮寛・春樹豊・織田正美（監訳）1991　ストレスの心理学―認知的評価と対処の研究―. 実務教育出版.

Lelorain, S., Bonnaud-Antignac, A., & Florin, A. (2010). Long term posttraumatic growth after breast cancer: Prevalence, predictors and relationships with psychological health. *Journal of Clinical Psychology in Medical Settings, 17,* 14-

22. doi: 10.1007/s10880-009-9183-6

Leung, Y. W., Gravely-Witte, S., Macpherson, A., Irvine, J., Stewart, D. E., & Grace, S. L. (2010). Post-traumatic growth among cardiac outpatients: Degree comparison with other chronic illness samples and correlates. *Journal of Health Psychology, 15,* 1049-1063. doi: 10.1177/1359105309360577

Levine, S. Z., Laufer, A., Stein, E., Hamama-Raz, Y., & Solomon, Z. (2009). Examining the relationship between resilience and posttraumatic growth. *Journal of Traumatic Stress, 22,* 282-286. doi: 10.1002/jts.20409

Lindstrom, C. M., Cann, A., Calhoun, L. G., & Tedeschi, R. G. (2013). The relationship of core belief challenge, rumination, disclosure, and sociocultural elementes to posttraumatic growth. *Psychological Trauma: Theory, Research, Practice, and Policy, 5,* 50-55. doi: 10.1037/a0022030

Linley, P. A., & Joseph, S. (2004). Positive change following trauma and adversity: A review. *Journal of Traumatic Stress, 17,* 11-21. doi: 10.1023/B:JOTS.0000014672.7856.7e

Liu, J. J.W., Reed, M., & Girard, T. A. (2017). Advancing resilience: An integrative, multi-system model of resilience. *Personality and Individual Differences, 111,* 111-118. doi: 10.1016/j.paid.2017.02.007

Lovejoy, T. I., Revenson, T. A., & France, C. R. (2011). Reviewing manuscripts for peer-review journals: A primer for novice and seasoned reviewers. *Annals of Behavioral Medicine, 42,* 1-13. doi: 10.1007/s12160-011-9269-x

Lurie-Beck, J. K., Liossis, P., & Gow, K. (2008). Relationships between psychopathological and demographic variables and posttraumatic growth among Holocaust survivors. *Traumatology, 14,* 28-39. doi: 10.1177/1534765608320338

Lykins, E. L. B., Segerstrom, S. C., Averill, A. J., Evans, D. R., & Kemeny, M. E. (2007). Goal shifts following reminders of mortality: Reconciling posttraumatic growth and terror management theory. *Personality and Social Psychology Bulletin, 33,* 1088-1099. doi: 10.1177/0146167207303015

Maldonado-Molina, M. M., Jennings, W. G., Tobler, A. L., Piquero, A. R., & Canino, G. (2010). Assessing the victim-offender overlap among Puerto Rican youth. *Journal of Criminal Justice, 38,* 1191-1201.

Mangelsdorf, J., & Eid, M. (2015). What makes a thriver? Unifying the concepts of posttraumatic and postecstatic growth. *Frontiers in Psychology, 6,* 813. doi: 10.3389/fpsyg.2015.00813

Mangelsdorf, J., Eid, M., & Luhmann, M. (2019). Does growth require suffering? A systematic review and meta-analysis on genuine posttraumatic and postecstatic growth. *Psychological Bulletin, 145,* 302-338. doi: 10.1037/bul0000173

Mapham, A., & Hefferon, K. (2012). "I used to be an offender – Now I'm a defender": Positive psychology approaches in the facilitation of posttraumatic growth in offenders. *Journal of Offender Rehabilitation, 51,* 389-413. doi: 10.1080/10509674.2012. 683239

Marshall, E. M., Frazier, P., Frankfurt, S., & Kuijer, R. G. (2015). Trajectories of posttraumatic growth and depreciation after two major earthquakes. *Psychological Trauma: Theory, Research, Practice, and Policy, 7,* 112-121. doi: 10.1037/ tra000005

松井智子（2016）．PTGと援助要請行動．宅香菜子（編）PTGの可能性と課題．金子書房．184-185.

Matsui, T., & Taku, K. (2016). A review of posttraumatic growth and help-seeking behavior in cancer survivors: Effects of distal proximate culture. *Japanese Psychological Research, 58,* 142-162. doi: 10.1111/jpr.12105

Matsumoto, D., & Juang, L. (2016). *Culture and Psychology, 6th Edition.* Cengage Learning.

Mazor, Y., Gelkopf, M., & Roe, D. (2020). Posttraumatic growth in psychosis: Challenges to the assumptive world. *Psychological Trauma: Theory, Research, Practice, and Policy, 12,* 3-10. doi: 10.1037/tra00000443

McCaslin, S. E., de Zoysa, P., Butler, L. D., Hart, S., Marmar, C. R., Metzler, T. J., & Koopman, C. (2009). The relationship of posttraumatic growth to peritraumatic reactions and posttraumatic stress symptoms among Sri Lankan university students. *Journal of Traumatic Stress, 22,* 334-339. doi: 10. 1002/jts.20426

McDiarmid, L., Taku, K., & Phillips, M. (2017). Posttraumatic growth associated with perceived changes in health values and reduced alcohol use among bereaved college students. *Traumatology, 23,* 309-316. doi: 10.1037/trm0000120

Mehta, D., Miller, O., Bruenig, D., David, G., & Shakespeare-Finch, J. (2020). A systematic review of DNA methylation and gene expression studies in posttraumatic stress disorder, posttraumatic growth, and resilience. *Journal of Traumatic Stress, 33,* 171-180. doi: 10.1002/jts.22472

Michélsen, H., Therup-Svedenlöf, C., Backheden, M., & Schulman, A. (2017). Posttraumatic growth and depreciation six years after the 2004 tsunami. *European Journal of Psychotraumatology, 8,* 1302691. doi: 10.1080/20008198.2017. 1302691

Milam, J. E. (2004). Posttraumatic growth among HIV/AIDS patients. *Journal of*

Applied Social Psychology, 34, 2353-2376. doi: 10.1111/j.1559-1816.2004.tb01981.x

Milam, J., Ritt-Olson, A., Tan, S., Unger, J., & Nezami, E. (2005). The September 11th 2001 terrorist attacks and reports of posttraumatic growth among a multi-ethnic sample of adolescents. *Traumatology, 11,* 233-246. doi: 10.1177/153476560501100404

Milam, J., Ritt-Olson, A., & Unger, J. B. (2004). Posttraumatic growth among adolescents. *Journal of Adolescent Research, 19,* 192-204. doi: 10.1177/0743558403 258273

Miller, B., Pevehouse, J., Rogowski, R., Tingley, D., & Wilson, R. (2013). How to be a peer reviewer: A guide for recent and soon-to-be PhDs. *PS: Political Science & Politics, 46,* 120-123. doi: 10.1017/S104909651200128X

Moore, B. A., Tedeschi, R. G., & Greene, T. C. (in press). A preliminary examination of a posttraumatic growth-based program for veteran mental health. *Practice Innovations.* doi: 10.1037/pri0000136

Morris, B. A., Shakespeare-Finch, J., Rieck, M., & Newbery, J. (2005). Multidimensional nature of posttraumatic growth in an Australian population. *Journal of Traumatic Stress, 18,* 575-585. doi: 10.1002/jts.20067

Mosher, C. E., Adams, R. N., Helft, P. R., O'Neil, B. H., Shahda, S., Rattray, N. A., & Champion, V. L. (2017). Positive changes among patients with advanced colorectal cancer and their family caregivers: A qualitative analysis. *Psychology & Health, 32,* 94-109. doi: 10.1080/08870446.2016.1247839

Mystakidou, K., Tsilika, E., Parpa, E., Galanos, A., & Vlahos, L. (2008). Post-traumatic growth in advanced cancer patients receiving palliative care. *Brisith Journal of Health Psychology, 13,* 633-646. doi: 10.1348/135910707X246177

Neimeyer, R. A. (1993). An appraisal of constructivist psychotherapies. *Journal of Consulting and Clinical Psychology, 61,* 221-234. doi: 10.1037/0022-006X.61.2.221

Nenova, M., DuHamel, K., Zemon, V. Rini, C., & Redd, W. H. (2013). Posttraumatic growth, social support, and social constraint in hematopoietic stem cell transplant survivors. *Psycho-Oncology, 22,* 195-202. doi: 10.1002/pon.2073

Nijdam, M. J., van der Meer, C. A. I., van Zuiden, M., Dashtgard, P., Medema, D., Qing, Y., Zhutovsky, P., Bakker, A., & Olff, M. (2018). Turning wounds into wisdom: Posttraumatic growth over the course of two types of trauma-focused psychotherapy in patients with PTSD. *Journal of Affective Disorders, 227,* 424-431. doi: 10.1016/j.jad.2017.11.031

Nishi, D., Matsuoka, Y., & Kim, Y. (2010). Posttraumatic growth, posttraumatic stress disorder and resilience of motor vehicle accident survivors. *BioPsychoSocial*

Medicine, 4, Article 7. doi: 10.1186/1751-0759-4-7

Nordstrand, A. E., Hjemdal, O., Holen, A., Reichelt, J. G., Boe, H. J. (2017). Measuring psychological change after trauma: Psychometric properties of a new bi-directional scale. *Psychological Trauma: Theory, Research, Practice, and Policy, 9,* 696-705. doi: 10.1037/tra0000270

O'Brien, C., & Taku, K. (2021). Alpha and beta changes in anxiety in response to mass shooting related information. *Unpublished manuscript submitted for publication.*

O'Brien, E., & Kardas, M. (2016). The implicit meaning of (my) change. *Journal of Personality and Social Psychology, 111,* 882-894. doi: 10.1037/pspi0000073

O'Brien, E., & Klein, N. (2017). The tipping point of perceived change: Asymmetric thresholds in diagnosing improvement versus decline. *Journal of Personality and Social Psychology, 112,* 161-185. doi: 10.1937/pspa0000070

Oshio, A., Taku, K., & Saeed, G. (2018). Resilience and Big Five personality traits: A meta-analysis. *Personality and Individual Differences, 127,* 54-60. doi: 10.1016/j.paid.2018.01.048

Oshiro, R., Soejima, T., Kita, S., Benson, K., Kibi, S., Hiraki, K., Kamibeppu, K., & Taku, K. (2021). Developing a Japanese version of the Short Form of the Expanded version of the Posttraumatic Growth Inventory (PTGI-X-SF-J). *Unpublished manuscript submitted for publication.*

Oshiro, R., Kopitz, J., Soejima, T., Kibi, S., Kamibeppu, K., Sakamoto, S., & Taku, K. (2019). Perceptions of positive and negative changes for posttraumatic growth and depreciation: Judgments from Japanese undergraduates. *Personality and Individual Differences, 137,* 17-21. doi: 10.1016/j.paid.2018.07.040

Owens, G. P. (2016). Predictors of posttraumatic growth and posttraumatic stress symptom severity in undergraduates reporting potentially traumatic events. *Journal of Clinical Psychology, 72,* 1064-1076. doi: 10.1002/jclp.22309

Pado, K., Fraus, K., Mulhem, E., & Taku, K. (2021). Posttraumatic growth and second victim distress resulting from medical mishaps among physicians and nurses. *Unpublished manuscript submitted for publication.*

Park, C. L., Aldwin, C. M., Fenster, J. R., Snyder, L. B. (2008). Pathways to posttraumatic growth versus posttraumatic stress: Coping and emotional reactions following the September 11, 2001, terrorist attacks. *American Journal of Orthopsychiatry, 78,* 300-312. doi: 10.1037/a0014054

Park, C. L., Cohen, L. H., & Murch, R. L. (1996). Assessment and prediction of stress-related growth. *Journal of Personality, 64,* 71-105. doi: 10.1111/j.1467-6494.1996.

tb00815.x

Park, C. L., & Fenster, J. R. (2004). Stress-related growth: Predictors of occurrence and correlates with psychological adjustment. *Journal of Social and Clinical Psychology, 23*, 195-215. doi: 10.1521/jscp.23.2.195.31019

Park, Y. C., & Pyszczynski, T. (2016). Cultural universals and differences in dealing with death. In L. A. Harvell & G. S. Nisbett (Eds.), Denying death: An interdisciplinary approach to terror manamgent theory (p.193-213). Routledge Taylor & Francis Group. doi: 10.4324/9781315641393-15

Pat-Horenczyk, R., Perry, S., Hamama-Raz, Y., Ziv, Y., Schramm-Yavin, S., & Stemmer, S. M. (2015). Posttraumatic growth in breast cancer survivors: Constructive and illusory aspects. *Journal of Traumatic Stress, 28*, 214-222. doi: 10.1002/jts.22014

Phelps, K. W., McCammon, S. L., Wuensch, K. L., & Golden, J. A. (2009). Enrichment, stress, and growth from parenting an individual with an autism spectrum disorder. *Journal of Intellectual & Developmental Disability, 34,* 133-141. doi: 10.1080/13668250902845236

Povilaitienè, I., Auškalnytè, A., Grigiene, D., & Skruibis, P. (2014). Living after the clean-up works in Chernobyl – Both a psychological and a cultural trauma. In D. Gailienè (Eds.), *Lithuanian faces after transition. Psychological Consequences of Cultural Trauma* (144-165). Engrimas Publishing House.

Powell, S., Rosner, R., Butollo, W., Tedeschi, R. G., & Calhoun, L. G. (2003). Posttraumatic growth after war: A study with former refugees and displaced people in Sarajevo. *Journal of Clinical Psychology, 59*, 71-83. doi: 10.1002/jclp.10117

Prati, G., & Pietrantoni, L. (2014). Italian adaptation and confirmatory factor anlaysis of the full and short form of the Posttraumatic Growth Inventory. *Journal of Loss and Trauma, 19,* 12-22. doi: 10.1080/15325024.2012.734203

Pugh, L. R., Taylor, P. J., & Berry, K. (2015). The role of guilt in the development of post-traumatic stress disorder: A systematic review. Journal of Affective Disorders, 182, 138-150. doi: 10.1016/j.jad.2015.04.026

Purc-Stephenson, R. J. (2014). The Posttraumtaic Growth Inventory: Factor structure and invariance among persons with chronic diseases. *Rehabilitation Psychology, 59,* 10-18. doi: 10.1037/a0035353

Purewal, R., Christley, R., Kordas, K., Joinson, C., Meints, K., Gee, N., & Westgarth, C. (2017). Companion animals and child/adolescent development: A systematic review of the evidence. *International Journal of Environmental Research and*

Public Health, 14, 234-259. doi: 10.3390/ijerph14030234

Pyszczynski, T., & Kesebir, P. (2011). Anxiety buffer disruption theory: A terror management account of posttraumatic stress disorder. *Anxiety, Stress, & Coping, 24,* 3-26. doi:10.1080/10615806.2010.517524

Pyszczynski, T., & Taylor, J. (2016). When the buffer breaks: Disrupted terror management in posttraumatic stress disorder. *Current Directions in Psychological Science, 25,* 286-290. doi: 10.1177/0963721416645537

Rodríguez-Rey, R., Palacios, A., Alonso-Tapia, J., Pérez, E., Álvarez, E., Coca, A., Mencía, S., Marcos, A. M., Mayordomo-Colunga, J., Fernández, F., Gómez, F., Cruz, J., Barón, L., Calderón, R. M., & Belda, S. (2017). Posttraumatic growth in pediatric intensive care personnel: Dependence on resilience and coping strategies. *Psychological Trauma: Theory, Research, Practice, and Policy, 9,* 407-415. doi: 10.1037/tra0000211

Roepke, A. M. (2013). Gains without pains? Growth after positive events. *The Journal of Positive Psychology, 8,* 280-291. doi: 10.1080/17439760.2013.791715

Roepke, A. M. (2015). Psychosocial interventions and posttraumatic growth: A meta-analysis. *Journal of Consulting and Clinical Psychology, 83,* 129-142. doi: 10.1037/a0036872

Roepke, A. M., Forgeard, M. J. C., & Elstein, J. G. (2014). Providing context for behavior: Cognitvie change matters for post-traumatic growth. *European Journal of Personality, 28,* 347-348. doi: 10.1002/per.1970

Roepke, A. M., Tsukayama, E., Forgeard, M., Blackie, L., & Jayawickreme, E. (2018). Randomized controlled trial of SecondStory, an intervention targeting posttraumatic growth, with bereaved adults. *Journal of Consulting and Clinical Psychology, 86,* 518-532. doi: 10.1037/ccp0000307

佐藤仁（2017）教えてみた「米国トップ校」．角川新書

Sætrevik, B., & Sjåstad, H. (2019, May 17). Failed pre-registered replication of mortality salience effects in traditional and novel measures. https://doi.org/10.31234/osf.io/dkg53

Sattler, D. N., Boyd, B., & Kirsch, J. (2014). Trauma-exposed firefighters: Relationships among posttraumatic growth, posttraumatic stress, resource availability, coping and critical incident stress debriefing experience. Stress and Health, 30, 356-365. doi: 10.1002/smi.2608

Sawyer, A., Ayers, S., & Field, A. P. (2010). Posttraumatic growth and adjustment among individuals with cancer or HIV/AIDS: A meta-analysis. *Clinical Psychology*

Review, 30, 436-447. doi: 10.1016/j.cpr.2010.02.004

Sawyer, A., Radoš, S. N., Ayers, S., & Burn, E. (2015). Personal growth in UK and Croatian women following childbirth: A preliminary study. *Journal of Reproductive and Infant Psychology, 33*, 294-307. doi: 10.1080/02646838.2014.981801

Schaefer, J. A., & Moos, R. H. (1992). Life crises and personal growth. In B. Carpenter (Ed.), *Personal coping: Theory, research, and application* (pp.149-170). Westport, CT: Praeger.

Schubert, C. F., Schmidt, U., Comtesse, H., Gall-Kleebach, D., & Rosner, R. (2019). Posttraumatic growth during cognitive behavioural therapy for posttraumatic stress disorder: Relationship to symptom change and introduction of significant other assessment. *Stress and Health, 35*, 617-625. doi: 10.1002/smi.2894

Senol-Durak, E. (2014). Stress related growth among diabetic outpatients: Role of social support, self-esteem, and cognitive processing. *Social Indicators Research, 118*, 729-739. doi: 10.1007/s11205-013-0435-3

Seyburn, S. J., LaLonde, L., & Taku, K. (2020). A sense of growth among teenagers after hurting others: A potential application of posttraumatic growth theory. *Journal of Loss and Trauma, 25*, 22-33. doi: 10.1080/15325024.2019.165449

Shakespeare-Finch, J., & Armstrong, D. (2010). Trauma type and posttrauma outcomes: Differences between survivors of motor vehicle acidents, sexual assault, and bereavement. *Journal of Loss and Trauma, 15*, 69-82. doi: 10.1080/15325020903373151

Shakespeare-Finch, J., & Barrington, A. J. (2012). Behavioural changes add validity to the construct of posttraumatic growth. *Journal of Traumatic Stress, 25*, 433-439. doi: 10.1002/jts.21730

Shakespeare-Finch, J., & Copping, A. (2006). A grounded theory approach to understanding cultural differences in posttraumatic growth. *Journal of Loss and Trauma, 11*, 355-371. doi: 10.1080/15325020600671949

Shakespeare-Finch, J., & Enders, T. (2008). Corroborating evidence of posttraumatic growth. *Journal of Traumatic Stress, 21*, 421-424. doi: 10.1002/jts.20347

Shakespeare-Finch, J., & Lurie-Beck, J. (2014). A meta-analytic clarification of the relationship between posttraumatic growth and symptoms of posttraumatic distress disorder. *Journal of Anxiety Disorders, 28*, 223-229. doi: 10.1016/j.janxdis.2013.10.005

Sheikh, A. I. (2004). Posttraumatic growth in the context of heart disease. *Journal of Clinical Psychology in Medical Settings, 11*, 265-273. doi: 10.1023/B:JOCS.0000045

346.76242.73

Singer, S., Götze, H., Buttstädt, M., Ziegler, C., Richter, R., Brown, A., Niederwieser, D., Dorst, J., Jäkel, N., & Geue, K. (2012). A non-randomized trial of an art therapy intervention for patients with haematological malignancies to support post-traumtaic growth. *Journal of Health Psychology, 18,* 939-949. doi: 10.1177/135910 5312458332

Slavin-Spenny, O. M., Cohen, J. L., Oberleitner, L. M., & Lumley, M. A. (2011). The effects of different methods of emotional disclosure: Differentiating post-traumatic growth from stress symptoms. *Journal of Clinical Psychology, 67,* 993-1007. doi: 10.1002/jclp.20750

Sodergren, S. C., & Hyland, M. E. (2000). What are the positive consequences of illness? *Psychology and Health, 15,* 85-97. doi: 10.1080/08870440008400290

Staugaard, S. R., Johannessen, K. B., Thomsen, Y. D., Bertelsen, M., & Berntsen, D. (2015). Centrality of positive and negative deployment memories predicts posttraumatic growth in Danish veterans. *Journal of Clinical Psychology, 71,* 362-377. doi: 10.1002/jclp.22142

Steger, M. F., Frazier, P. A., & Zacchanini, J. L. (2008). Terrorism in two cultures: Stress and growth following September 11 and the Madrid train bombings. *Journal of Loss and Trauma, 13,* 511-527. doi: 10.1080/15325020802173660

Stone, A. A., & Shiffman, S. (1994). Ecological momentary assessment (EMA) in behavioral medicine. *Annals of Behavioral Medicine, 16,* 199-202. doi: 10.1093/abm/16.3.199

宅香菜子 (2002). 思春期自我発達の促進要因に関する理論的検討—ストレス体験過程の積極的意義に着目したモデル構築の提案. 名古屋大学大学院教育発達科学研究科紀要, 49, 169-179.

宅香菜子 (2004). 高校生における「ストレス体験と自己成長感をつなぐ循環モデル」の構築—自我の発達プロセスのさらなる理解にむけて. 心理臨床学研究, 22, 18-186.

宅香菜子 (2005). ストレスに起因する自己成長感が生じるメカニズムの検討—ストレスに対する意味の付与に着目して. 心理臨床学研究, 23, 161-172.

宅香菜子 (2010). 外傷後成長に関する研究—ストレス体験をきっかけとした青年の変容. 風間書房

宅香菜子 (2014). 悲しみから人が成長するとき—PTG. 風間書房

宅香菜子 (2016). PTG の可能性と課題. 金子書房

宅香菜子 (2016). 心的外傷後成長 PTG (Posttraumatic Growth): 何が本当か. 心と

社会 166 号，47, 4, 109-113．日本精神衛生会

宅香菜子（2017）．レジリエンスと PTG（心的外傷後成長）．臨床心理学，101，17 巻，5 号，654-658．金剛出版

宅香菜子・清水研監訳（2014）．心的外傷後成長ハンドブック：耐え難い体験が人の心にもたらすもの．医学書院

Taku, K. (2010). Posttraumatic growth in Japan: A path toward a better understanding of culture-constant and culture-specific aspects. In T. Weiss & R. Berger (Eds.), Posttraumatic growth and culturally competent practice: Lessons learned from around the globe (p.129-145). Hoboken, N. J.: John Wiley & Sons.

Taku, K. (2011). Commonly-defined and individually-defined posttraumatic growth in the US and Japan. *Personality and Individual Differences, 51,* 188-193. doi: 10.1016/j.paid.2011.04.002

Taku, K. (2013). Posttraumatic growth in American and Japanese men: Comparing levels of growth and perceptions of indicators of growth. *Psychology of Men and Masculinity, 14,* 423-432. doi: 10.1037/a0029582

Taku, K. (2014). Relationships among perceived psychological growth, resilience and burnout in physicians. *Personality and Individual Differences, 59,* 120-123. doi: 10.1016/j.paid.2013.11.003

Taku, K., Calhoun, L. G., Cann, A., & Tedeschi, R. G. (2008). The role of rumination in the coexistence of distress and posttraumatic growth among bereaved Japanese university students. *Death Studies, 32,* 428-444.doi: 10.1080/07481180801974745

Taku, K., Calhoun, L. G., Tedeschi, R. G. Gil-Rivas, V., Kilmer, R. P., & Cann, A. (2007). Examining posttraumatic growth among Japnese university students. *Anxiety, Stress, & Coping, 20,* 353-367. doi: 10.1080/10615800701295007

Taku, K., & Cann, A. (2014). Cross-national and religious relationships with posttraumatic growth: The role of individual differences and perceptions of the triggering event. *Journal of Cross-Cultural Psychology, 45,* 601-617. doi: 10.1177/0022022113520074

Taku, K., Cann, A., Calhoun, L. G., & Tedeschi, R. G. (2008). The factor structure of the Posttraumatic Growth Inventory: A comparison of five models using confirmatory factor analysis. *Journal of Traumatic Stress, 21,* 158-164. doi: 10.1002/jts.20305

Taku, K., Cann, A., Tedeschi, R. G., & Calhoun, L. G. (2009). Intrusive and deliberate rumination in posttraumatic growth across U.S. and Japanese samples. *Anxiety, Stress, & Coping, 22,* 129-136. doi: 10.1080/10615800802317841

Taku, K., Cann, A., Tedeschi, R. G., & Calhoun, L. G. (2015). Core beliefs shaken by an earthquake correlate with posttraumatic growth. *Psychological Trauma: Theory, Research, Practice, and Policy, 7,* 563-569. doi: 10.1037/tra0000054

Taku, K., Cann, A., Tedeschi, R. G., & Calhoun, L. G. (2017). Psychoeducational intervention program about posttraumatic growth for Japanese high school students. *Journal of Loss and Trauma, 22,* 271-282. doi: 10.1080/15325024.2017.1284504

Taku, K., Kilmer, R. P., Cann, A., Tedeschi, R. G., & Calhoun, L. G. (2012). Exploring posttraumatic growth in Japanese youth. *Psychological Trauma: Theory, Research, Practice, and Policy, 4,* 411-419. doi: 10.1037/a0024363

Taku, K., Prioleau, P. G., Anderson, D. S., Takeguchi, Y., Sekine, H., Maeda, M., Yabe, H., Yanagisawa, R. T., & Katz, C. L. (2018). Medical student reactions to disaster after the 2011 Great East Japan earthquake: Motivation and posttraumatic growth. *Psychiatric Quarterly, 89,* 1007-1018. doi:10.1007/s11126-018-9601-8

Taku, K., Tedeschi, R. G., & Cann, A. (2015). Relationships of posttraumatic growth and stress responses in bereaved young adults. *Journal of Loss and Trauma, 20,* 56-71. doi:10.1080/15325024.2013.824306

Taku, K., Tedeschi, R. G., Cann, A., & Calhoun, L. G. (2009). The culture of disclosure: Effects of perceived reactions to disclosure on posttraumatic growth and distress in Japan. *Journal of Social and Clinical Psychology, 29,* 1226-1243. doi: 10.1521/jscp.2009.28.10.1226

Taku, K., Tedeschi, R. G., Cann, A., & Calhoun, L. G. (2009). The culture of disclosure: Effects of perceived reactions to disclosure on posttraumatic growth and distress in Japan. *Journal of Social and Clinical Psychology, 29,* 1226-1243. doi: 10.1521/jscp.2009.28.10.1226

Taku, K., Tedeschi, R. G., Shakespeare-Finch, J., Krosch, David, G., Kehl, D., Grunwald, S., Romeo, A., Tella, M. D., Kamibeppu, K., Soejima, T., Hiraki, K., Volgin, R., Dhakal, S., Zięba, M., Ramos, C., Nunes, R., Leal, I., Gouveia, P., Silva, C. C., Chaves, P. N. D. P., Zavala, C., Paz, A., Senol-Durak, E., Oshio, A., Canevello, A., Cann, A., & Calhoun, L. G. (2021). Posttraumatic growth (PTG) and posttraumatic depreciation (PTD) across ten countries: Global validation of the PTG-PTD theoretical model. *Personality and Individual Differences, 169,* 110222. doi: 10.1016/j.paid.2020.110222

Tallman, B. J., Lohnberg, J., Yamada, T. H., Halfdanarson, T. R., Altmaier, E. M. (2014). Anticipating posttraumatic growth from cancer: Patients' and collaterals' experiences. *Journal of Psychosocial Oncology, 32,* 342-358. doi: 10.1080.07347332.

2014.897291

Tallman, B, Shaw, K, Schultz, J., & Altmaier, E. (2010). Well-being and posttraumatic growth in unrelated donor marrow transplant survivors: A nine-year longitudinal study. *Rehabilitation Psychology, 55*, 204-210. doi: 10.1037/a0019541

Taubman-Ben-Ari, O., Shlomo, S. B., Sivan, E., & Dolizki, M. (2009). The transision to motherhood – A time for growth. *Journal of Social and Clinical Psychology, 28*, 943-970.

Taubman-Ben-Ari, O., & Weintroub, A. (2008). Meaning in life and personal growth among pediatric physicians and nurses. *Death Studies, 32*, 621-645. doi: 10.1080/07481180802215627

Tedeschi, R. G. (2011). Posttraumatic growth in combat veterans. *Journal of Clinical Psychology in Medical Settings, 18*, 137-144. doi: 10.1007/s10880-011-9255-2

Tedeschi, R. G., & Calhoun, L. G. (1995). *Trauma and transformation: Growing in the aftermath of suffering.* Thousand Oaks, CA: Sage.

Tedeschi, R. G., & Calhoun, L. G. (1996). The Posttraumatic Growth Inventory: Measuring the positive legacy of trauma. *Journal of Traumatic Stress, 9*, 455-471. doi: 10.1007/BF02103658

Tedeschi, R. G., & Calhoun, L. G. (2004). Posttraumatic growth: Conceptual foundations and empirical evidence. *Psychological Inquiry, 15*, 1-18. doi: 10.1207/s15327965pli1501_01

Tedeschi, R. G., Calhoun, L. G., & Cann, A. (2007). Evaluating resource gain: Understanding and misunderstanding posttraumatic growth. *Applied Psychology: An International Review, 56*, 396-406. doi: 10.1111/j.1464-0597.2007.00299.x

Tedeschi, R. G., Cann, A., Taku, K., Senol-Durak, E., & Calhoun, L. G. (2017). The Posttraumatic Growth Inventory: A revision integrating existential and spiritual change. *Journal of Traumatic Stress, 30*, 11-18. doi:10.1002/jts.22155

Tedeschi, R. G., & McNally, R. J. (2011). Can we facilitate posttraumatic growth in combat veterans? *American Psychologist, 66*, 19-24. doi: 10.1037/a0021896

Tedeschi, R. G., & Moore, B. A. (in press). Posttraumatic growth as an integrative therapeutic philosophy. *Journal of Psychotherapy Integration.* doi: 10.1037/int0000250

Tedeschi, R. G., Shakespeare-Finch, J., Taku, K., & Calhoun, L. G. (2018). *Posttraumatic growth: Theory, research, and applications.* NY and London: Routledge

Tomich, P. L., & Helgeson, V. S. (2012). Posttraumatic growth following cancer: Links to quality of life. *Journal of Traumatic Stress, 25*, 567-573. doi: 10.1002/jts.21738

Val, E. B., & Linley, P. A. (2006). Posttraumaitc growth, positive changes, and negative changes in Madrid residents following the March 11 2004, Madrid Train Bombings. *Journal of Loss and Trauma, 11,* 409-424. doi: 10.1080/15325020 600685519

Vanhooren, S., Leijssen, M., & Dezutter, J. (2018). Coping strategies and posttraumatic growth in prison. *The Prison Journal, 98,* 123-142. doi: 10.1177/0032885517753151

Vieselmeyer, J., Holguin, J., & Mezulis, A. (2017). The role of resilience and gratitude in posttraumatic stress and growth following a campus shooting. *Psychological Trauma: Theory, Research, Practice, and Policy, 9,* 62-69. doi: 10.1037/ tra0000149

Vishnevsky, T., Cann, A., Calhoun, L. G., Tedeschi, R. G., & Demakis, G. J. (2010). Gender differences in self-reported posttraumatic growth: A meta-analysis. *Psychology of Women Quarterly, 34,* 110-120. doi: 10.1111/j.1471-6402.2009.01546.x

ヴィクトール・E・フランクル 霜山徳爾訳 (1956) 夜と霧—ドイツ強制収容所の体験記録. みすず書房

Wagner, A. C., Torbit, L., Jenzer, T., Landy, M. S. H., Pukay-Martin, N. D., Macdonald, A., Fredman, S. J., & Monson, C. M. (2016). The role of posttraumatic growth in a randomized controlled trial of cognitive-behavioral conjoint therapy for PTSD. *Journal of Traumatic Stress, 29,* 379-383. doi: 10.1002/jts.22122

Wagner, B., Knaevelsrud, C., & Maercker, A. (2007). Post-traumatic growth and optimism as outcomes of an internet-based intervention for complicated grief. *Cognitive Behaviour Therapy, 36,* 156-161. doi: 10.1080/16506070701339713

脇本竜太郎 (2012). 存在脅威管理理論への誘い—人は死の運命にいかに立ち向かうのか. サイエンス社

脇本竜太郎 (2016). 存在脅威管理理論 (Terror Management Theory) から見た PTG. 宅香菜子 (編著) PTG の可能性と課題. 金子書房

Walsh, D. M. J., Morrison, T. G., Conway, R. J., Rogers, E., Sullivan, F. J., & Groarke, A. (2018). A model to predict psychological- and health-related adjustment in men with prostate cancer: The role of posttraumatic growth, physical posttraumatic growth, resilience and mindfulness. *Frontiers in Psychology, 9,* 136, doi: 10.3389/ fpsyg.2018.00136

Weiss, T., & Berger, R. B. (2010). Posttraumatic growth and culturally competent practice: Lessons learned from around the globe. Hoboken, N. J.: John Wiley & Sons.

Westphal, M., & Bonanno, G. A. (2007). Posttraumatic growth and resilience to trauma: Different sides of the same coin or different coins? *Applied Psychology: An International Review, 56,* 417-427. doi: 10.1111/j.1464-0597.2007.00298.x

Wilson, B., Morris, B. A., & Chambers, S. (2014). A structural equation model of posttraumatic growth after prostate cancer. *Psycho-Oncology, 23,* 1212-1219. doi: 10.1002/pon.3546

Wlodarczyk, A., Basabe, N., Páez, D., Reyes, C., Villagrán, L., Madariaga, C., Palacio, J., & Martínez, F. (2016). Communal coping and posttraumatic growth in a context of natural disasters in Spain, Chile, and Colombia. *Cross-Cultural Research, 50,* 325-355. doi: 10.1177/1069397116663857

Wong, P. T. P. (2008). Meaning management theory and death acceptance. In A. Tomer, G. T. Eliason, & P. T. P. Wong (Eds.), *Existential and spiritual issues in death attitudes.* Erlbaum.

Xiu, D., Mc Gee, S. L., & Maercker, A. (2018). Sense of coherence and posttraumatic growth: The moderating role of value orientation in Chinese and Swiss bereaved parents. *Journal of Loss and Trauma, 23,* 259-270. doi: 10.1080/15325024.2018.1436120

Xu, J., & Liao, Q. (2011). Prevalence and predictors of posttraumatic growth among adult survivors one year following 2008 Sichuan earthquake. *Journal of Affective Disorders, 133,* 274-280. doi: 10.1016/j.jad.2011.03.034

Yaden, D. B., Haidt, J., Hood Jr. R. W., Vago, D. R., & Newberg, A. B. (2017). The varieties of self-transcendent experience. *Review of General Psychology, 21,* 143-160. doi: 10.1037/gpr0000102

Yu, X. N., Lau, J. T. F., Zhang, J., Mak, W. W. S., Choi, K. C., Lui, W. W. S., Zhang, J., & Chan, E. Y. Y. (2010). Posttraumatic growth and reduced suicidal ideation among adolescents at month 1 after the Sichuan earthquake. *Journal of Affective Disorders, 123,* 327-331. doi: 10.1016/j.jad.2009.09.019

Yu, Y., Peng, L., Chen, L., Long, L., He, W., Lo, M., & Wang, T. (2014). Resilience and social support promote posttraumatic growth of women with infertility: The mediating role of positive coping. *Psychiatry Research, 215,* 401-405. doi: 10.1016/j.psychres.2013.10.032

309

謝辞

　本書の執筆をサポートくださった風間敬子様はじめ，恩師の先生方，共同研究者，友人の皆々様，そして家族に謝辞を述べる。

　特に，開浩一先生，西大輔先生，上別府圭子先生，平石賢二先生，田畑治先生，浦上昌則先生，濱口佳和先生，齊藤誠一先生，佐藤有耕先生，小塩真司先生，坂本真士先生，荒井弘和先生，近藤卓先生，麻柄啓一先生，前田潤先生，沢宮容子先生，松見淳子先生，飛鳥井望先生，小澤美和先生，清水研先生，前田正治先生，木島伸彦先生，井上孝代先生，いとうたけひこ先生，佐藤浩一先生，若島孔文先生，伊藤正哉先生，白川美也子先生，中込四郎先生，冨永良喜先生，藤岡孝志先生，藤原忠雄先生，岩淵さくら先生，廣岡佳代先生，脇本竜太郎先生，副島尭史先生，中島義実先生，橋本剛先生，松井智子先生，飯村周平先生，中村珍晴先生，入江亙先生，千葉理恵先生，大城怜先生，吉備智史先生，奥山純子先生，松井基浩先生，山崎真裕先生，田中和幸先生，リッチ・テデスキ，ローレンス・カルフーン，アーニー・カン，ジェイン・シェイクスピアフィンチ，ロバート・ヤナギサワ，クレッグ・カッツ，研究室のメンバー，そして本書にシェルビーについて書くことを許可くださったシェルビーのご家族に感謝している。

　宅　優貴くんに本書をささげる。

2021 年 6 月

宅　香菜子

【著者略歴】

宅　香菜子（たく　かなこ）

1996年　神戸大学教育学部卒業
1998年　千葉大学大学院教育学研究科（修士課程）修了
2000年　臨床心理士資格取得
2005年　名古屋大学大学院教育発達科学研究科博士（心理学）学位取得
2005年　ノースカロライナ大学シャーロット校心理学部客員研究員
2008年　オークランド大学心理学部アシスタントプロフェッサー
2014年　オークランド大学心理学部アソシエイトプロフェッサー
現　在　オークランド大学心理学部プロフェッサー

主な著・訳書

『外傷後成長に関する研究：ストレス体験をきっかけとした青年の変容』
　風間書房　2010年
『心的外傷後成長ハンドブック：耐え難い体験が人の心にもたらすもの』
　医学書院　2013年（清水研との監訳）
『悲しみから人が成長するとき―PTG』　風間書房　2014年
『心理学の卒業研究ワークブック：発想から論文完成までの10ステージ』
　金子書房　2015年（小塩真司との共著）
『PTGの可能性と課題』　金子書房　2016年（編著）
『Posttraumatic Growth: Theory, Research, and Application』
　ラウトレッジ　2018年（Rich Tedeschiらとの共著）

コロナ禍と心の成長―日米におけるPTG研究と大学教育の魅力

2021年7月31日　初版第1刷発行

著　者　　宅　　香菜子

発行者　　風　間　敬　子

発行所　　株式会社　風　間　書　房
　〒101-0051　東京都千代田区神田神保町1-34
　　　電話 03（3291）5729　FAX 03（3291）5757
　　　　　　振替 00110-5-1853

印刷　堀江制作・平河工業社　　製本　井上製本所

©2021　Kanako Taku　　　　　　　　　　　NDC分類：146
　　ISBN978-4-7599-2392-6　　Printed in Japan

JCOPY 〈出版者著作権管理機構　委託出版物〉
本書の無断複製は、著作権法上での例外を除き禁じられています。複製される場合は、そのつど事前に出版者著作権管理機構（電話 03-5244-5088，FAX 03-5244-5089，e-mail: info@jcopy.or.jp）の許諾を得て下さい。